L'ESPRIT DU SOIN PSYCHOMOTEUR

De l'usage de la présence et des identités

Collection « Santé, éthique, formation »
dirigée par Long Pham Quang

Cette collection s'adresse à des chercheurs, des professionnels et des étudiants intéressés par des analyses et des mises en perspective d'activités et de pratiques questionnantes, relevant du champ de la santé ou du soin de la personne humaine. Une analyse doublement articulée est engagée autour des concepts de liberté et de responsabilité fondant une nécessaire démarche éthique dans une visée compréhensive et pratique.

Autres titres parus dans la collection

Anne-Marie Dozoul et Long Pham Quang, *Pour un hôpital du vivant. Altérité, enjeux formatifs*, 2018.

Long Pham Quang, *Éthique des pratiques psychomotrices. Éléments d'une philosophie du corps*, 2019.

Long Pham Quang (dir), *Soigner les morts. Le sens d'un métier*, 2020.

Ouvrage coordonné par
Chantal DUTEMS
Long PHAM QUANG

L'ESPRIT DU SOIN PSYCHOMOTEUR

De l'usage de la présence et des identités

L'Harmattan

5-7, rue de l'École-Polytechnique, 75005 Paris

www.editions-harmattan.fr

ISBN : 978-2-343-22706-1
EAN : 9782343227061

Une présence qui autorise

« Tenir un autre comme soi-même (Ricœur, 1990). Recourir à une éthique de l'altérité, c'est-à-dire ne jamais prendre cet autre pour un « objet », ni le réifier ni le nier dans sa singularité d'humain. Chercher à être présent afin qu'il se construise, évolue, et assume sa propre subjectivité. Ce ne sont pas de vagues mots que d'affirmer qu'il s'agit alors de penser la relation, pour que cet autre puisse développer en lui les forces qui lui permettront de vivre une vie d'homme et de femme. »

(CIFALI, *PRÉSERVER UN LIEN. ÉTHIQUE DES MÉTIERS DE LA RELATION*)

Sommaire

De la fabrique de la présence en soin psychomoteur,
Long Pham Quang, Chantal Dutems

Cet ouvrage ne constitue ni un manuel ni un traité de psychomotricité. Il leur vient probablement en complémentarité. La question à laquelle la ligne éditoriale se propose d'apporter des éclairages est ce qui sous-tend la thérapeutique psychomotrice, ce qui la permet. En cela se trouve interrogé le rapport entre une psychomotricienne, un psychomotricien, avec ses outils, ses savoirs, avec l'autre et lui-même. Quelles sont les intentions qui participent à guider ces thérapeutes en situation de soin auprès d'un patient, d'une patiente ? Quelles sont les intuitions, les perceptions, les résonances à la fois corporelles et psychiques qui émergent ? Et qu'est-ce qui en est fait dans la relation ? L'ouvrage s'intéresse par conséquent à l'esprit qui fait vivre le soin psychomoteur, l'anime. Le mot « esprit » est compris dans sa double acception étymologique, respiration, en dominante corporelle, et souffle, en dominante spirituelle.

Spécificité du soin psychomoteur

La spécificité théorico-clinique du soin psychomoteur est de mobiliser une double capacité chez l'être humain incarné et historisé : pouvoir passer du corps au psychisme - mouvement centripète - et passer du psychisme au corps - mouvement centrifuge. Cela passe, même si l'on ne sait pas comment cela passe exactement. Le soin psychomoteur privilégie le plus souvent l'approche corporelle pour obtenir des effets psychiques. Lesquels effets, pris dans une circularité permanente, touchent à leur tour la dimension corporelle. Si dimension psychique et dimension corporelle sont distinguées, elles ne sont jamais séparées. La conception unitaire du sujet fonde l'approche globale et holiste, individuelle et singulière de cette approche thérapeutique. Elle combine de façon privilégiée le mouvement pris dans une acception plutôt mécanique et biologique du corps, et le geste pris dans une acception plutôt intentionnelle et praxique. Comment ces considérations théoriques sont-elles déployées en situation thérapeutique psychomotrice ?

Les auteurs sont partis des situations thérapeutiques telles qu'ils les ont vécues dans l'accompagnement du patient. Ils ont cherché et trouvé les mots qui permettent de rendre compte de moments singuliers qu'ils ont eux-mêmes choisis pour la profondeur d'une signification qu'ils ont ressentie. À travers les récits, les auteurs nous disent la manière avec laquelle ils ont accepté de se laisser convoquer par ce qu'ils ne comprenaient pas, les doutes et difficultés éprouvés dans la relation de soin. Ce travail autour d'eux-mêmes s'inscrit, dans une démarche rétrospective, leur permettant de comprendre comment ils se sentaient *in fine* touchés, impliqués par la problématique de l'autre. La manière de se sentir effectivement concernés par l'énigme de l'autre tient pour beaucoup à la question de la présence, notion retrouvée dans les écrits de tous les auteurs, et qui traduit le travail réalisé autour de leurs subjectivités respectives : l'importance de se rendre présent.

La présence, notion clé de voute du soin psychomoteur

La notion de présence signifie, dans une première compréhension, « être là » qui peut être distingué de « savoir être là ». Cette distinction est aussi une ambiguïté comme le décrit le philosophe Mehl Roger (1958 : 171) :

> La signification du terme de présence est ambiguë : la présence désigne d'abord l'acte de se rendre présent, le mouvement par lequel un être se réalise ou s'actualise d'une certaine façon par l'acte même d'être présent ou de « se présenter ». Mais elle désigne aussi la réalité de ce qui est présent, ce qui est donné dans et par l'acte d'être présent. Le terme de présence oscille entre ces deux significations d'ailleurs solidaires.

Je peux être là sans l'être au sens d'être effectivement présent à ma présence. La présence, celle qui nous intéresse, signifie construction réalisée par le sujet l'autorisant à pouvoir se rendre présent, ou pour le dire autrement, à habiter sa présence. Or savoir être là, se rendre présent au patient, c'est savoir se séparer de ce qui s'est passé avant, et pouvoir limiter ses projections dans l'avenir : être présent à soi c'est se séparer de soi pour ne pas encombrer le patient, pouvoir se séparer, un moment, de ses faire, dire, pensées, affects antérieurs, c'est ne pas faire jouer au patient sa propre histoire. Cette mise entre parenthèses est désignée par les philosophes grecs (stoïciens, septiques) l'épochè (*Epokhê*), pour désigner la suspension du jugement. Husserl a repris ce terme proposant une méthode d'analyse philosophique consistant à suspendre tout jugement concernant la réalité du monde.

Le psychologue humaniste américain, James F.T. (1978, 1983, 1987, 1989) a défini la présence en mettant l'accent sur trois composantes : la disponibilité et l'ouverture à tous les aspects de l'expérience de l'autre ; l'ouverture à sa propre expérience avec l'autre ; et la capacité à réagir à l'autre à partir de cette expérience. Les composantes décrites par cet auteur sont éclairantes et peuvent faire l'objet d'une déclinaison complémentaire selon le statut que l'on accorde à la notion de présence. Nous proposons ainsi de distinguer quatre types d'attitudes complémentaires :

1. Être présent est un discours que l'on s'adresse à soi-même, dit auto-adressé. L'adoption de cette première attitude renvoie aux phénomènes de prise de conscience, de conscientisation de soi en situation : se rendre présent à soi-même par les mots. C'est pouvoir se dire « je me dis que je suis présent à la situation en étant présent à moi-même » (cf. les pratiques mobilisant l'exercice du discours intérieur).
2. Être présent est un vécu, la sensation et le sentiment de vivre le moment présent. L'adoption de cette deuxième attitude renvoie aux phénomènes d'intensification du

moment présent vécu. L'attention est portée sur la priorisation consciente de la temporalité vécue au présent de son déroulé. C'est pouvoir se dire « je me vis présent à ma présence ici et maintenant » (cf. les démarches de relaxation et de « pleine conscience »).

3. Être présent est une communication intentionnelle adressée à autrui. L'adoption de cette troisième attitude renvoie aux phénomènes d'attention portée à l'autre, de bienveillance, de sollicitude, d'empathie. C'est pouvoir dire à l'autre « je suis présent à et pour toi » (cf. techniques de communication orale, d'entretien de soutien).
4. Être présent désigne aussi une interaction où les deux individus ont pour intention d'obtenir des effets de présence mutuels. Cette quatrième attitude renvoie aux phénomènes d'influence convoquant nécessairement des aspects éthiques : à un bout du pôle, l'accompagnement, le soutien à l'autre (étayage, guidage, relation de tutelle, tutorat) ; à l'autre bout du pôle, l'utilisation, la manipulation de l'autre (instrumentalisation, chosification).

Pour les besoins de l'analyse, ces quatre types d'attitude sont décrits de façon séparée, c'est-à-dire, artificiellement. Dans la réalité, comme le montrent les descriptions cliniques des auteurs dans cet ouvrage, les différentes attitudes se combinent les unes aux autres en de subtiles nuances rendu compte à travers la finesse de leurs mots. Présentons-les.

Présentation des contributions

L'ouvrage est composé de récits écrits à la première personne, et se distribue en dix chapitres. Le premier, intitulé « Soigner par le "Je" », relate l'histoire de Mme S. qui est hospitalisée en secteur gériatrique. L'auteur, Lucie Tracol, est confrontée à ce que l'on appelle « un refus de soin », la patiente refusant de se mobiliser, discréditant au passage les soignants et donc la psychomotricienne. Les efforts de cette dernière demeurent vains tant, dit-elle, qu'un changement de stratégie de rencontre n'est pas mis en place : « Pour soigner j'ai dû changer quelque chose en moi ». Les séances se déploient à partir d'un travail effectué autour des attentes, des présences, des silences, des disponibilités.

Émilie Jacquemin, auteur du deuxième chapitre intitulé « Recontacter le corps, partie par partie, pour se réconcilier avec. Intervention psychomotrice en centre de rééducation pour adultes » présente les séances vécues avec Mme F. hospitalisée en secteur neurologique. En lutte depuis toujours. Le corps abîmé. Des approches progressives au rythme de ce qu'accepte la patiente ont un objectif, l'apprivoisement mutuel, se faire confiance. Il en ressort une analyse sur la dynamique de « codétermination identitaire » qui permet par ailleurs à Mme F. d'énoncer sa définition de la thérapeutique psychomotrice.

Le chapitre suivant, le troisième, est écrit par Chantal Dutems, à partir d'une longue expérience en secteur neurologique où elle a pu initier pratiques et réflexions, elle relate les cas de M. S. et de M. B., tous deux frappés par la maladie de Huntington. La rupture identitaire occasionnée par la manifestation de cette maladie, doublée d'une évolution déficitaire neurodégénérative, questionne en profondeur le sens du soin, de ce que l'on peut encore espérer : « La complexité de cette maladie nous pousse à toujours chercher comment préserver l'identité de chacun et à penser leur confort de vie ». La reconnaissance jusqu'au bout de l'identité de ces patients est une priorité de soin, de vie, et elle transforme également l'identité de la psychomotricienne. Le soin est une rencontre, un partage.

Le texte de Romain Delaroche qui constitue le quatrième chapitre intitulé « D'involutée à développante : l'évolution d'une enveloppe » décrit le parcours de Mme G., jeune patiente hospitalisée en neurologie. La perte progressive de la marche s'accompagne de perte de confiance en elle, une dépression se rajoute. Le psychomotricien repère les capacités qui sont préservées et construit simultanément une alliance thérapeutique. Mais rien n'y fait. Il prend alors conscience d'un changement qui s'opère dans son regard, une métaphore émerge, la notion d'enveloppe comme fonction psychique assurant « le sentiment de continuité du soi [...], la différenciation avec l'autre, ou bien encore l'intégration des diverses modalités sensorielles en un ensemble cohérent ». D'involutée, Mme G. commence à effectuer ses spirales créatrices.

Mathilde Fradet, auteur de « Le visible et l'invisible de l'être psychomoteur et de l'être psychomotricien », cinquième chapitre, narre la rencontre de deux histoires, Gilda (24 ans) et M. A Particule (50 ans), emmurés dans leurs histoires faites de détresse et de souffrances, en des corps sidérant. Bien que tous deux soient hospitalisés en neurologie, aucun trouble n'est cependant manifestement visible. La psychomotricienne, par un pas de côté réflexif, est amenée à questionner sa pratique, lui faisant chercher d'autres médiations que corporelles qui viennent toutes à échouer. Pratiquant un détour par l'hypnose, l'écriture, l'imaginaire : « La subtilité du langage et des images m'est alors apparue comme une nouvelle piste à exploiter ». Par le langage, l'esprit devient corps et le corps devient esprit.

Le sixième chapitre, intitulé « Cri et psychomotricité, une balade en unité d'hébergement renforcé » de Willy Jacquens, restitue une partie du parcours de M. B. qui a questionné l'auteur à partir de ses cris. D'abord, le psychomotricien s'interroge sur la signification de ces cris, leur contextualisation. Puis en accord avec l'équipe, il propose à M. B. de décontextualiser les cris, opérant un mouvement de l'intérieur des murs vers l'extérieur. Les cris changent, diminuent, s'arrêtent même. Mais ils reprennent à l'occasion. Pour l'auteur, s'interroger c'est ouvrir un possible : « Il me semble important de questionner ses propres résonances corporelles mais aussi ses propres valeurs, son implication personnelle physique et mentale lorsque nous accompagnons des personnes vulnérables ».

Bénédicte Besmond-Saison est l'auteur du septième chapitre intitulé « Du désordre psychocorporel au charivari du clown ». Elle accompagne M. P. qui se trouve en rééducation neurologique suite à un accident vasculaire cérébral. Le patient est décrit comme profondément touché dans son identité individuelle (perception du corps, masculinité), mais aussi identité sociale (regards interprétés comme désagréables). La rencontre entre psychomotricienne et patient se construit par la mise en œuvre de plusieurs médiations choisies en fonction de ce que M. P. acceptait ou refusait : relaxation coréenne, sonothérapie, danse, jeu théâtral, clown de théâtre. Les moments-clés du chemin parcouru sur une longue distance sont rendus visibles par des dessins réalisés par le patient.

Le texte de Christophe Burgoni intitulé « Esprit du soin psychomoteur et esprit d'équipe en gériatrie » forme le huitième chapitre. L'auteur décrit, certes, le soin psychomoteur qu'il prodigue (qualité de présence, de regard, disponibilité, confiance en l'autre) mais en étroite proximité et réflexion avec les membres des équipes médicales et soignantes. Il s'interroge ainsi sur les modalités d'appel au psychomotricien comme expert, ce qui a pour effet délétère indirect de disqualifier les soignants dans leurs propres compétences. Le travail psychomoteur doit alors rejoindre celui du travail d'équipe. Des propositions sont avancées.

L'avant-dernier chapitre, le neuvième, rédigé par Gaël Anne Raoul-Gilardin a pour titre « D'un corps à l'Être ». La psychomotricienne relate la partie du parcours de M. O., la soixantaine, hospitalisé en neurologie pour une paraparésie. Une chose d'emblée caractérise ce patient, la richesse et l'emploi pertinent de son vocabulaire : « À défaut de se mouvoir librement, les mots font acte ». Le corps, en effet, n'est plus un support suffisant à l'étayage du Moi, et le met en exil de lui-même. Comment revenir sur sa terre identitaire pour être ? D'appuis en appuis corporels, certes, mais surtout psychiques, dans le croisement des regards entre psychomotricienne et patient, l'exuvie signifiée par M. O. contient, en puissance, le retour de nombreux possibles.

Le dernier chapitre est intitulé « Ce que le soin psychomoteur fait à l'identité du psychomotricien, crises et transformations ». Rédigé par Long Pham Quang, il a pour intention de réaliser une forme d'effet de synthèse des chapitres précédents, à partir d'une notion transversale qui est partout convoquée d'une manière ou d'une autre : les dynamiques identitaires croisées du psychomotricien et du patient. Le texte cherche à analyser « les processus à l'œuvre dans cette dynamique de transformation identitaire : la forme et l'évolution des interactions situées à dominante corporelle ; les phénomènes de crises, de renoncements, de résonances et de créativité ». Des éléments de réflexion sont proposés sur ce que pourrait signifier une épistémologie de la rencontre.

CHAPITRE PREMIER

Soigner par le « je », *Lucie Tracol*

> *« Les gens oublieront ce que vous avez dit, ils oublieront ce que vous avez fait, mais n'oublieront jamais ce que vous leur avez fait ressentir. »*
>
> *(*ANGELOU*)*

La profession de psychomotricien est une profession de rencontres et de liens. De ces rencontres naissent des évolutions tant personnelles que professionnelles. Pour soigner j'ai dû changer quelque chose en moi. Changer de point de vue, de paradigme*. Il a fallu sortir de l'agir, sortir du soin par l'action, pour aller vers une écoute, sans jugement, et sans attente. Il a fallu prendre conscience que le mouvement n'est pas toujours visible dans le corps et qu'il est toujours lié aux émotions et au psychisme. Mme S. m'a amenée à faire un pas de côté dans ma pratique pour la réinventer et la rendre plus sensible. J'ai découvert de nouveaux horizons de soin.

1.1. Une rencontre

Comment s'apprivoiser ?

Mme S. est née en 1929, elle a quatre-vingt-neuf ans au moment de notre rencontre. Aborder la dizaine des quatre-vingt-dix années est un passage, un tournant sur son chemin de vie. Notre première rencontre se passe dans une chambre d'hôpital en service de gériatrie aiguë. Mme S. est alitée, à plat dans son lit, sans oreiller. Elle est vêtue d'une blouse hospitalière. Ses bras sont posés le long de son corps, immobiles. Les rideaux sont fermés. Elle m'accueille par une voix à peine audible. Elle ne tourne pas la tête vers moi lors de mon entrée dans sa chambre. Aucune recherche visuelle n'est envisagée par Mme S. pour percevoir qui est son interlocuteur. Elle ne semble pas indifférente à une présence auprès d'elle cependant, par habitude, elle attend des soins d'hygiène, ou des gestes infirmiers. Au travers de ses sourires elle m'invite à la relation après avoir compris l'explication concernant ma profession. Mme S. me demande de m'approcher et se plaint d'un déficit visuel. Elle est algique*et décrit un corps cassé, brisé, tout le long de la colonne vertébrale. Elle montre les cicatrices d'opération de ses deux genoux et de ses deux cols fémoraux comme des stigmates de son passé de malade. Elle refuse de se mobiliser et pense que seule la posture à plat dans son lit pourra être résolutive de ses douleurs. Je suis ainsi prévenue : toute tentative d'approche corporelle est crainte par Mme S. Alors, comment l'apprivoiser ?

Face aux plaintes, je tente de la soulager en agissant. Je lui propose des mobilisations passives douces associées à des respirations. Elle supporte difficilement le toucher et exprime sa crainte de surajouter des fractures à un corps fragile. Pourtant, la première raison de ma présence auprès de Mme S. a pour objectif ces mobilisations. En effet, inquiet de cet alitement prolongé dans l'immobilité, le gériatre me demande d'intervenir pour une reprise du mouvement. Le médecin prescripteur précise : « Dépression délirante avec trouble du schéma corporel, la moitié du corps qui ne marche plus sans déficit neuro authentifié ». Aucun élément déclencheur n'a été retrouvé dans l'étiologie médicale. Son état est un mystère pour le gériatre qui a conscience qu'un passage en force pour la rééducation n'est pas approprié. La violence de l'image mortuaire qui se dégage de ce corps immobile, allongé, plongé dans le noir entraîne des évitements de la chambre de Mme S. par certains soignants. L'état clinique de Mme S. est inquiétant, elle refuse toute mobilisation. Les soins d'hygiène sont craints par l'équipe soignante autant que par Mme S. Une impression de mal faire ou de faire mal à Mme S. notamment lors du passage en décubitus latéral au cours des toilettes est présente. Mme S. refuse de s'alimenter. Elle boit peu par petites gorgées tout en maintenant une posture allongée. Les éliminations urinaires et fécales sont elles aussi figées. Des sondages quotidiens ainsi que des lavements sont réalisés régulièrement. Une immobilité qui ne cède pas avec des mouvements soutenus par une autre personne. Mme S. est une statue qui pourrait se briser à tout moment. Comment l'accompagner vers le mouvement ?

Suite aux mobilisations désagréables que je lui fais vivre, Mme S. se réfugie dans une construction délirante : elle a réglé tous les chèques pour aller au Ciel et elle y est attendue dès ce soir. Rien ne sert que je revienne demain car elle ne sera plus. La mort est son projet. Elle l'attend, sans bouger. Elle n'exprime pas le souhait d'aller mieux. Elle me dit en substance : « Je suis malade mais je ne peux pas guérir. Toute action que tu engageras sera susceptible d'aggraver mon état ». Je perçois une angoisse diffuse. Souhaitant agir pour la soulager, je lui propose une approche de la respiration dirigée. Une régulation tonique semble apparaître et amener une détente corporelle de courte durée. Comment faire face à ce projet de mort espérée ? L'accompagnement psychomoteur doit-il se diriger vers l'accompagnement de soins de confort, dits palliatifs ?

Le dossier médical m'apprend que Mme S. est hospitalisée en unité de gériatrie aiguë pour « chutes à répétition » depuis un mois. Ancienne commerçante, elle est divorcée. Elle a trois enfants : un fils vivant en province, une fille aînée avec qui elle entretient peu de contacts et une fille cadette avec qui elle vit dans un appartement dont elle est propriétaire. Autonome pour la toilette (douche) et l'habillage, elle est continente. Elle cuisine et fait parfois le ménage. Elle a renoncé aux démarches administratives depuis deux ans et est suppléée par sa fille sur ce point. Elle a des antécédents de prothèses de genoux et de hanches bilatérales, une cataracte bilatérale non opérée, une hypothyroïdie, un rétrécissement aortique calcifié limitant la fonction cardiaque. Des troubles cognitifs non explorés sont décrits par sa fille depuis les deux dernières années, associés à des troubles du jugement, des idées de préjudice ainsi qu'une irritabilité. Une dépression a été traitée par médicament en 2018, ils ont été arrêtés par sa fille depuis un mois devant l'amélioration thymique. Face à la description de son niveau d'autonomie, je reste dubitative. Est-ce le vécu de chutes répétées qui a entraîné un état de repli aussi important ?

1.2. Quelle approche au refus de soin ?

Toujours dans une idée d'action, j'impose à Mme S. une séance où elle doit rester assise. Je relève la tête du lit afin que son regard puisse être horizontal. Mon objectif est de provoquer un autre mode relationnel. Le regard n'est alors plus porté au loin vers le plafond comme dans la posture allongée. Il peut être orienté vers un objet ou une personne. Cette séance est une lutte. Mme S. est très mécontente de cette posture imposée. Elle demande pourquoi tant de souffrance tout en refusant les antalgiques proposés. Les essais d'investigation du côté des douleurs entraînent une recrudescence d'agressivité associée à une destitution des connaissances en lien avec la profession de soignant. Elle se place comme sachant et méprise toutes les propositions de soins. Lorsque notre conversation s'éloigne des algies Mme S. livre des éléments autobiographiques : elle insiste sur ses origines alsaciennes. Elle parle quatre langues : français, alsacien, allemand et anglais. Elle m'explique attendre la visite de ses enfants. Les éléments de vie qu'elle amène la font passer d'un état « malade » à celui d'une personne. Je sens que ce sera le début d'un fil identitaire à explorer afin de faire connaissance. Mme S. n'est plus seulement une malade dans sa blouse d'hôpital, ses yeux s'animent. Dans la colère qu'elle exprime, une énergie de vie se dégage. Une volonté de prendre soin d'elle est présente. En effet, elle ne cesse de répéter sa peur que les actions engagées aggravent son état. L'horizon semble moins pessimiste que lors de notre première rencontre. Le fait de convoquer le passé a permis de restituer une forme d'identité. La posture d'attente et les projets associés se tournent vers la visite des enfants et non plus seulement vers la mort.

Les séances suivantes ont lieu en binôme avec l'ergothérapeute avec qui Mme S. a tissé un lien de confiance. Nous nous confrontons à l'opposition : refus d'être mobilisée, refus de représenter son corps, refus de changer de position, refus de contact. Tous les arguments avancés à Mme S. dans le projet de soins sont rejetés en bloc. Mme S. a une confiance très limitée dans notre rôle de soignant. L'équipe soignante décide au cours d'une réunion hebdomadaire, contre le gré de Mme S. de l'installer dans un fauteuil tous les jours. Une recrudescence du syndrome post-chute* apparaît. Mme S. murmure dans une quasi logorrhée* presque inaudible des phrases comme : « Je vais dégringoler par terre ». Installée au fauteuil, le tonus de fond* de Mme S. est élevé, le buste est projeté en arrière. Une rétroversion du bassin est présente. Les pieds ne sont posés que partiellement sur le repose-pied car la flexion des genoux est limitée. Les mains sont agrippées aux accoudoirs. C'est comme si Mme S. était au bord d'une falaise et retenait une chute inévitable. Le temps d'installation au fauteuil est au départ limité à deux heures par jour. Il augmentera ensuite progressivement en tenant compte des progrès de Mme S.

Un changement de stratégie de rencontre doit être envisagé. Rien ne sera possible tant que Mme S. s'oppose. Nous ne trouvons aucune congruence*. Mme S. reste sur la défensive ce qui rend la relation peu authentique. Je prends alors la décision d'entrer dans la chambre de Mme S. sans attentes. Sans attente de résultats, sans attente d'échanges, sans attente de mouvements. Je m'installe face à elle sur une chaise. Je ne fais rien, je ne dis rien, je reste disponible à toute initiative de Mme S. C'est elle qui initie un échange de regard. Elle est en recherche de contact visuel, tantôt accrocheur, tantôt lointain. Nous jouons un jeu silencieux d'apprivoisement de nos regards et d'aller-retour entre la relation et la solitude. Je ne la touche pas, je ne prends pas d'initiative. Peu à peu Mme S. comprend qu'elle peut abaisser son niveau de vigilance et d'alerte. Par mon inactivité, elle prend doucement confiance dans le fait que rien ne lui sera imposé cette fois-ci. Puis Mme S. me demande de m'installer à côté d'elle. Nous regardons alors dans la même direction. Elle parle de façon inaudible d'abord puis plus assurée, de sa famille, de la perfusion en cours, et se plaint de l'installation au fauteuil. J'écoute, j'accueille. Je ne juge pas, je ne donne pas d'avis, je suis présente, attentive mais sans attentes. Mme S. initie alors un contact physique, elle touche ma main. Je la vois se mobiliser pour la première fois. Puis, elle me regarde ce qui implique un mouvement de tête jusqu'ici considéré comme impossible. Je tente une question : « Qu'est-ce qui vous ferait plaisir ? » Elle répond « de partir, au ciel ». Je prends alors conscience de mon erreur, en prenant la parole pour tenter de l'inviter à formuler un besoin, je renvoie Mme S. dans le mur. Psychiquement, elle ne peut pas formuler autre chose que le désir d'en finir alors que corporellement l'émergence de nouveautés a pu apparaître. Et nous revoilà dans l'impasse du désir de mort. Je dois miser sur la spontanéité et la prise d'initiative de Mme S. afin qu'un mouvement puisse apparaître. Je comprends que mon rôle est de lui apporter un étayage afin qu'elle puisse contacter ses ressources internes pour faire face à la situation.

1.3. L'entrée dans le cycle de la répétition et… Surprise !

Nous entrons alors dans une série de séances où une mise en mouvement psychique a lieu. C'est Mme S. qui décide du rythme, du tempo et de la cadence des séances. Son état de vigilance s'améliore, le temps d'attention au cours des séances augmente. J'observe l'allongement du temps de nos échanges de regard qui permettent une communication infra verbale. Une connivence s'installe, sans mot. La répétition des séances avec régularité instaure une immuabilité. Ma présence est quotidienne et les séances sont répétitives. Mme S. livre des éléments de son identité : une chansonnette enfantine, ses relations avec ses enfants, son métier, son époux… Je suis le réceptacle de ses bribes identitaires. Doucement je les cumule, les ordonne, les rappelle à son souvenir lorsqu'elles sont à propos. Elle m'accepte peu à peu dans son cercle de proches. Mme S. me demande de l'appeler par son surnom. J'ose progressivement l'interroger plus en profondeur sur les sujets qu'elle choisit d'aborder. Parallèlement, elle laisse l'ergothérapeute investir le toucher de ses membres inférieurs au cours d'autres séances. La patience est de mise, je dois garder une attention et une qualité de présence à tout ce qu'il se passe au cours de ces séances. L'apprivoisement est en cours. Avec la confiance naît l'attachement. Une juste distance professionnelle ne doit pas nier l'attachement qui se produit entre la personne soignée et la personne soignante. En prendre conscience avec honnêteté nous permet de prendre du recul et de garder la place de thérapeute. En effet, nous pouvons mesurer ainsi l'avancée de la relation de confiance. Mme S. me sollicite en tant que personne et non en tant que soignante. Dans le statut de malade pour elle, rien n'est possible. En revanche dans le statut de personne elle retrouve une existence, elle renoue avec la femme, l'épouse divorcée, la mère, l'alsacienne… Un travail de mémoire des éléments constructeurs de son identité se développe. Mme S. est traversée par les interrogations fondamentales de tout être humain : Qui suis-je ? D'où viens-je ? Où vais-je ? Essence, origine, finalité. C'est le « Je » dont nous prenons soin au cours de ces séances qui se répètent. Ce sont nos deux « je » qui font connaissance. Comment passer de deux « je » à un nous ?

Vient le temps des surprises[1]. La répétition des séances nous emmène dans un cercle ritualisé. Une sécurité relationnelle émerge dans cette routine. Un travail de reconstruction identitaire advient au travers de cette récurrence rassurante. La surprise est alors un levier pour déboucher sur une boucle intégrative légèrement différente de la première. Grâce à l'écart entre ce qui est attendu et ce qui se produit, la surprise permet d'investir la notion de plaisir. À travers des actions communes, je tente d'amener Mme S. à partager une sensation avec moi. Afin que nos deux « je » fassent un nous, un support de vécu commun semble nécessaire. Nous écoutons de la musique. Le support musical entraîne une projection dans l'imaginaire. Le Beau Danube Bleu de J. Strauss nous emmène dans les salles de bal de Vienne. Pour aller plus loin, je prends le chemin du jeu théâtral : je me lève, Mme S. imagine la couleur, la forme, le tissu, les drapés de ma robe de bal. Puis elle imagine la sienne. Je danse dans la chambre. Nous imaginons les couples autour de nous, le ballet des robes. Mme S. est surprise, étonnée, puis amusée. Cette douce folie vers laquelle nous entraîne le jeu théâtral ouvre une porte sur un vécu commun. Elle dit « moi, je danse dans ma tête ». Psychiquement Mme S. est en train

[1] Daniel Marcelli (2006). *La surprise, chatouille de l'âme*, Albin Michel.

d'imaginer un mouvement. Je parie alors que les neurones miroirs*[2] s'animent. L'environnement perceptif et sensoriel change. Une adaptabilité mentale se met en place dans un contexte de plaisir. J'ai conscience à ce moment que la représentation de l'action fait partie intégrante de l'action. L'expérimentation du corps plaisir entraîne un répit des pensées et laisse place à une expressivité corporelle. Je poursuis en valsant autour de son fauteuil. Elle me suit du regard : sa tête est en mouvement. Je vois alors ses deux bras se mettre en mouvement spontanément. Nous dansons, sans contacts, sans mots. La musique se termine. Ce jeu provoque une attention au corps. Nous avons imaginé la scène. La représentation et la simulation ont entraîné une action motrice volontaire, spontanée et plaisante. Le jeu donne accès au « je ». En revenant à ici et maintenant nous retrouvons nos corps dans le réel. Je m'assois. Un temps de silence.

1.4. L'intention de faire du lien

C'est à mon tour d'être surprise. Mme S. me signale une gêne avec son dentier qui est mal fixé. Elle formule pour la première fois une demande d'aide, un désir d'amélioration de sa situation. J'ose espérer que la spontanéité de la mise en mouvement dans la danse porte le mouvement autonome pour cet acte d'hygiène. Sans rien anticiper, sans rien exiger ou imposer, je réponds aux demandes les unes après les autres. Je place à sa disposition les outils pour laver et fixer son dentier. Je reste au second plan, j'adapte le rythme de mes mouvements et j'aménage l'espace de façon qu'il puisse être investi. Tous les objets sont à portée de main dans la mesure des mouvements de bras que je viens d'observer au cours de la danse. Mme S. effectue alors spontanément les actes d'hygiène buccale de façon totalement autonome. Elle décolle son dos du dossier du fauteuil ce qui me permet de constater que le maintien de son buste est possible. La posture maintenue au fauteuil jusqu'ici : plaquée en arrière sans mouvement peut être assouplie. C'est l'intention d'action qui porte Mme S. La peur de la chute est au second plan, ce qui compte maintenant est de pouvoir saisir les

---

[2] Rolland Jouvent (2009). *Le cerveau magicien*, Odile Jacob.

objets et les utiliser. L'adaptation tonique, initiée par les mouvements souples de la danse, se poursuit. Les muscles de Mme S. sont moins rigides. Elle manipule dentier et brosse à dents avec autorité et savoir-faire. Elle poursuit ses demandes d'aide de manière ajustée jusqu'au rangement. Je soutiens l'action par ma présence, encore une fois avec peu de mots. Je suis attentive à ne pas ramener des pensées au cœur de l'action motrice. Je n'anticipe pas, je la laisse me guider.

Je prends conscience de la portée de la notion d'image du corps chez Mme S. Elle me remercie chaleureusement pour cette séance et tend alors les deux bras dans ma direction pour une embrassade avant le week-end. Du mouvement psychique, naît le mouvement physique.

Comme Mme S. m'a guidée vers ce thème, je prends le parti durant les séances qui suivent de laisser plus de place à l'investissement des actes de soins d'hygiène autonomes. Mme S. s'en saisit et me demande de se recoiffer, puis de se parfumer dans l'attente de l'arrivée de ses enfants. Le reste de la séance reste statique dans les échanges verbaux rituels. Une large place est laissée à l'écoute active, et l'expression de Mme S. Néanmoins, je note que ces améliorations motrices s'accompagnent d'une reprise de l'alimentation. Les membres supérieurs sont réinvestis dans les représentations corporelles*[3] (schéma corporel, image du corps). Nous diversifions progressivement les mouvements et cela permet à Mme S. de reprendre confiance dans son potentiel d'action. Elle saisit maintenant son verre d'eau seule régulièrement dans la journée. Cela entraîne une réduction de la fréquence des perfusions d'hydratation. Sans perfusion fixée sur le bras, la possibilité de mouvements devient également plus grande. Je m'accroche à ce cercle vertueux. Parallèlement une construction délirante d'inquiétude de mort d'une de ses filles et des hallucinations visuelles apparaissent. Une projection du décès d'un de ses proches bien qu'anxiogène semble bienvenue : Mme S. est

---

[3] Scialom, P., *et al.* (2015). *Manuel d'enseignement de psychomotricité Tome 1 Concepts Fondamentaux*. Chapitre 6. « Le corps et ses représentations ». Paris : De Boeck-Solal.

moins autocentrée, le travail de réadaptation à être en relation porte ses fruits. Elle ouvre son attention aux personnes qui comptent pour elle. Néanmoins, ces constructions psychiques restent associées à l'idée de la finitude. Parfois Mme S. prend conscience de la construction délirante qui est à l'œuvre, elle dit avoir vu sa fille, avoir compris son erreur puis se tape la tête et dit « ça ne tourne pas rond, je perds la boule, je suis complètement fichue ! » Cela nous permet d'aborder le sujet des troubles cognitifs. Parallèlement Mme S. supporte de mieux en mieux la station assise. Au cours des séances elle opère maintenant une antépulsion du buste pour réajuster son installation.

1.5. Du lien à la confiance puis au désir d'agir

Mes propositions sont maintenant accueillies avec bienveillance. Mme S. accepte de vivre d'autres expériences psychomotrices à mes côtés. Nous imaginons ce qu'il peut y avoir derrière les murs de la chambre. Mme S. reste anxieuse et imagine souvent des personnes « montant la garde » pour empêcher ses proches de lui rendre visite. Je propose alors que nous sortions explorer le service. Changer le lieu de nos séances est un pas de plus vers une mise en mouvement. Le déplacement est un mouvement qui entraîne des rencontres sensorielles (changement de luminosité, sons, odeurs, etc.) et humaines. Bien que je pousse le fauteuil, je laisse le soin à Mme S. de choisir la direction que nous prenons. Je lui laisse garder la main et la maîtrise sur ce qu'elle souhaite découvrir. Mon travail consiste alors à susciter de la curiosité mais aussi à respecter les limites et les refus ce qui peut parfois être frustrant. Nous évoquons régulièrement sa passion pour les randonnées et le grand air. J'évoque le jardin comme un lieu potentiel de nos sorties. En cette fin juin, Mme S. accepte de se rendre dans le jardin. Il est fleuri et nous nous attardons à regarder la beauté de la nature, écouter les oiseaux, sentir le parfum des fleurs et les rayons de soleil sur notre peau. Mme S. est surtout attentive aux autres personnes. Elle se sert de ces sorties pour affirmer son image en critiquant les couleurs non assorties d'une tenue ou la démarche d'une personne avec des talons. Avant de sortir de la chambre, une préparation est nécessaire : Mme S. se recoiffe, se parfume, se lave les dents si nécessaire. Avec la comparaison aux autres vient le jugement sur sa propre tenue. Attentive à sa présentation sociale Mme S. exprime le désir de se vêtir. Comme pour le premier brossage de dents, je mets les objets à sa disposition. La voilà qui passe seule son tee-shirt à ma grande surprise. Elle demande également à mettre son pantalon et pour l'enfiler est prête à se verticaliser en s'appuyant sur les barreaux du lit. C'est la première fois, qu'elle envisage d'être à nouveau debout. Prendre appui sur ses pieds nécessite un travail préparatoire de posture que nous effectuons lentement, par étape, sans perdre de vue l'objectif. Quelques douleurs apparaissent, le rappel de l'intention est nécessaire pour aller au bout du projet. Les séances de toucher enveloppant effectuées par l'ergothérapeute portent leurs fruits. Les membres inférieurs semblent être investis dans une conscience du corps globalisé. Le corps n'est plus pensé à travers la douleur et le risque d'aggravation mais au prisme de l'image qu'il renvoie aux autres. Pour couronner cette séance de verticalisation, Mme S. n'est pas satisfaite du rendu de la tenue. Cela ne lui convient pas, elle se verticalise à nouveau pour retirer le pantalon au prix d'un effort intense. Nous convenons qu'une robe plus légère sera plus appropriée. Quelques jours plus tard, Mme S. se verticalise à nouveau pour enfiler la robe. Je lui fais observer les mouvements qui ont eu lieu afin qu'elle prenne conscience des avancées. Elle dit : « J'avais cette fameuse maladie qui m'empêchait de bouger mais grâce à toi je bouge à nouveau ». Le support de l'image du corps est vecteur de mouvement et de désir. Le mouvement est-il possible sans intention et sans désir ?

Au cours d'une sortie, nous nous rendons à la bibliothèque de l'hôpital. Mme S. s'adresse par elle-même à la bibliothécaire lui demandant des livres concernant la cuisine alsacienne. Elle souhaite m'enseigner ses connaissances. Nous voilà dans une autre phase de progrès. Mme S. établit un projet : celui de transmettre quelque chose qui compte pour elle. Dans la cuisine alsacienne c'est tout une part de son identité qu'elle cherche à me faire entrevoir. Nous ne trouverons pas le livre espéré. Cette frustration fait naître le désir chez Mme S.

J'ai droit à un cours de cuisine imaginaire où chaque geste est effectué avec précision. Cependant, les propositions de rendre la cuisine tangible dans une action concrète seront refusées par Mme S. qui se met alors en retrait. Elle met en avant son âge comme argument.

1.6. La naissance, l'acceptation, l'ouverture vers une évolution

L'équipe soignante me confirme une participation plus active aux soins d'hygiène. Dans son lit Mme S. se tourne sur le côté, mobilise ses quatre membres avec lenteur et prudence mais avec plus de confiance dans leur solidité. Elle partage maintenant quelques repas avec d'autres patients. Elle me dit « il n'y a que des vieux autour de la table ! » L'image renvoyée par les autres patients du service est difficile à supporter. Mme S. est dans l'image, la représentation de son corps. Elle peut à nouveau se regarder et agir lorsque cela ne lui plaît pas. Néanmoins les progrès moteurs ne peuvent pas sortir du cadre utilitaire de l'habillage. Les essais de séances plus formelles de verticalisation dans les barres parallèles avec le masseur-kinésithérapeute et l'ergothérapeute sont vains. Mme S. ne consent à se verticaliser qu'en chambre dans le contexte de l'habillage. De plus, un changement de service s'impose. L'état de santé de Mme S. est stabilisé, il ne relève plus de soins de gériatrie aiguë. Elle est conduite dans un service de soin de suite et réadaptation. J'accompagne ce changement. Mme S. reprend rapidement ses repères. Le maintien du lien thérapeutique permet une continuité.

Début juillet Mme S. est mobile. Elle s'assoit seule au bord de son lit. Nous effectuons le passage du lit au fauteuil avec un guidon de transfert sur lequel elle se verticalise maintenant avec habitude. Néanmoins, c'est la première fois qu'une verticalisation peut être effectuée dans un but de transfert c'est-à-dire pour passer du lit au fauteuil. Cela suppose que le guidon soit en mouvement tandis qu'elle se tient fermement immobile sur ce support. Pas d'appréhension, la peur de la chute est remplacée par une confiance dans le maintien de cette posture même s'il reste de courte durée. Je peux alors transmettre aux collègues aides-soignantes que l'utilisation du guidon est possible chaque jour. Mme S. pourra utiliser la posture verticale au moins deux fois par jour toujours à une condition : avoir l'intention de s'asseoir dans son fauteuil, dans un but précis.

À mon arrivée pour la séance suivante, Mme S. est en demande de douche. Je lui propose un bain thérapeutique. Mme S. a toujours refusé les propositions. J'ai respecté ce refus comme une marque de son affirmation de soi. Aujourd'hui elle accepte, encore une fois cela part de son intention et non de la mienne. Ce média est approprié pour poursuivre le travail sur l'image du corps engagé. La sensorialité éprouvée dans un bain permet une reconnexion avec le corps vécu. L'eau par l'enveloppement du corps induit des sensations tactiles proches d'un soin maternant. La peau est sollicitée au premier plan. Les fonctions du Moi-Peau[4] décrites par D. Anzieu prennent ici un sens pratique : la peau maintient une unité psychocorporelle, elle est contenante, elle différencie l'intérieur de l'extérieur du corps et agit comme une barrière protectrice, enfin, elle assure une fonction d'individuation de soi. Le lien entre enveloppe corporelle et psychique est bien présent depuis le début des séances. Tout comme le mouvement psychique a pu porter le mouvement physique. Dans le bain, j'espère que la perception corporelle ouvrira le champ à la verbalisation du corps représenté et des émotions. En outre l'allègement du poids par le flottement permet un ressenti du corps dénué des contraintes liées à la pesanteur. Cela facilite le mouvement. Une fois dans le bain, Mme S. se frotte et se sèche seule. Elle me surprend dans l'autonomie qu'elle engage. Elle dit : « Je ne sais même plus où sont mes seins et mon ventre ! » Cette verbalisation de sensation de perte de repères me rappelle, à quel point lors de notre première rencontre, le corps était mis à distance. Lorsque tout contact corporel jugé trop dangereux était soigneusement évité. Mme S. retrouve alors son corps par elle-même. Lavé par d'autres il était devenu un objet. Lors du bain, il reprend forme, il reprend vie. Mme S. se réapproprie son corps, sa féminité,

[4] Didier Anzieu (1995). *Le Moi-Peau*, Dunod.

son identité. Je l'aide à sa demande pour sécher son dos et ses pieds.

C'est la dernière séance que j'effectue avec Mme S. Le travail n'est pas terminé, il n'est pas consolidé. Les progrès sont venus dans le contexte des séances de psychomotricité seulement et ne sont, pour certains pas encore effectifs en dehors de l'accompagnement psychomoteur. L'investissement relationnel personnel a été grand, Mme S. a mis en avant la personne et non la soignante en moi. Nos « Je » ont pu se rencontrer, les séances sont dépendantes de leur rencontre. Un autre « Je » doit passer les étapes d'apprivoisement afin de poursuivre les changements engagés. Nous touchons aux limites de cet accompagnement. Des relais entre psychomotriciennes ont été organisés durant les vacances estivales. Lors de la séparation à la fin de l'accompagnement psychomoteur, une régression psychomotrice a été observée malgré le soin accordé aux relais entre professionnelles. Le lien est en cours de reconstruction avec ma collègue mais cela prend du temps. En l'absence de projet de vie par une mésentente des enfants, Mme S. est restée en Service de soins de suite gériatrique seize mois. Elle a par la suite intégré un Établissement d'hébergements pour personnes âgées dépendantes (EHPAD**).

Analyse : l'esprit des soins psychomoteurs

En livrant cette rencontre au lecteur, j'espère mettre en évidence l'esprit des soins psychomoteurs. Cette qualité d'ajustement du soin est amarrée au tissage de liens d'humanité ; la place de l'intuition dans la relation et de l'intention dans les actions. La co-construction du soin psychomoteur avec Mme S. s'appuie autant sur ma personne que la sienne, et sur nos expériences émotionnelles, toniques, affectives et corporelles présentes et passées.

1.7. Soigner par le Jeu, le « Je »

Je me souviens, élève de terminale, de cette journée au Centre d'information et d'orientation. Le choix du métier de psychomotricienne m'est apparu clairement lorsque j'ai lu dans les documents « un métier où l'on soigne par le jeu ». Le jeu évoque une mise en mouvement, psychique et/ou physique où le plaisir et la relation sont centraux. Il débouche sur des apprentissages avec légèreté. Jouer est se rendre entièrement disponible à un moment de vie sans enjeu particulier autre que le plaisir éprouvé. Le plaisir est la source de motivation intrinsèque du jeu. Les neurosciences nous apprennent aujourd'hui que les circuits dopaminergiques de récompense sont au cœur de nombre de nos décisions. Contrairement à une idée reçue, le jeu ne concerne pas seulement les enfants. Le jeu n'a pas d'âge. Les interactions humaines sont souvent des jeux. Comme les comédiens jouent un rôle, lorsque nous endossons la blouse de soignant hospitalier, nous entrons dans une place définie sociétalement. Il est intéressant de constater que les visiteurs de l'hôpital ne s'adressent pas à moi de la même façon lorsque je porte une blouse blanche. De même que mes proches sont toujours surpris de me voir porter la tenue hospitalière. Alors comment ne pas perdre mon « je », c'est-à-dire mon identité dans le « jeu » hospitalier ?

Dès notre première rencontre, Mme S. exprime son refus de reconnaître une légitimité dans la blouse de soignant que je porte. Symboliquement, elle refuse mes connaissances et mon expertise. Elle se place comme seule experte de ce qu'elle vit. Notre relation, ou devrais-je dire notre « jeu relationnel » ne peut s'établir que lorsqu'elle a contacté la personne derrière la blouse. Elle cherche à savoir qui je suis. Finalement, n'est-ce pas pour se retrouver elle-même ? L'identité est au cœur de ces séances où Mme S. m'accorde progressivement sa confiance. Elle poursuit une quête identitaire mise à mal par le vieillissement. Nous prenons soin du « Je » au cours de séances qui se répètent. Ce sont nos deux « je » qui font connaissance au travers du « jeu » de la relation. Cette phrase du philosophe A. Jacquard[5] résonne : « Je suis le lien que je tisse avec les autres ».

La finitude, nous l'avons en tête toutes les deux à cet instant. Que je porte une blouse ou que je n'en porte pas, je

---

[5] Albert Jacquard (1997). *Petite philosophie à l'usage des non philosophes*, Calmann-Lévy.

reste impuissante face au temps qui passe, au vieillissement, à ses conséquences et face à la mort. Avec Mme S. je vis cette sensation d'inefficacité. Peu importe les actions mises en place rien n'effacera la perspective de finitude et les angoisses qui y sont associées. Est-ce l'explication à une fin d'accompagnement psychomoteur insatisfaisante ?

1.8. « Ce que je sais c'est que je ne sais rien » (Socrate)

La première qualité du psychomotricien est ici mise en avant : savoir mettre de côté nos connaissances et nos expertises pour rencontrer notre patient de personne à personne, avec humilité et authenticité. Mettre de côté les savoir-faire pour aller vers le savoir-être. Dans « mettre de côté » il ne s'agit pas d'oublier ou de mépriser une action au profit d'une autre mais bien d'associer ces connaissances dans un temps différé. Se laisser toucher, ressentir le moment en présence, demandent une attention profonde et totale. S'impliquer pleinement. Dans cet apprivoisement mutuel, l'ajustement physique, psychique, émotionnel est permanent. À l'instant où nous vivons les choses, des réponses sont attendues par notre patient. Il ne s'agit pas de réagir sans recul lorsque la situation se présente. Il s'agit de garder tous nos sens en éveil afin d'être pleinement présent et de répondre de façon consciente. Un exercice de métacognition est à l'œuvre. Le psychomotricien écoute deux canaux simultanément le sien et celui de la personne qu'il découvre. Ainsi l'intuition est un guide important lors de ces rencontres. Raisonnement et analyse n'auront leur place qu'après la séance.

L'intuition doit-elle être opposée à la précision et la rigueur ? Je ne le crois pas. Étymologiquement, l'intuition vient des mots latins *in* (en, dans) et *tueri* (regarder attentivement, contempler). *Intueri* signifie donc l'acte de regarder attentivement à l'intérieur de soi, voir de l'intérieur. Selon le philosophe H. Bergson[6], intuitive ou intellectuelle, la connaissance sera marquée au sceau de la précision.

Personnellement, j'ai tendance à penser l'intuition comme une forme d'intelligence relationnelle qui permet au cours des échanges de s'adapter en tenant compte des observations fines de l'interlocuteur. Ces observations, je peux les intellectualiser, les décrire.

Concrètement j'observe : un ajustement postural, une modification de la qualité de la respiration, un regard, une tension, une modification physiologique, j'écoute les mots qui sont prononcés, leur prosodie, leur sens. En revanche je ne peux pas analyser chacune de ces observations durant la séance. C'est comme si elles formaient un ensemble à ce stade. Je ne rationalise pas, je ne cherche pas de logique, je ne déduis pas. Ce que je reçois c'est l'ensemble tout entier. Je réponds à mon tour par un ensemble de comportements, des connaissances qui sont intrinsèques : ma posture, mon tonus, mes paroles. Je sens intuitivement la justesse des échanges, je n'analyse pas.

Introspection et analyse

En revanche, lorsque la séance se termine, un temps d'intégration de ce qui vient d'être vécu est indispensable. Je cherche alors à appuyer ma pratique sur des connaissances extrinsèques. C'est le moment où je me pose les questions essentielles : Qu'est-ce que le patient attend de moi ? Qu'attends-je de lui ? Et de moi-même ? L'institution attend-elle quelque chose de nous ? Ici commence le travail d'analyse et d'introspection. La deuxième qualité du psychomotricien. Le travail du psychomotricien porte à la fois sur soi-même, sur son rapport à la situation, au patient, ainsi qu'aux outils. En effet si je souhaite rester authentique dans la relation je dois commencer par être totalement honnête avec moi-même. Quelles émotions émergent en moi lorsque je suis au contact de cette personne : de la colère de ne pas être reconnue dans mes

---

[6] Source : http://www.philo5.com/Les%20philosophes%20Textes/Bergson_InstinctIntelligenceEtIntuition.htm

compétences ? De la tristesse face à l'impuissance ressentie ? De la joie d'avoir obtenu un résultat ? Accueillir l'émotion telle qu'elle se présente lorsque je vis cette situation, sans jugement. Puis réfléchir à ce qui produit cette émotion. Et revenir au patient, pour comprendre quelles sont ses attentes. Enfin, chercher l'outil qui sera le plus utile lors de la prochaine séance. Toute cette part de réflexion s'accompagne d'un soutien théorique scientifique. C'est cette phase de réflexion qui laissera émerger des réponses variées et créatives lors de la séance suivante. C'est grâce à ce temps d'émergence des idées que je peux décider de sortir de la routine des séances pour créer de la surprise. Néanmoins, je ne peux pas décider de quelle surprise il va s'agir, seule l'intention de surprendre peut être présente. L'action de surprendre vient du contexte de la séance.

S'adapter, s'ajuster : changer ensemble

Faire advenir le potentiel de la personne que nous souhaitons aider, reste notre première intention. Cela ne peut se faire sans un profond respect et une écoute bienveillante. Ce mot suranné de bienveillance prend tout son sens lorsque lié à l'empathie et à la compassion il nous permet de nous ajuster à l'autre. Voici la troisième qualité du psychomotricien : l'adaptation. S'adapter, c'est modifier un fonctionnement afin de le rendre plus opérant. Dans le cas de Mme S., je dois transformer ma pratique agissante en une pratique étayante. Étayer* pour soutenir son initiative. Éviter d'anticiper, de préparer, d'imposer, attendre que cela provienne de Mme S. Lors des premières séances je m'acharne à mettre le corps en mouvement, j'oublie que le mouvement est différent du geste qui lui est porteur d'intention. Je pense à l'étymologie du mot mouvement qui rejoint l'origine du mot émotion par la racine latine *movere* qui signifie toucher, émouvoir, atteindre quelqu'un dans sa sensibilité, mais aussi mettre en mouvement. Dans mes représentations, le corps en mouvement, c'est le corps vivant. Nous l'avons vu, l'immobilité renvoie chaque soignant de l'équipe à ses propres angoisses de mort. Mais lorsque le mouvement se fait au prix d'efforts intenses, il doit invariablement être soutenu par le désir ou au moins une intention. Comment réveiller le désir de mouvement chez Mme

S. ? La rencontre de Mme S. illustre que le mouvement ne se trouve pas toujours où on l'attend. Il peut être soutenu par une main qui met en mouvement l'autre, ou encore comme pour Mme S., par le regard et la présence.

Une vision holistique

Mme S. m'enseigne au cours de nos rencontres que l'intention doit rester le cœur de nos pratiques d'accompagnement. En effet, lorsque dénuée de toute attente, j'entre en relation, je maintiens une intention, celle de la rencontre. Mon approche se centre sur le sujet et non sur ses symptômes. Voici une quatrième qualité du psychomotricien : maintenir une vision holistique de la personne que nous rencontrons. En effet, si je maintiens mon regard sur ce qui semble immobile, en échec, aucune ouverture positive n'est possible. Lorsque je réalise que ce qui compte pour Mme S. est de prendre soin d'elle pour ne pas aggraver son état, je trouve un fil à tirer pour démêler la pelote. Ce fil d'Ariane nous conduit alors tout droit vers le besoin de reconnaissance identitaire, de son histoire puis vers l'image du corps. Ces deux notions sont des thèmes centraux qui animent Mme S. et qui sont source de motivation. Faire du lien, créer des ponts entre les différentes facettes présentées par Mme S. : voici le cœur de mon métier. Pour reprendre l'image de la pelote, à partir du fil, nous commençons à tisser. Tisser des liens de soi à soi, de soi à l'autre puis aux autres.

1.9. Les pistes de progrès

Bien que l'évolution de Mme S. paraisse fluide, de nombreux obstacles se sont présentés sur le chemin.

Le risque de la routine

La pratique de la psychomotricité est pleine de surprises, nous l'avons vu. Chaque personne rencontrée nous livre une tranche de vie. Tenir compte du vécu, de l'histoire de la personne entraîne une adaptation relationnelle. La créativité naît de ces rencontres humaines. Elle permettra de s'ouvrir à des outils divers. Lorsque nous nous laissons toucher par ces rencontres, lorsque nous nous adaptons, nous transformons notre façon d'être. Néanmoins des routines tendent à s'installer et la tentation de catégoriser les personnes avec des étiquettes est grande. Cette classification est souvent appréciée, voir exigée par l'équipe soignante en milieu hospitalier. Toujours à la recherche de « recettes », de « traitements », pour aller vers une résolution simple et efficace de situations complexes. Si nous n'apportons pas de solutions immédiates et simples, des ouvertures finissent par émerger au cours des séances de psychomotricité. Nous ne pouvons pas faire l'économie de la temporalité de la rencontre et de la patience qui l'accompagne.

L'importance du travail d'équipe

Par ailleurs, la prise de recul et d'analyse des situations ne peuvent se faire seules. La pluridisciplinarité joue un rôle fondamental dans la compréhension d'une personne. Chaque professionnel intervenant connaît une partie de la personne à découvrir et nous n'aurons de chance de percevoir son entièreté qu'en échangeant sur nos connaissances à son sujet. Les échanges avec nos pairs sont également précieux. J'ai été soutenue par une réflexion de groupe et des discussions avec des collègues spécialisés dans le domaine de la psychiatrie pour élaborer autour de cette situation. L'intelligence collective, les associations d'idées à travers les expériences vécues par d'autres sont également porteuses de créativité.

Rester curieux et ouvert à chaque nouvelle rencontre me paraît nécessaire pour pratiquer la psychomotricité. Cependant, cela reste un idéal à atteindre. Les préoccupations, institutionnelles et personnelles ont tôt fait de nous détourner du but escompté.

Les séparations

L'investissement relationnel est d'ampleur avec Mme S. Elle vient me toucher au cœur. Si je n'y prends pas garde, nous réduisons l'espace thérapeutique qui permet de penser les séances. Maintenir une juste distance est donc nécessaire. Il s'agit d'étudier le bénéfice et le risque de l'engagement dans la relation afin de soutenir les changements en vue de l'amélioration de sa qualité de vie. Est-ce que je m'autorise, comme elle me le demande, à l'appeler par son surnom ? La tutoyer ? La serrer dans mes bras ? Lui faire une bise ? Cet approfondissement de mon engagement auprès de Mme S. permet une mise en confiance et l'émergence de nouveautés. Cependant il peut également être délétère car personne d'autre ne peut le reproduire. Ma présence est absolument nécessaire. Dans une équipe pluriprofessionnelle cela peut créer des tensions, des jalousies. Certaines personnes ont besoin de venir voir une séance pour vérifier ce que je rapporte en réunion d'équipe. Comment parler d'autonomisation quand le lien de dépendance est aussi fort. Avec Mme S., le travail de séparation ne peut se faire, il est subi. Je compte sur le remplacement d'une collègue psychomotricienne mais nous ne sommes pas interchangeables. C'est de la rencontre de Mme S. et mon « Je » dont il s'agit. Le fil identitaire est bien présent. Un néologisme inventé par une gériatre reflète bien mon investissement identitaire en tant que professionnelle. Avec malice elle a créé un verbe à partir de mon nom de famille. Pour effectuer une demande d'accompagnement psychomoteur elle dit souvent : « Tu vas la tracoliser ! »

En conclusion

La pratique de la psychomotricité est un apprentissage permanent. Elle n'est jamais aboutie. Chaque rencontre peut être considérée comme une source inépuisable de découvertes. Chercher à susciter la curiosité du patient me paraît être une pièce maîtresse de l'esprit du soin psychomoteur. Ce qui compte n'est pas d'apporter un savoir mais bien de faire émerger un questionnement, une envie, un désir pour soutenir le patient dans un élan de vie. Aller vers l'autre, partir à la conquête de ce qui nous entoure pour finalement mieux apprendre à se connaître, voici le travail psychomoteur. Il concerne tant le patient que le professionnel qui ne cesse d'être émerveillé par les découvertes que cette curiosité engendre.

Chercher comment soutenir et faire émerger les ressources de chacun au travers de la rencontre entre corps, psychisme et émotions est une quête sans fin. L'implication de tout notre être avec disponibilité, écoute et patience nous entraîne vers un changement plus personnel. « Je » suis touchée par l'autre, transformée par cette rencontre. Le caractère fondamental et permanent qui me définit en tant qu'individu est alors perçu comme mouvant. Dans l'ouverture je suis prête à m'enrichir aux contacts des autres. La relation de soin est avant tout une rencontre de deux êtres humains qui s'apprivoisent. Le psychomotricien soigne par le « Je ».

CHAPITRE 2

Recontacter le corps, partie par partie, pour se réconcilier avec. Intervention psychomotrice en centre de rééducation pour adultes, *Émilie Jacquemin*

Ni psychologue, ni kiné(sithérapeute), ni ergo(thérapeute), ni ortho(phoniste), ni EAPA**, ni même docteur… « Mais pourquoi me demande-t-on de rencontrer cette psychomotricienne ? », s'interrogent souvent les patients que je reçois sur le plateau technique du service de Médecine physique et rééducation de l'hôpital publique dans lequel je travaille. Selon leurs connaissances de la psychomotricité, j'entends : « Je suis là pour remarcher, pas pour parler ! » Ou encore : « Mais je n'ai pas de problème avec ma droite et ma gauche ! » Et plus généralement : « Est-ce que ça va m'aider ? »

Les premières rencontres avec les patients hospitalisés pour des affections neurologiques (AVC**, sclérose en plaques, maladie de Parkinson, syndrome de Guillain-Barré*, tumeurs cérébrales etc.), suite à des interventions d'orthopédie (prothèses de hanche ou de genou, opérations du rachis etc.) ou à des polytraumatismes sont souvent sources de questionnement. Du côté des patients, mais également de mon côté. Qui est la personne que je vais rencontrer ? Quel est son parcours ? Pourquoi mes collègues (rééducateurs, médecins, infirmiers, aides-soignants etc.) pensent que « la psychomotricité pourrait lui faire du bien » ? Quels sont les objectifs ? Que vais-je pouvoir lui proposer ? Comment faire pour démarquer les soins psychomoteurs des autres soins de rééducation « fonctionnelle » ? Un questionnement dont les réponses s'élaborent au gré des rencontres, se dessinent plus finement au fur et à mesure des séances, toujours personnalisées et non fixées par un protocole particulier. Un questionnement que je vous propose d'illustrer à travers le récit de l'accompagnement de Mme F., qui a nourri de façon importante ma réflexion quant à mon rôle de (première) psychomotricienne au sein d'une équipe pluridisciplinaire d'une trentaine de rééducateurs déjà constituée.

2.1. L'enjeu de la première rencontre

« Le Docteur I. veut que tu voies Mme F. ! », m'interpelle un matin une de mes collègues kiné. La demande est pressante et une certaine anxiété est palpable à travers cette simple phrase. Le même jour, fait inédit alors, le médecin du service m'interpelle pour éclairer sa demande. Mme F. est en effet hospitalisée en neurologie en raison, selon le dossier, d'un « tableau clinique évoluant depuis un mois et demi évoquant une sclérose associée à des troubles sensitifs des quatre membres à caractère progressif ». Malgré les nombreux examens réalisés, aucun diagnostic évident n'a pu être retrouvé et les équipes médicales qui ont examiné Mme F. évoqueraient dans leurs rapports un trouble à symptomatologie neurologique fonctionnelle[7]. Des antécédents de troubles neurologiques

[7] Dans le DSM-5 (manuel diagnostique et statistique des troubles mentaux publié par l'*American Psychiatric Association*), les troubles à symptomatologie neurologique fonctionnelle (anciennement appelés troubles de conversion) présentent les critères diagnostiques suivants :
A. Un ou plusieurs symptômes d'altération de la motricité volontaire ou des fonctions sensorielles.
B. Les données cliniques démontrent l'incompatibilité entre les symptômes et une affection neurologique ou médicale reconnue.
C. Les symptômes ou les handicaps ne sont pas mieux expliqués par un autre trouble médical ou mental.

(sensation de crampes et hypoesthésie*) et de troubles psychiatriques (dépression ayant nécessité une hospitalisation) sont mentionnés dans le dossier ainsi qu'une « enfance et adolescente traumatisantes » que la patiente a demandé de taire au médecin, sous couvert du secret médical. Le lien psychologique éventuel avec les troubles neurologiques actuels a apparemment été mentionné devant Mme F. qui, réfutant violemment cette hypothèse, réclame depuis d'autres examens et presse les équipes de trouver un diagnostic et une explication purement somatique.

C'est dans ce contexte que je rencontre Mme F. Tout l'enjeu de ce premier contact est d'établir une relation thérapeutique basée sur la confiance, tout en respectant les symptômes et le silence de Mme F. concernant son passé. Lorsque j'ouvre la porte, elle se tient raide sur son fauteuil roulant. Son visage est fermé et je me fais la remarque qu'elle fait plus jeune que son âge. Elle semble sur la défensive mais me sert la main maladroitement et très fortement, conséquence sans doute de ses troubles proprioceptifs. Elle essaie ensuite de guider le fauteuil pour entrer dans la pièce. Ses gestes sont précipités, inefficaces, et je lui propose de l'aider. Elle accepte du bout des lèvres et je pressens que la question de la dépendance à l'autre sera très vite abordée.

L'entretien se fait en face-à-face, elle, assise sur le fauteuil roulant, moi sur le plan de Bobath*, que j'ai baissé au

---

D. Le symptôme ou le handicap entraîne une détresse ou une altération clinique significative dans le domaine du fonctionnement social, professionnel ou dans d'autres domaines importants, ou nécessite une évaluation médicale.
« Ces troubles se situent à la frontière entre la neurologie et la psychiatrie car il s'agit d'une anomalie de fonctionnement du système nerveux central caractérisée par une altération de transmission de l'information entre les régions cérébrales impliquées dans la régulation émotionnelle et la représentation de soi d'une part et le système moteur et sensitif d'autre part. Les origines de la maladie sont multifactorielles (facteurs de risques psychiatriques et neurologiques) ». (D'après : https://www.chu-lyon.fr/fr/trouble-neurologique-fonctionnel-tnf).

plus bas, plaçant Mme F. en position haute et l'invitant ainsi à la parole. Son ton est affirmé, son récit factuel. Elle retrace son parcours médical, cite des noms, des dates : après une séance de sport « intensive », elle a ressenti des engourdissements et une raideur progressive s'est installée dans tout le corps en quelques jours. « Une raideur douloureuse, mais pas comme des crampes », précise-t-elle plusieurs fois. Elle relate qu'elle ne s'en inquiète vraiment que lorsque sa jambe droite « lâche », rendant la marche impossible. Son premier passage aux urgences ne révèle rien et elle rentre à domicile. De plus en plus inquiète cependant car les troubles persistent, elle demande à être hospitalisée. Après deux semaines « perdues car on ne m'a rien fait », Mme F. subit une nouvelle IRM** qui ne décèle rien de particulier.

« Comment peut-on dire à un malade : "C'est dans votre tête !" ? Je sais que j'ai quelque chose ! Je sais que ça va progresser ! », s'emporte Mme F., brandissant sa main droite marquée par ce qui apparait être une dystonie*, le majeur replié de façon étrange. « Regardez, ça progresse ! Les deux jambes sont déjà atteintes, ça monte dans le bras droit et ça a commencé à gauche ! Je suis sûre que la main gauche va suivre le même chemin ! » Elle me réitère sa demande d'examens médicaux « de pointe » permettant d'identifier la pathologie dont elle souffre. Ses discussions avec les autres patients du service de neurologie entretiennent ses craintes et elle fait des recherches sur Internet pour confronter ses symptômes aux pathologies décrites et vérifier si tous les examens lui ont été proposés. Ne connaissant ni les examens déjà subis par Mme F. ni leurs résultats, je ne peux qu'écouter activement son récit. Il s'agit pour moi de trouver le ton juste, de rassurer sans, ni minimiser les troubles, ni entretenir son anxiété. Formée aux techniques cognitivo-comportementales, je m'appuie sur la méthode des « 4 R »[8] et je recontextualise et reformule comme je peux.

L'hypoesthésie et les troubles de la proprioception associés à des douleurs sur lesquelles les traitements antalgiques proposés agissent peu rendent les actes élémentaires de la vie quotidienne très difficiles. Pourtant, Mme F. fait « tout toute seule » : elle se lave, s'habille, mange, se déplace dans la chambre avec un déambulateur sans faire appel aux aides-soignants. Elle met un point d'honneur à se débrouiller seule, se mettant en danger au vu de sa maladresse et de son équilibre qui semble précaire. Ce contraste entre cette fragilité apparente et sa force de caractère m'interpelle. Elle répète à plusieurs reprises qu'elle souhaite retrouver son « indépendance » tout en affirmant sa non-dépendance (hormis pour les trajets longs qui nécessitent un brancardage). Ce mot semble faire écho à un vécu plus ancien que je ne peux que supposer : Mme F. mentionne un « passé traumatisant » mais précise qu'elle ne me le décrira pas car : « Vous n'êtes pas psychologue. »

Lorsque je pose mes questions concernant son rapport au corps, Mme F. semble étonnée et sourit pour la première fois : elle se décrit comme coquette, évoque ses chaussures à talons hauts, ses tailleurs et affirme « être féminine ». Elle lance alors un regard qui me paraît dégoûté sur ses jambes habillées d'un pantalon souple et chaussées de baskets : « Ce n'est pas moi, ça ! » Le sport est un moyen pour elle de « se défouler » et de « sculpter la taille et raffermir » la zone du ventre et des fesses, zone qui pourrait être mise en rapport avec certaines dimensions de la féminité.

[8] Méthode des « 4 R » (pour Recontextualiser, Reformuler, Résumer, Renforcer) : méthode d'entretien développée par Charly Cungi dans laquelle le thérapeute accepte inconditionnellement la position du patient et va travailler avec les résistances du patient pour établir une alliance thérapeutique (d'après : https://tcc.apprendre-la-psychologie.fr/la-methode-des-4r.html).

Elle rebondit en présentant ses problèmes de santé et l'hospitalisation comme un obstacle à un projet d'ouverture d'un salon de beauté à l'étranger. Son départ semble compromis mais elle espère se rétablir rapidement pour pouvoir mener ce projet à bien : « J'ai des associés, cela ne dépend pas que de moi ». La question de la dépendance revient ici et ressurgit quelques minutes plus tard : elle décrit les hautes études qu'elle a faites et met en avant qu'elle « aime apprendre » et que cela a été son « moyen pour s'en sortir ». De quoi ? De qui ? J'ai l'impression que Mme F. a été en lutte toute sa vie mais qu'elle préfère garder une certaine distance avec son passé.

À ce stade de la rencontre, je ressens une envie de bouger comme si j'avais besoin de respirer, de me remettre en corps pour digérer tant d'informations. Je propose à Mme F. un temps plus dynamique où je pourrai observer ses compétences et ses difficultés motrices, ses capacités d'adaptation posturale et son expressivité. Je sens que le toucher imposé par l'examen du tonus n'est pas adapté à ce stade de la relation. Je propose donc un temps de « gym douce »[9].

Le transfert assis sur le plan de Bobath montre déjà de grandes difficultés : Mme F. lutte d'abord pour se lever à l'aide des accoudoirs, pivote à moitié debout, en apnée, maladroitement et mécaniquement, puis atterrit lourdement sur le plan en soufflant.

Nous commençons par une mobilisation active de toutes les parties du corps. Les gestes des mains et doigts nécessitent un contrôle visuel et entrainent des syncinésies* à diffusion

---

[9] N'ayant pas de bilan étalonné concernant l'adulte, le bilan psychomoteur que je propose est un assemblage personnalisé d'épreuves d'équilibre et de coordinations utilisées dans les tests psychomoteurs pour enfants ou personnes âgées, auquel j'ajoute essentiellement l'examen du tonus et le dessin du bonhomme avec la consigne « Dessinez-vous tel/telle que vous vous représentez » ou « Dessinez un personnage ».

tonique. Mme F. grimace parfois de douleur, ses mouvements sont emprunts d'une tension importante et extrêmement raides et saccadés, comme si elle faisait usage d'une force considérable mais incroyablement inefficace[10].

Assise, son tronc reste rigide, de l'occiput au sacrum. Cette raideur semble constituer une compensation pour maintenir son équilibre assis. L'ajustement tonique et postural n'est pas adapté pour l'épreuve du lancer de balles mais lorsque je propose à Mme F. de shooter (assise) dans un ballon, je la vois sourire franchement. Même si les tirs ne sont pas ajustés, Mme F. y met une force de plus en plus importante et je la vois se transformer : j'ai l'impression d'avoir une petite fille devant moi qui s'amuse à me faire courir d'un bout à l'autre de la pièce, qui rit du bruit fort et sourd des shoots sur le ballon mou.

Elle accepte ensuite de se tenir debout avec appui sur une chaise devant elle. L'équilibre est précaire, les deux genoux maintenus en recurvatum*. La marche, à l'aide une barre d'appui et mon soutien de l'autre côté, est mécanique, avec une extrême raideur de l'axe, et caractéristique de la marche proprioceptive[11]. Le regard de Mme F. semble être fixé à l'horizon, comme ancré à une bouée de sauvetage qui la maintiendrait debout. Le pied droit glisse au sol, le pied gauche est soulevé et frappé, et chaque pas semble demander à Mme F. une concentration immense. J'ai l'impression « qu'elle marche avec la tête », comme si sa volonté seule, sans passer par le corps, guidait ses jambes avec des fils invisibles, telle une marionnette, dans une tentative coûteuse de maintenir son corps debout à tout prix. Je peine pour m'ajuster à elle mais nous

---

[10] Cette gestuelle est caractéristique chez les personnes atteintes de troubles sensitifs.

[11] La marche proprioceptive est illustrée par exemple par cette vidéo du Collège des Enseignants en Neurologie : https://www.cen-neurologie.fr/files/videos/marche-proprioceptive.

trouvons finalement un certain équilibre dans ce premier corps-à-corps.

La séance se termine. Je ressens une grande fatigue. Face à moi, Mme F. est souriante. J'ai l'impression qu'elle a rajeuni. Elle souligne que c'est la première fois qu'elle rit depuis l'été et qu'elle est « contente » car elle a montré « quelque chose de réussi ». Elle a « hâte de venir à la prochaine séance ». L'alliance thérapeutique, tellement indispensable pour permettre au patient et au thérapeute d'avancer ensemble, semble établie mais reste à renforcer. Je laisse Mme F. retourner à sa chambre accompagnée par le brancardier.

Je la revois l'après-midi même, lors de la consultation médicale de début de suivi[12], en présence de la kinésithérapeute et de l'ergothérapeute qui la prendront en charge. J'ai l'impression que c'est encore une autre personne qui est présente dans le bureau, une véritable femme d'affaires, raide dans le fauteuil roulant, ferme dans ses demandes de résultats d'examens, exigeante dans ses objectifs : la reprise d'une « marche harmonieuse », pas « comme un canard », et un retour à une indépendance complète.

2.2. L'équipe de rééducation : des professionnels travaillant autour et avec le patient

La rééducation : quelques définitions

La définition du terme rééducation évoque d'emblée une idée de norme. Selon le Centre national de ressources textuelles et lexicales[13], la rééducation est ainsi « l'action de rétablir l'usage normal d'une fonction, d'un membre ou d'un organe après blessure ou affection, ou chez un sujet qui souffre d'une

---

[12] Cette consultation a pour but de définir des objectifs thérapeutiques communs.

[13] https://www.cnrtl.fr/definition/reeducation.

déficience ou d'une infirmité ». En service de Médecine physique et réadaptation, les objectifs que citent souvent les patients sont la reprise de la marche ou du fonctionnement d'un membre accidenté ou opéré. La rééducation n'est cependant pas limitée à la rééducation motrice et sensitive et couvre également les fonctions psychiques.

La rééducation psychomotrice a souvent été présentée comme l'ensemble des techniques permettant de rééduquer un trouble psychomoteur alors que la thérapie psychomotrice visait à rétablir un équilibre psychocorporel. Dans le service où je travaille, je ne fais pas la distinction entre ces deux approches complémentaires et l'appellation de soin psychomoteur prend tout son sens, amenant l'idée d'un soin global et personnalisé.

Une approche holistique et pluridisciplinaire nécessaire pour Mme F.

Ma première rencontre avec Mme F. met ainsi en évidence des troubles sensitifs, se traduisant par les troubles de l'équilibre et des coordinations, des douleurs importantes et une anxiété face à l'absence de diagnostic et donc, pour elle, de traitement approprié. Mme F. présente également une hypertonie globale, en lien avec les troubles proprioceptifs, et sans doute majorée par son anxiété et sa volonté de maintenir le contrôle de son corps, malgré le coût énergétique que cela impose. Le corps est perçu comme faisant défaut pour rester indépendante.

Si une composante somatique n'est pas à écarter, l'impossibilité de relier les troubles neurologiques observés à une pathologie connue et les antécédents psychiatriques de Mme F. (sans parler de possibles traumatismes pendant l'enfance) peuvent également étayer l'hypothèse d'un trouble à symptomatologie neurologique fonctionnelle.

Les tensions corporelles importantes observées chez Mme F. peuvent aussi être analysées comme un mécanisme défensif*, afin de maintenir son intégrité psychocorporelle, un peu comme si ces tensions, telle une armure musculaire, la maintenaient inconsciemment à la fois debout et dans le mouvement, la coupant par ailleurs de ses sensations et émotions désagréables, à l'instar de la carapace tonique que se forgent certains enfants maltraités décrits par Suzanne Robert-Ouvray (2011 : 88) : « La tonicité du corps a répondu en profondeur aux peurs, aux excès sensoriels, au vide affectif, à la négation émotionnelle et l'enfant s'est resserré autour de sa musculature pour se protéger. Le corps abîmé se couvre d'une carapace tonique [...]. »

L'hypertonie est-elle un moyen de défense déjà utilisé par Mme F. pour se protéger lors de ses « enfance et adolescence traumatisantes » ? Le fait de faire « tout toute seule » et la prise de risque associée au vu des troubles de l'équilibre n'impliquent-ils pas aussi un manque de perception de soi ? Quelle place Mme F. accorde-t-elle aux émotions agréables ? À la rêverie ? La question du contrôle, de la régulation des émotions et la perception de soi qui émergent ici font écho à la définition du trouble à symptomatologie neurologique fonctionnelle selon le DSM-5.

Le cas de Mme F. est donc complexe : il s'agit de l'accompagner pour retrouver ses capacités physiques, limiter sa souffrance et lui permettre de réinvestir son corps sous un angle positif, sans attaquer frontalement ses défenses*, au risque de perdre sa confiance ou même de la mener à la décompensation*. Un travail en psychomotricité semble donc indiqué, associé à un travail en kinésithérapie, en ergothérapie, en APA** et à un suivi psychologique.

Pluridisciplinarité, interdisciplinarité, transdisciplinarité : vive la complémentarité !

Dans le service où je travaille et particulièrement en neurologie, la prise en charge de chaque patient est souvent pluridisciplinaire (kinésithérapie, ergothérapie, suivi psychologique, psychomotricité et APA). Chaque professionnel agit sous prescription médicale avec des objectifs définis selon sa spécialité.

Si nos approches sont différentes, elles sont complémentaires et la transdisciplinarité apparaît régulièrement. Le travail analytique et le renforcement musculaires sont souvent ainsi visés en kinésithérapie et APA, mais ils existent également en ergothérapie, avec une approche tournée vers les activités de vie quotidienne. La stimulation cognitive et du langage oral est proposée par l'orthophoniste mais elle se rencontre aussi dans les autres spécialités. En psychomotricité, nous visons à améliorer la conscience corporelle et l'image du corps mais le travail des autres professionnels y contribue également fortement ! Certains patients sont perdus face à la multiplicité des interventions et à l'utilisation parfois d'exercices très similaires. Il s'agit donc pour les professionnels de bâtir un cadre clair et cohérent, avec un planning de rééducation régulièrement mis à jour et d'expliquer les spécificités de chaque intervenant.

Il ne s'agit pas non plus de nous « répartir le travail »[14] mais de travailler en lien avec et autour du patient, afin de lui proposer des soins personnalisés, répondant à l'exigence d'un service de rééducation : rendre le patient le plus autonome possible en un minimum de temps.

---

[14] On entend parfois de façon caricaturale que le kiné « travaille la marche », l'ergo « s'occupe des membres supérieurs et du matériel », l'EAPA « fait faire du sport », la psy remonte le moral et la psychomot, « on ne sait pas trop mais ça marche ». Heureusement, dans les faits, j'ai la chance de travailler dans un service où l'approche de chaque intervenant est holistique.

La communication entre professionnels est donc essentielle et facilitée par l'existence du Dossier patient informatisé (accessible à tous), l'organisation de synthèses interdisciplinaires, la présence des rééducateurs lors des consultations et les échanges informels.

2.3. Le rôle du psychomotricien en rééducation

Pour Benoît Lesage[15], l'objectif du danse-thérapeute est de « trouver des stratégies, des images, des situations sensorielles, des jeux qui permettent à chacun de se vivre différemment, d'accepter le décalage par rapport à leur vécu ordinaire, et d'entrevoir un cheminement pour s'organiser différemment. »[16] Pour moi, le travail du psychomotricien en rééducation y ressemble : il s'agit d'offrir un espace-temps, un cadre privilégié, permettant aux personnes dont le corps est abimé de vivre des expériences psychocorporelles différentes (et si possible agréables), leur ouvrant ainsi un chemin vers un nouvel équilibre entre tonus, sensations, émotions, pensées. Cette sorte de « pas de côté » par rapport au travail analytique et fonctionnel que l'on peut rencontrer en rééducation (mais heureusement de moins en moins) peut ainsi favoriser le travail conjoint patient/rééducateurs/soignants[17] de reconquête des capacités altérées. Lesage propose ainsi :

> Nous tenterons de donner à nos partenaires les moyens de moduler leur tonus, ce qui leur permet d'accéder à une

---

[15] Lesage, Dr en sciences humaines, médecin, formateur en danse-thérapie, après un parcours de sportif, de danseur, il pratique et enseigne diverses approches corporelles : anatomie fonctionnelle, lecture du mouvement, chaînes musculaires, thérapie manuelle.

[16] Cours en ligne Dialogue corporel et danse-thérapie-Chapitre 1-Structuration corporelle/dialogue corporel 1.1.6 Tonus et verticalisation. http://www.chups.jussieu.fr/polysPSM/psychomot/danseth/POLY.Chp.1.html

[17] Par souci de simplification, je désigne par le terme « soignants » l'ensemble des médecins, infirmiers et aides-soignants qui interviennent auprès du patient. L'environnement social et familial joue également un grand rôle dans les prises en charge mais j'ai choisi de ne pas en parler ici.

> diversité de vécus, aussi bien physiques si l'on pense au mouvement et aux coordinations, que psychiques. Il faut les extraire de leur *mono-tonie* qui les piège, même si certains sont ainsi enfermés dans un registre restreint pour des raisons purement neurologiques et d'autres pour des raisons plus relationnelles défensives.[18]

Le cadre des séances de psychomotricité (séances individuelles dans une salle où je suis seule avec les patients) favorise à partir d'un exercice la verbalisation des ressentis, des doutes, des joies, du vécu de la rééducation. Loin de moi l'idée que cette verbalisation ne soit pas permise auprès de mes collègues rééducateurs et soignants, qui ont un réel sens de la relation thérapeutique et une qualité d'écoute à souligner ! Le psychomotricien permet cependant au patient d'affiner cette verbalisation et mettre en lumière les capacités reconquises pour les utiliser au service de l'expression de soi, du plaisir à être et à être en relation. Les patients portent alors un regard peut-être différent sur leur corps en cours de transformation, favorisant ainsi le travail de valorisation déjà amorcé par les regards et remarques du personnel hospitalier, de l'entourage et des autres patients. C'est ainsi que l'utilisation de jeux d'adresse tels que le bowling ou le basket vont permettre à Mme F. de se rendre compte de son équilibre debout et de s'autoriser à jouer avec cet équilibre jusqu'à tomber volontairement assise sur le plan derrière en riant, retrouvant ainsi une sorte de plaisir enfantin et une légèreté, dans un univers où la chute est souvent crainte car pouvant engendrer des blessures et retarder l'évolution.

Les exercices souvent ludiques, ou la relaxation, ne sont pas perçus d'emblée par le patient comme un véritable travail : le travail, dans leur esprit, doit demander des efforts et impliquer même parfois de la douleur. Les temps de détente, de décharge tonique, de jeu sont propices à la confidence et quand

---

[18] *Ibid* : 1.1.7. Tonus et respiration.

le vécu de la rééducation passe par une phase plus complexe, il n'est pas rare que le patient place le psychomotricien, au mieux, en arbitre d'une situation difficile, au pire en « bon objet » par opposition aux collègues « mauvais objets ». Cette place parfois très inconfortable devient constructive quand nous connaissons les différents métiers et lorsque nous communiquons avec nos collègues, afin de composer une véritable équipe soudée avançant au rythme du patient pour un mieux-être de chacun.

Il s'agit alors pour le psychomotricien d'accompagner le patient en séance dans l'expression de ses émotions, sans prendre parti, et de susciter chez lui une prise de recul et une autre compréhension du travail des collègues. Ainsi pour Mme F., les premières séances d'ergothérapie sont compliquées : elle ne voit pas en quoi le travail manuel peut l'aider. Dès notre deuxième séance, elle me parle de « la kiné qui la fait bien travailler », « du service où tout le monde est si gentil » et aussi de l'ergothérapie où ma collègue lui fait faire des « petites choses inutiles » qui la mettent dans une difficulté mal vécue et dont elle se demande bien en quoi cela va l'aider. Je dois tempérer et lui propose intentionnellement moi aussi des « choses inutiles » : des bulles de savon à éclater ! Elle rit, soudain plus légère, y prend plaisir et peut facilement trouver les objectifs « utiles » de cet exercice pourtant « pour les enfants ». Nous essayons ensuite d'identifier les émotions provoquées par l'ergothérapie et elle s'aperçoit que c'est en fait son exigence vis-à-vis d'elle-même qui est en cause. Peu à peu, ces travaux manuels deviendront plaisants et c'est souriante qu'elle me décrira plus tard la mosaïque dont elle est « fière et contente ». Au-delà de l'amélioration de la motricité fine, les objectifs de valorisation et de travail identitaire de l'ergothérapeute sont clairement atteints.

Mme F. s'appuie également sur le cadre des séances de psychomotricité lors des changements de thérapeutes quand certains sont en congés. Un jour « sa » kinésithérapeute est partie en vacances, rien ne va plus. Elle retrouve des douleurs pourtant améliorées à présent, une crispation impressionnante et ses propos sont violents envers la remplaçante, une professionnelle expérimentée, mais que Mme F. ne connaît pas encore. La question de l'attachement sécure[19] et de l'angoisse de l'abandon[20] transparaissent. Font-ils écho au passé de Mme F. ? Je propose un exercice de méditation pleine conscience qu'elle reprendra seule, pour « faire taire le tumulte », et l'utilisation de la respiration permet de retrouver un certain ancrage corporel sécurisant, alors léger mais suffisant pour que Mme F. s'investisse *a minima* dans sa rééducation en attendant le retour de « sa » kinésithérapeute.

Le soin psychomoteur : un processus dynamique co-construit par le patient et le psychomotricien

Trouver le bon rythme, faire en fonction de l'humeur du jour, proposer des médiations qui à la fois donnent envie et font avancer, adopter la juste distance, s'adapter sans se sur-adapter, proposer sans être autoritaire, évaluer en encourageant : un challenge de tous les jours ! Ma rencontre avec Mme F. m'a à nouveau montré à quel point tout le travail du psychomotricien

---

[19] Bowlby (1907-1990), psychiatre et psychanalyste anglais, a développé le concept d'attachement de l'enfant à une figure d'attachement (la mère généralement). L'enfant adopte des comportements permettant de maintenir d'abord la proximité avec sa figure d'attachement qui y répond dans une atmosphère chaleureuse, apportant ainsi un sentiment de sécurité que l'enfant va progressivement intérioriser. Ceci va lui permettre ensuite de s'éloigner de sa figure d'attachement pour explorer son environnement en toute sécurité. Le mode d'attachement (*secure*/*insecure,* anxieux/*insecure,* évitant) préfigure selon Bowlby le style d'attachement de l'individu devenu adulte.

[20] L'angoisse de l'abandon ou l'angoisse de perte d'objet d'amour peut se présenter à l'âge adulte lorsque la personne a souffert de carences affectives pendant l'enfance. En raison d'un attachement primaire souvent *insecure*, la personne une fois adulte multiplie les relations afin de créer le sentiment d'être aimée tout en ayant des difficultés à s'engager dans une relation sur le long terme par peur de la rupture.

réside sur cet accordage de chaque instant, nourri par son savoir-faire et son savoir-être.

Quel chemin suivre avec Mme F. ?

Manquant d'éléments biographiques lors de notre première rencontre, et soupçonnant qu'ils sont expressément mis à l'écart en raison de leur impact traumatique, je pense devoir bâtir un projet thérapeutique dans l'ici et le maintenant tout en restant très prudente : les traumatismes du passé ne doivent ni être niés, puisqu'ils font partie de l'histoire et donc de la construction de Mme F., ni être considérés comme les causes exclusives des troubles actuellement observés.

Il me paraît important de viser une diminution de l'anxiété et de l'hypervigilance de Mme F. par rapport à des sensations corporelles (douleurs, hypoesthésie) vécues comme témoins de la progression de ses troubles. Plutôt que d'aspirer à une détente globale via des méthodes passives (et qui engendrerait une régression pouvant être mal vécue), laisser une certaine part de contrôle à Mme F. et l'aider à découvrir les parties du corps « qui vont bien » (par exemple son visage, son cou, son tronc, siège notamment de la respiration ou son dos) sur lesquelles s'appuyer pour retrouver un mouvement plus fluide et plus agréable, paraît plus indiqué.

Une première approche plutôt dynamique semble indispensable pour rejoindre les objectifs clairement exprimés par Mme F. (retrouver la marche, une préhension efficace et l'écriture), ne pas susciter de réactance* et renforcer ainsi l'alliance thérapeutique. Il ne s'agit pas pour moi d'avancer « en douce » mais, comme le disent les praticiens en Thérapie cognitivo-comportementale (TCC), de « rouler avec les résistances » de Mme F., et de l'aider à retisser un lien avec son corps et ses émotions, en respectant son rythme. Retrouver une certaine mobilité physique et des sensations plus confortables par la méthode Feldenkrais*, des jeux d'adresse (comme les échanges de ballon qui avaient été investis au bilan avec plaisir) ou le mouvement dansé, peuvent ainsi amener Mme F. à accéder, outre à l'indépendance réclamée, à la disponibilité indispensable pour le travail psychologique proposé par l'équipe et plus ou moins accepté initialement par la patiente. Mais comment faire, face à une personne dans le contrôle, qui a sans doute nié ses sensations et ses émotions pour survivre au trauma ?

2.4. Le travail du psychomotricien : entre savoir-faire, savoir-être et intuition

Accompagner des personnes comme Mme F. nécessite un travail étroit d'équipe, une prise de recul entre chaque séance et l'établissement d'un rapprochement avec la psychologue. Si je ne conçois pas ou peu mes séances à l'avance[21], mes objectifs sont pourtant bien établis, étayés sur mes observations brutes que je note dans des cahiers personnels où je laisse aller ma plume librement, étonnée parfois des associations que j'y formule et sur lesquelles je peux alors travailler.

Pour Mme F., personne exigeante avec elle-même, dans le contrôle, viser d'emblée un lâcher-prise est utopique. L'utilisation même du mot « lâcher-prise » ou « relaxation » peut même susciter des réactances. Dans ces cas-là, j'utilise souvent des exercices communs aux techniques de relaxation, méditation, sophrologie ou yoga, utilisant une écoute des sensations, en précisant qu'il « n'y a rien à réussir, rien à modifier », simplement « écouter ce qui est là », en laissant le corps s'adapter spontanément aux besoins du moment. J'adapte le cadre (lumière, musique ou silence, position assise ou

---

[21] Ceci est très personnel : mon ancienne expérience professionnelle m'a appris que plus je programmais ce que je voulais faire, moins j'arrivais à le faire et plus j'étais frustrée.

allongée, etc.) en fonction des réactions, qui peuvent aller de la détente à la recrudescence d'anxiété (ne rien faire peut être extrêmement angoissant !). Quand c'est possible, l'appui sur la respiration « comme elle est » permet de travailler la notion d'intérieur et d'extérieur, et donc de l'enveloppe corporelle par exemple.

Pour Mme F., qui apprécie « la musique de relaxation » et qui a déjà apparemment pratiqué la méditation, j'ai cependant encore adapté le cadre en proposant, lors de notre première séance, en plus de l'écoute des sensations, des contractions/relâchements volontaires de certains groupes musculaires afin de lui permettre d'être au minimum dans un « faire » rassurant, lui permettant ensuite d'accéder progressivement à un « être ».

Car tel est le travail en psychomotricité : accompagner la personne dans ses sensations, émotions, actions afin qu'elle ré-apprivoise son corps, le corps qu'elle a et qu'elle est à la fois. Il n'est pas rare que ce que je propose tombe à-côté mais j'ai appris à faire confiance aux patients pour toujours en tirer une conclusion constructive. Mme F. se trouve ainsi un jour « ridicule » lors d'un exercice de mimes, coupant court au travail. Elle enchaîne sur un compliment à mon égard : « Vous êtes douée ! C'est beau, c'est grand, on voit bien ce que vous faites ! » Nous discutons alors sur la notion d'espace « à occuper » et cette prise de conscience de la place du geste dans l'espace sera décrite plus tard par Mme F. comme un déclic pour retrouver de l'aisance dans l'écriture travaillée avec l'ergothérapeute. Elle me rapportera : « Quand je sens que je commence à me crisper, je pense à vous : je respire et je me reprends en me disant : "Fais grand !" »

Parfois certaines intuitions se présentent. Ainsi, lors de ma deuxième séance avec Mme F., alors que je n'avais pas souhaité faire l'examen du tonus la première fois, redoutant le contact physique direct pouvant être mal vécu en raison de son passé « traumatisant », je lui propose, avant l'exercice d'écoute de soi et de contractions/relâchements, que je fasse en cours de séance des pressions avec mes mains sur ses articulations (épaules, coudes, poignets), afin qu'elle puisse mieux percevoir les parties de son corps mobilisées. Alors que j'utilise habituellement un ballon comme objet médiateur pour éviter le contact direct lors des premières séances, cette fois, je pressens qu'il « ne faut pas » pour Mme F. qui, à chaque séance, a souligné la propreté de l'établissement. J'ajoute : « Je vous redemanderai en cours d'exercice si cela est possible. Vous êtes libre de refuser ou d'accepter. Choisissez ce qui vous semble être le plus confortable pour vous ».

Je précise aussi toujours aux patients que refuser c'est se positionner, s'affirmer, et que c'est aussi une façon d'avancer dans notre travail conjoint. Pendant le temps d'inductions verbales et de mouvements, je me prépare. Il s'agit d'avoir un contact franc, englobant, chaleureux, sans être intrusive. Je demande à Mme F. si elle souhaite que je pose mes mains sur ses épaules. Elle accepte. Son corps me semble dur et elle n'a pas de réaction spécifique. Sa respiration reste calme et régulière. Je lui propose ensuite de continuer le long du bras gauche. Elle accepte verbalement. Je fais de même pour le bras droit. Je termine par un lissage appuyé et englobant des deux bras en me disant que je vais m'arrêter là. Le corps n'est pas contacté dans sa globalité mais tant pis, c'est déjà beaucoup. Je propose à Mme F. de faire sa reprise. Elle se remobilise lentement, me regarde silencieusement quelques secondes puis fond en larmes en me disant : « Je me sens vivante ». Elle sourit à travers ses larmes, ce qui me rassure même si je ne suis pas sereine. Elle évoque alors calmement son passé, sans me regarder mais en restant en relation et me prenant parfois à témoin. Son monologue retrace sans doute l'histoire de vie la plus sordide que j'ai eue à entendre, ponctuée de nombreux épisodes traumatisants où les liens ont été trahis, truqués, bafoués à chaque étape de sa vie. Je me souviens de m'être demandé : « Mais comment fait-elle pour tenir encore debout ? » Alors que non, elle ne tenait plus debout à ce moment-là et qu'elle avait justement besoin d'aide.

Une fois son récit terminé, elle est calme et sa posture semble moins raide sans évoquer l'effondrement. Elle me remercie car c'est la première fois qu'elle pleure depuis l'été. Elle est surprise de s'être confiée et verbalise qu'elle a apprécié qu'on « la touche gratuitement ». Je ne suis pas pour autant rassurée et je veille à l'accompagner ensuite jusqu'au service puis prends de ses nouvelles dans l'après-midi : je la trouve en kiné, à travailler les pieds dans des bacs sensoriels, souriante. Je ne retenterai pas le toucher thérapeutique ni toute forme de relaxation pendant plusieurs séances, laissant Mme F. avancer avec la psychologue.

Le fort impact de cette séance sur moi, entre stupeur, joie d'avoir pu franchir une étape avec Mme F. et anxiété de commettre une erreur, m'a poursuivie encore quelques heures. J'ai eu besoin de prendre des notes et déposer sur le papier mes ressentis afin de prendre du recul sur mes émotions et analyser plus clairement la situation. Dans nos études de psychomotricité, nous sommes ainsi sensibilisés au fait que nos propres sensations, émotions et représentations sont des éléments qui peuvent, une fois analysés, nous permettre de mieux comprendre notre mode de relation avec nos patients et de bâtir une alliance thérapeutique solide permettant au patient de s'investir pleinement dans le travail proposé.

2.5. Le soin psychomoteur, un soin qui repose aussi sur l'initiative et la participation du patient

L'équipe avec laquelle je travaille place véritablement le patient en tant qu'acteur de ses soins. Suite à une consultation avec la neurologue, Mme F. me dit : « Je crois que la balle est dans mon camp. » Susciter l'initiative et encourager la personne à investir cette place d'acteur n'est pas toujours entendu par le patient, dans une société où les soins portent encore le poids d'une histoire longue où le médecin faisait figure d'expert auquel se plier. J'entends souvent, « c'est vous qui savez » lorsque je demande : « De quoi avez-vous besoin aujourd'hui ? » Quand le patient propose, il s'agit alors de se laisser guider tout en gardant en tête ses objectifs thérapeutiques et en maintenant un cadre sécurisant permettant les expériences psychocorporelles constructives.

Les exercices de Feldenkrais sont ainsi redemandés régulièrement par Mme F. Au début du suivi, elle évoque que c'est parce qu'elle parvient alors à « contrôler son corps ». Ceci peut paraître aux antipodes de mon objectif d'abaisser son hypervigilance mais Mme F. a d'abord besoin de retrouver une certaine maîtrise pendant cette période initiale où, justement, elle ne peut pas contrôler grand-chose et où son corps est objet de soins, d'examens, de vérifications... Par la suite, elle chemine et investit ces exercices où elle « peut travailler sans forcer », l'invitant à moins de contrôle pour un résultat tout aussi efficace et surtout non douloureux. Ce temps d'écoute de soi en mouvement se transforme enfin en un temps à part où elle semble vivre et regarder son corps dans une bienveillance nouvelle et nous pouvons aborder des séances de mouvements dansés pour vivre le corps sous un mode moins fonctionnel et plus expressif.

J'appelle « mouvements dansés » l'exercice qui consiste à bouger en musique, de façon souvent libre. Il a pour but d'améliorer l'équilibre tonique, d'affiner la gestuelle, d'investir le corps dans l'espace, d'exprimer corporellement les émotions suscitées par le support musical (et l'humeur du jour), de s'ajuster au rythme… La plupart des patients n'ayant pas assez d'équilibre pour rester debout et danser, je propose cet exercice assis. Après un échauffement corporel global, je propose des séquences musicales d'une minute environ où la consigne est souvent sommaire : « Utiliser le bras droit/gauche » ; « faire bouger la colonne » ; « danser le plus lentement possible ; « prendre tout l'espace ». J'invite à fermer les yeux si cela aide et je danse aussi, assise sur une chaise placée en face.

La première fois que j'utilise cet exercice avec Mme F., je suis surprise. Elle investit d'abord peu l'espace puis progressivement se libère et se met à jouer de son corps de façon très sensuelle. Elle rayonne littéralement et commence même à chantonner. Je rencontre encore une Mme F. différente. Son aisance contraste tellement avec sa gestuelle habituelle ! Portée par cette soudaine légèreté, je propose à Mme F. de laisser une trace de cette séance et sors des feutres et du papier. Je remets le morceau qui l'a ainsi inspirée, elle commence à former des lignes, des courbes les yeux fermés, dans un plaisir sensori-moteur particulier. Lorsque la musique se termine, elle ouvre les yeux et me dit : « Je vais écrire mon nom ». Elle ne me laisse pas le temps de réagir et se met à tracer de belles lettres sans effort apparent. Elle qui n'arrive alors pas à signer ses chèques depuis deux mois parvient à écrire son nom et son prénom. Elle s'arrête soudain, confuse. Elle s'étonne, me prend à témoin : « Mais j'y arrive ! » Elle enchaîne sur la date et veut signer. Elle jubile et en même temps je la sens très angoissée. Elle se demande pourquoi elle est arrivée à écrire. Je ne me sens pas à l'aise : l'hypothèse du trouble à symptomatologie neurologique fonctionnelle me paraît alors plus probante et cette soudaine levée du symptôme[22] risque de provoquer un retour important des douleurs et des tensions. Je l'amène à verbaliser ce qu'elle ressent. Elle met en avant son trouble et en même temps un espoir nouveau : « Ça n'a pas disparu ».

Je m'attends à une période plus compliquée et effectivement, lors des séances suivantes, Mme F. est d'humeur maussade. Elle reste fermée, décrit des douleurs importantes et une sensation de grande raideur. Les séances de « méditation » qu'elle demande l'apaisent légèrement. Elle ne reparle pas de notre dernière séance, mentionne vaguement des éléments de la vie du service qui l'affectent. Mes vacances arrivent et je ne la verrai pas pendant une semaine.

Faire bouger le corps pour faire bouger la tête

Au cours de mes études, j'ai souvent entendu cette définition de la psychomotricité : mettre en mouvement le corps pour susciter le mouvement de l'esprit et retrouver un certain équilibre. Ce n'est d'ailleurs pas un hasard si le terme émotion a pour origine latine le terme *emovere*, de *e-* (= hors de) et -*movere* (= mouvement) : un mouvement vers l'extérieur pour exprimer les tensions, les sensations, amener des pensées et des actes. Passer par le corps pour amener le verbe me semble donc essentiel pour des patients tels que Mme F. pour lesquels les médecins évoquent un trouble à symptomatologie neurologique fonctionnelle où, par définition, les régions cérébrales impliquées dans la régulation émotionnelle et la représentation de soi et celles impliquées par le système moteur et sensitif communiquent entre elles de façon altérée.

[22] En psychanalyse, le symptôme est la manifestation du retour d'un désir refoulé. Sa levée se fait progressivement au fur et à mesure de la cure, alors que la personne qui en souffre peut trouver du sens à ce symptôme et mettre en mots ce qui l'agite. Dans cette séance, pour Mme F., ce n'est pas la mise en mots qui a permis l'écriture et l'on peut s'attendre à un retour en force de celui-ci, comme par effet *boomerang*.

Mme F., plaidant le retour d'un corps fonctionnant « normalement », réfutant initialement les possibilités d'influence psychologique sur les troubles rencontrés, a peu à peu accepté un travail sur elle avec la psychologue, grâce peut-être au travail en psychomotricité. Les expériences avec les psychiatres et psychologues qu'elle avait rencontrés avaient en effet été délétères et Mme F. avait évoqué avant sa première rencontre avec la psychologue du service qu'elle craignait une nouvelle expérience difficile et non aidante. N'étant pas en psychomotricité en face d'une « vraie psy », Mme F. s'est autorisé à vivre son corps, ressentir des émotions, à les identifier (non sans mal), à faire le parallèle avec des situations de son histoire, un peu comme si la salle de psychomotricité était une antichambre où l'on peut se permettre de tester, jouer, éprouver, un espace potentiel[23] où l'on s'autorise à vivre, sous le regard bienveillant de cette mère suffisamment bonne[24] que figure le psychomotricien.

2.6. Une prise de recul et une réflexion personnelle indispensables pour mieux accompagner

Si le psychomotricien possède en effet un savoir-faire et un savoir-être ainsi qu'une réflexion éclairée par des concepts théoriques, il n'en reste pas moins une personne, avec son vécu et ses propres émotions, en relation avec son patient. Chaque rencontre est unique et si chaque patient évolue avec le psychomotricien, il me semble aussi que chaque psychomotricien évolue au gré des rencontres avec les patients.

---

[23] L'espace potentiel est, selon D.W. Winnicott (1975), un espace virtuel, le lieu où nous existons lorsque nous jouons, rêvons, pensons, etc.

[24] D.W. Winnicott dans son ouvrage *La mère suffisamment bonne* définit cette « mère suffisamment bonne » comme une figure d'attachement (la mère en général) capable de répondre aux capacités de l'enfant de supporter la frustration. Une « mère suffisamment bonne » n'est ainsi ni trop présente, ni trop absente. L'enfant peut alors quitter progressivement l'état de fusion.

Les suivis en psychomotricité que je réalise sont assez courts au regard d'une vie (en moyenne de un à trois mois à raison de deux ou trois séances hebdomadaires de quarante-cinq minutes). J'observe des changements, une évolution des patients que je rencontre. Mais loin de moi l'idée de tout pouvoir expliquer ! Il s'agit en effet pour le psychomotricien de rester humble, et parfois même d'accepter de ne pas tout savoir, de laisser cette part sombre qui permet de voir en relief.

Pour ne pas perdre pied, rester cette « mère suffisamment bonne » qui accompagne vers l'autonomie sans se laisser déborder, il est important de mettre en mots nous aussi nos sensations, nos émotions, nos pensées afin de penser et adapter le chemin que nous empruntons avec les patients. Ceci n'implique pas pour autant de tout leur partager ! Au contraire, il s'agit peut-être même de taire les liens théoriques que nous supposons à partir de nos observations cliniques mais de nous y appuyer pour bâtir les jalons de notre travail. Ceci permet d'étayer la personne et d'ouvrir dans l'espace des séances de psychomotricité un champ des possibles, un lieu où il n'y a rien à réussir et tant à créer, un espace sécurisant si bien perçu par les patients qui nous disent parfois : « Je ne sais pas, avec vous, je me sens bien : on discute, on joue, et pourtant on travaille ! »

Vers une « réconciliation » : quand les pièces du puzzle se rassemblent

C'est ainsi que Mme F. a cheminé pendant mes vacances, en s'appuyant sur ce que nous avions fait et sur ce qu'elle vivait avec les autres rééducateurs. Et c'est debout à côté de son fauteuil qu'elle m'attend à mon retour. Elle est souriante et me demande de l'aider à marcher jusqu'au plan de Bobath. Son explication est simple : « L'EAPA** m'a dit qu'elle ne savait plus quoi faire avec moi : "Vous avez tout : les muscles, l'équilibre. Donc vous pouvez marcher !" Alors j'ai essayé ! » Elle me décrit son dimanche soir, assise sur son lit : « Je me suis remémoré ce que nous avions fait ensemble. Je me suis dit : "Allez, c'est vrai, tu as tout, tu peux le faire". Alors je me suis levée, j'ai respiré, j'y suis allée sans forcer et j'ai fait un pas, puis un autre, autour du lit. Et ça a fonctionné ! » Ses douleurs et ses sensations de crampes ont nettement diminué, et elle a arrêté les antalgiques.

À partir de ce moment, ses progrès fonctionnels sont rapides et elle commence à se déplacer avec deux cannes anglaises. Son travail sur elle-même semble également avancer : son discours évolue, elle est moins dans le faire, plus à l'écoute de ses ressentis et lorsqu'elle est fatiguée et que les douleurs reprennent, elle annule ses séances de kinésithérapie pour se reposer, chose impensable jusqu'alors.

J'aborde avec elle alors une nouvelle étape du travail. J'utilise régulièrement le mouvement dansé que nous essayons même debout sans déplacement. Mme F. est toujours très investie dans ces séances et propose alors même des chansons qu'elle apprécie. Elle semble remarquer pour la première fois que les paroles font écho à son histoire. Elle me confie quelques éléments de sa vie personnelle qui me permettent d'ajouter quelques pièces au puzzle à mesure qu'elle-même se reconstruit. Parfois elle me demande d'écrire, de dessiner, de laisser donc une trace. Elle évoque un jour un rêve récurrent d'une petite fille qui court pieds nus, elle qui ne sent toujours pas grand-chose au niveau plantaire. Est-ce une réminiscence ? Est-ce l'image d'une fuite en avant ? Je ne peux que faire des hypothèses.

J'observe une amélioration des coordinations, de l'équilibre, un meilleur ajustement tonique et postural. Le discours de Mme F. s'appauvrit en « il faut, je dois », elle semble de plus en plus s'intéresser aux autres, en toute discrétion. Elle progresse donc.

Les dernières séances sont consacrées à de la relaxation coréenne*. Je souhaite renforcer cette dimension d'un corps solide et vivant, vécu comme un lieu de sécurité. Le toucher est maintenant pleinement possible et vécu comme porteur d'informations tel le *Handling*[25] cher à Donald W. Winnicott. Le vécu verbalisé par Mme F. est singulier : « C'est comme si on recontactait le corps, partie par partie, pour se réconcilier avec. » Elle qui refusait toute aide pour pouvoir se tenir debout s'amuse à se laisser aller sur moi en toute confiance lors d'un ultime exercice où il s'agit d'évoluer en musique et de donner tour à tour un contact corporel solide à l'autre pour qu'il s'y appuie. Cette dernière danse symbolise *a posteriori* notre parcours commun : nous avons cheminé toutes les deux, en nous appuyant tour à tour l'une sur l'autre jusqu'à ce qu'il soit possible pour Mme F. de rester sur ses appuis et dans son axe pour continuer seule sur son propre chemin.

La fin du suivi : accepter de ne pas tout réparer

Après trois mois d'hospitalisation, Mme F. est rentrée chez elle, marchant sans aide technique ou avec une canne anglaise, prête à continuer à prendre soin d'elle pendant quelques mois avant de se réinvestir dans ses projets professionnels.

Le flou persiste toujours en moi concernant le diagnostic. La psychologue elle aussi hésite sur la structure psychiatrique de Mme F. : s'agit-il d'une psychose ? D'un trouble à symptomatologie fonctionnelle ? Mais le diagnostic aurait-il changé notre manière de travailler ? Je ne pense pas. En si peu de temps et dans un contexte avant tout rééducatif, Mme F. a pris conscience d'un certain nombre d'éléments et a commencé

[25] *Handling* : selon Donald W. Winnicott, manière dont le bébé est manipulé physiquement lors des soins quotidiens. Ceci permet à l'enfant d'intégrer progressivement les notions de limites corporelles et d'intériorité.

à porter un autre regard sur elle-même et sur son environnement. Mais les failles de l'enfance sont très certainement toujours là. Les traces de ses traumatismes persistent. Mme F. s'est remise en marche mais la rechute est toujours possible.

Notre travail a ses limites, limites temporelles définies par l'institution, mais aussi limites imposées par le patient qui lui aussi fixe parfois les frontières que nous ne pouvons pas franchir. Nous devons ainsi accepter de laisser repartir une personne encore « non totalement guérie », tout en sachant qu'elle l'est suffisamment pour que sa sécurité et sa santé (qui selon la définition de l'Organisation mondiale de la santé est un état de bien-être complet, physique, mental et social) soient garanties. La poursuite des soins par des professionnels extérieurs (kinésithérapeute dans le cas de Mme F.) et des aides à domicile sont ainsi mises en place si nécessaire.

2.7. Les mots de la fin

C'est par les mots de Mme F. que je conclurai cet écrit. Pour la dernière séance, je lui ai en effet demandé de préparer une sorte de bilan de son parcours personnel en psychomotricité. Et c'est avec trois pages manuscrites qu'elle s'est présentée, elle qui ne pouvait plus tenir un stylo ! Elle décrit la démarche du psychomotricien en ces mots :

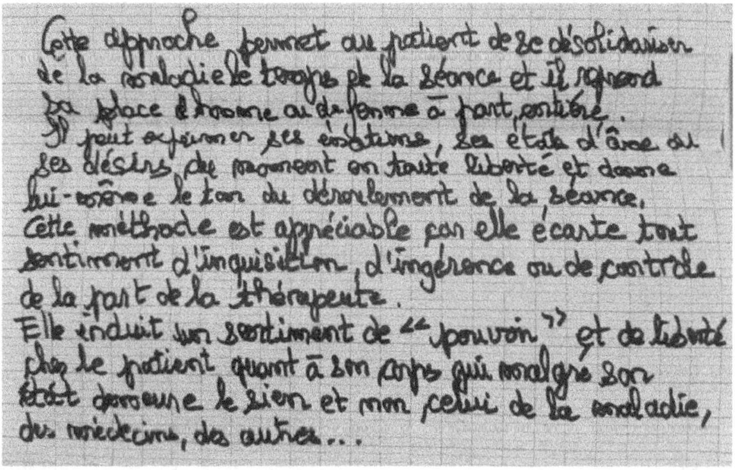
Cette approche permet au patient de se désolidariser
de la maladie le temps de la séance et il reprend
sa place d'homme ou de femme à part entière.
Il peut exprimer ses émotions, ses états d'âme ou
ses désirs du moment en toute liberté et donne
lui-même le ton du déroulement de la séance.
Cette méthode est appréciable car elle écarte tout
sentiment d'inquisition, d'ingérence ou de contrôle
de la part de la thérapeute.
Elle induit un sentiment de "pouvoir" et de liberté
chez le patient quant à son corps qui malgré son
état demeure le sien et non celui de la maladie,
des médecins, des autres...

[Cette approche permet au patient de se désolidariser de la maladie le temps de la séance et il reprend sa place d'homme ou de femme à part entière. Il peut exprimer ses émotions, ses états d'âme ou ses désirs du moment en toute liberté et donne lui-même le ton de la séance. Cette méthode est appréciable car elle écarte tout sentiment d'inquisition […] ou de contrôle du thérapeute. Elle induit un sentiment de « pouvoir » et de liberté chez le patient quant à son corps qui malgré son état demeure le sien et non celui de la maladie, des médecins, des autres…]

Elle souligne « l'écoute attentive » avec laquelle tout psychomotricien accueille la personne, « glanant ainsi les mots en rapport avec l'expression corporelle qui lui permettront de proposer un exercice permettant de faire avec ou même soulager ces mots/maux perçus ».

Elle parle de « bénéfices constatés » : « Une confiance de l'ego et une affirmation corporelle », une diminution des crispations et douleurs, un retour à une fonctionnalité par « l'apprivoisement (sic) du corps physique et mental ».

Aider les personnes à se réapproprier leur corps abîmé et ainsi leur vie, malgré les traces (physiques et psychiques) de la maladie/du handicap/du traumatisme, telle est la belle mission du psychomotricien. Car la maladie transforme, bouleverse et enferme. Enferme d'abord dans un diagnostic, une pathologie décrite en termes de symptômes, de causes, de traitement, de pronostic. Enferme dans une temporalité particulière, rythmée par les rendez-vous médicaux et les soins, dans un temps suspendu, où la personne situe un « avant » et un « après » parfois très flou. Enferme dans un corps qui est douloureux, qui ne fonctionne plus correctement et qui n'appartient plus vraiment à la personne[26]. Enferme dans une situation de « patient » qui se doit de se soustraire aux soignants.

À travers leurs rencontres, patient et psychomotricien se mettent alors en quête de sensations et d'éprouvés parfois nouveaux, permettant de renouer le lien avec soi-même, de s'affranchir des entraves de la maladie, de retrouver la liberté d'être sujet et de pouvoir dire « je » et « non ». Alors, parfois je souris lorsque je vois la personne se positionner voire refuser une séance ou un exercice : j'ai l'impression d'être la spectatrice d'une étape de son cheminement, comme si son refus faisait écho au « non » de l'enfant[27] marquant la naissance d'un moi autonome et d'une liberté reconquise, cette étape si importante de pouvoir « faire avec » la maladie et de ne plus la subir de plein fouet.

[26] Une jeune patiente atteinte de myélopathie atypique et ayant perdu la quasi-totalité de sa sensibilité décrivait ainsi : « J'ai perdu mon corps, j'ai l'impression que je flotte au-dessus du sol. Ce qui me montre que je suis là ce sont les "fourmis" (douleurs neuropathiques) qui ont remplacé le "miel" des abeilles qui ont disparu (les sensations agréables). On me branche (traitement par perfusion) mais il ne revient pas ».

[27] Étape du développement de l'enfant décrite par René Spitz vers l'âge de 18 mois où l'enfant se positionne et devient sujet en disant « non ».

CHAPITRE 3

Accompagner les patients à vivre leur corps au jour le jour en neurologie adulte : la place de la psychomotricité, *Chantal Dutems*

> *« Pour communiquer entre nous, il nous faut partager une certaine perception de la réalité. Mon système nerveux et le vôtre doivent donc présenter une capacité quasi identique à traiter les informations en provenance du monde extérieur avant que vous ou moi n'y réagissions par la pensée, la parole ou l'action. »*
> (BOLTE TAYLOR, *VOYAGE AU-DELÀ DE MON CERVEAU)*

Psychomotricien, sait-on vraiment dans quelle aventure on s'engage le jour où l'on met les pieds, pour la première fois, à l'institut de formation ?

Le corps, l'envie de comprendre son fonctionnement mais surtout comment nous le vivons, nous l'utilisons pour nous exprimer, communiquer, entrer en relation, ont été à l'origine de cette orientation professionnelle. Les études puis les rencontres avec les patients, les collègues, les formations complémentaires, les échanges, les essais de prise en soin, les questions que l'on se pose, que l'on pose, les réflexions partagées nous conduisent petit à petit à démêler tous les fils de cette histoire psycho … motrice.

Avant toute idée d'être professionnel, les études en psychomotricité nous enrichissent sur le plan personnel. L'enseignement théorique nous apporte beaucoup d'éléments de réflexions et de réponses à nos multiples questions. La pratique des différentes médiations met notre propre corps en mouvement et nous pousse à cette recherche en nous-mêmes. Pouvoir nous étudier, nous repérer dans notre équilibre, nos gestes, s'organiser dans l'espace, appréhender le temps, se saisir de la durée font qu'il m'a été possible, à un moment, de regarder les autres personnes autour de moi et d'être sensibilisée à leur vécu corporel.

Avoir pratiqué durant de longues années dans le domaine de la petite enfance m'a vraiment fait découvrir comment chaque être mettait son corps en jeu, en JE, pour parvenir à la station debout. Cela m'a conduite à comprendre comment ce développement n'était pas seulement corporel, moteur, mais bien psychomoteur, en lien avec l'environnement, l'affectif et le développement de la cognition, et surtout de voir émerger les traits de l'identité. Jill Bolte Taylor, médecin, note que « la longévité de nos neurones explique en partie la continuité de notre sentiment d'identité d'un bout à l'autre de notre vie » (Bolte Taylor, 2006 : 22). Dans le constant respect de cette identité, des origines, du rythme de chacun, pouvoir observer cette évolution m'a beaucoup aidée quand mon choix de carrière m'a conduite dans un service neurologie adulte.

Neurologie adulte ! En arrivant dans ce service, j'ai vraiment eu le sentiment d'avoir tout à reprendre. Mes études, qui remontent à 1973, et ont duré deux ans, étaient d'une grande pauvreté pour les apports neurologiques et gériatriques. Il m'a donc fallu apprendre « sur le tas » les différentes pathologies et leurs conséquences pour les patients hospitalisés. J'insiste bien pour des patients hospitalisés car le contexte des rencontres est particulier.

3.1. Être hospitalisé

S'il est un lieu de perte d'identité c'est bien l'hôpital. Les patients peuvent l'exprimer par des mots simples : « Dès mon arrivée on m'a pris mes papiers », « d'un seul coup je me suis retrouvé déshabillé », « me voilà derrière les barrières du lit et je n'ai même pas le droit de me lever », « tout un tas de personnes rentrent dans "ma" chambre et je ne sais même pas pourquoi ». Il en est ainsi pour ceux et celles qui ont encore les moyens de s'exprimer verbalement mais quand ce verbal n'existe plus, quels sont les moyens d'expression qui persistent ? Comment comprendre un patient qui s'agite, qui arrache les perfusions, les différentes sondes, qui veut sortir du lit en passant par-dessus les barrières ? De ce corps enfermé, retenu, parfois contentionné pour des raisons de sécurité, quels sont les moyens qui vont permettre aux patients de comprendre leur situation et d'être acteur de leurs soins ?

Je ne peux m'empêcher de faire un aparté sur les capacités d'adaptation du cerveau humain qui permettent de recouvrer les fonctions en s'adaptant au changement. Sans cette possibilité il est probable que toutes les situations dans le milieu hospitalier déclencheraient des moments d'incompréhension très difficiles à vivre et à gérer pour chaque personne. Jill Bolte Taylor nous rappelle que : « Le cerveau est un fabuleux organe en constante évolution. La moindre stimulation lui profite et il parviendra à recouvrer ses facultés pour peu qu'on lui accorde un temps de repos suffisant » (Bolte Taylor, 2006 : 134).

Dans ce service neurologique de soins d'aigu et de chronique, la psychomotricité n'était pas pratiquée avant mon arrivée. Il a donc fallu que je fasse « mes preuves » non seulement auprès des médecins prescripteurs mais aussi auprès de chaque membre de l'équipe, de l'aide-soignante aux cadres du service. Cela a demandé un certain temps et surtout une perpétuelle répétition de mes demandes pour obtenir des prescriptions quand je pressentais, lors de la présentation des patients en cours de réunion d'équipe, que mon approche psychomotrice pouvait être bénéfique. Les médecins ont le réflexe pour prescrire de la kinésithérapie lors de déficits moteurs ou de l'orthophonie pour des troubles du langage, mais pensent encore trop rarement à la psychomotricité lorsqu'il s'agit du vécu corporel et de la souffrance des patients qui sentent leurs capacités diminuer, voir disparaître, en cas de déficit moteur post accident vasculaire cérébral* (AVC). Ce sont bien les patients qui font rapidement la différence entre le soin psychomoteur et toute autre approche rééducative.

J'ai pu expliquer mon rôle en parlant d'une globalité de prise en charge qui consistait à prendre en soin le patient, pas uniquement durant les séances mais aussi pour tout ce qui concernait son vécu à l'hôpital, de son installation dans la chambre, dans le lit puis au fauteuil, le matériel mis à sa disposition, la hauteur de la table pour les repas, la mise à disposition du téléphone, des revues, la hauteur même du lit à ajuster lors des visites des familles. Prendre le temps d'observer la personne dans sa nouvelle condition, écouter son discours, voir ses réactions, nous guident pour faire des propositions les plus proches possibles de ses besoins. Je me souviens d'une patiente jeune, qui avait une hémi négligence* importante et qui avait vraiment besoin de garder le contact avec ses proches en utilisant son téléphone portable. Si celui-ci se trouvait du côté de la négligence elle semblait ne pas entendre la sonnerie, il fallait donc être attentif pour le poser du bon côté afin qu'elle conserve ses contacts avec l'extérieur.

Alors oui, à partir de cette pratique je peux affirmer que la psychomotricité est une prise en charge globale du patient qui le conduit à une certaine sécurité. C'est non seulement aborder la conscience corporelle mais aussi réfléchir ensemble à la façon dont il se vit, dont il se situe dans la vie, s'assurer de l'acceptation de sa condition de « soigné » afin de parvenir à une meilleure compréhension de son état.

3.2. Des découvertes

Depuis mon arrivée dans le service je me suis intéressée plus particulièrement à deux pathologies.

Comment comprendre son corps différent

En premier lieu l'AVC avec la création, peu de temps avant mon arrivée, d'une unité neurovasculaire aiguë (UNVA), destinée à la prise en charge précoce de l'accident, à quelques heures de l'apparition des symptômes. Déficits brutaux, soudains qui touchent les fonctions motrices, phasiques et cognitives de la personne. Déficits plus ou moins importants suivant la localisation et l'importance des lésions mais qui laissent souvent le patient dans l'incompréhension de ce moment vécu et de son arrivée à l'hôpital. Dans le meilleur des cas le suivi psychomoteur, en phase très précoce, permet de resituer la personne dans son corps avec ce qui fonctionne encore et surtout ce qui est « endormi » même si parfois le patient parle du côté-mort de son corps. Il est fréquent que la personne n'en ressente plus une partie. S'il y a une perte de sensibilité superficielle ou profonde il n'en aura plus la perception. C'est alors la phase que j'appelle « état des lieux », où la recherche du corps perdu va se faire en tête-à-tête, le patient étant souvent alité, et où il va pouvoir regarder son corps, le toucher, le bouger en mouvements accompagnés et le sentir à nouveau vivant. C'est un temps d'échange, où l'expression se fait et où l'écoute des mots utilisés aura toute son importance pour le suivi : « C'est foutu, je ne suis plus bon à rien », « j'aurais mieux fait d'y rester », « me voilà une charge pour ma famille ». Comment récupérer ces paroles et leur donner du sens pour préparer le parcours de rééducation ?

Les patients ont souvent tendance à s'en vouloir, à en vouloir à leur corps qui ne répond plus à leurs besoins, ce corps qui au fil des années était devenu « outil » au service de leur ambition et qu'il va falloir reconsidérer, remettre en action, accepter de « réapprendre ». Redécouvrir l'enchaînement moteur qui permet de s'asseoir, à partir du décubitus dorsal effectuer une rotation pour se placer en position latérale puis trouver un appui, une accroche pour arriver à se redresser et parvenir à une verticalité du tronc. Se mettre debout en ayant conscience des appuis au sol, de la solidité des membres inférieurs, redresser le dos, orienter son regard, trouver son équilibre, faire un pas et surtout ne pas tomber. Avant ces pertes brutales des capacités motrices, les adultes ont souvent le sentiment de maîtriser leur corps. Ils l'utilisent sans trop y penser, que ce soit pour les activités de la vie quotidienne ou pour des temps de mise à l'épreuve lors de la pratique d'un sport.

M. C. savait parfaitement bien expliquer cette situation en disant que sa tête arrivait avant son corps, c'est-à-dire que la pensée le projetait dans l'espace et le mouvement sans avoir conscience de l'acte moteur pour le déplacement. Il a fallu faire avec lui tout un travail de conscientisation pour qu'il retrouve le schéma moteur de la marche organisée sans qu'il se mette en danger. Quand le corps « parle » avec des douleurs, des tensions, des contractures, il est toujours possible d'y remédier par l'utilisation de quelques médicaments bien souvent pris sans se donner la peine de comprendre ce que le corps a subi. Le fait de détailler chaque enchaînement, de prendre conscience de chaque étape pour parvenir à la station debout, permet au patient de comprendre le fonctionnement de son corps et de s'impliquer en toute sécurité dans la rééducation. La récupération des déficits post AVC ne peut se faire qu'avec le temps et beaucoup de patience, l'écoute du corps favorisera cette récupération par une prise de conscience d'une évolution au jour le jour.

L'accompagnement psychomoteur s'effectuera dans la confiance, confiance du patient envers moi mais aussi confiance que je vais lui faire.

Alors qu'est-ce qui me permet de savoir à quel moment le patient va pouvoir investir les capacités retrouvées ? Si c'est maintenant ou si j'attends encore un peu pour lui proposer de venir s'asseoir ? À partir du premier jour de notre rencontre nous allons faire un parcours ensemble. La proximité corporelle vécue avec le patient m'informe sur son état tonique, sur ses réactions, sa recherche de positionnement, sa compréhension et, à partir de là, chaque jour un peu plus, nous allons pouvoir estimer le juste moment pour qu'il s'aventure, parfois, dans la reprise des déplacements. Au départ cela ne se fera pas seul et cette phase d'acceptation de perte d'autonomie est aussi très importante puisqu'elle anticipe toute mise en danger. Il faut parfois se montrer persuasif pour faire accepter notre accompagnement et faire prendre conscience des possibles difficultés quand le corps n'est pas encore prêt à fonctionner « comme avant ».

Il y a bien sûr tout le travail fait en parallèle avec les kinésithérapeutes, les ergothérapeutes, les orthophonistes, mais ces temps de psychomotricité qui ne sont pas des temps d'effort du corps, de lutte avec soi-même, pour se prouver que l'on peut tenir, laissent trace dans la mémoire des patients qui peuvent en parler plus tard lors des consultations de suivi post AVC. Faire que le patient habite son corps c'est aller là où il peut l'investir, c'est l'accompagner dans des incertitudes pour le conduire vers du possible. Aider la personne à investir son corps différemment permet un ajustement entre l'avant et le maintenant. Très fréquemment les patients, pressés de « tout » récupérer, ne perçoivent pas les progrès faits au jour le jour. Il faut alors reprendre à partir du premier jour de notre rencontre et parler de là où ils en étaient pour constater là où ils en sont. La récupération post AVC se fait dans le temps et surtout en centre de rééducation mais ces premiers jours d'incompréhension puis de compréhension progressive sont une base pour l'investissement nécessaire à la rééducation. Expliquer autant de fois que nécessaire ce qui s'est passé, pourquoi cela est arrivé, parler des causes de l'accident, réfléchir ensemble sur ce qui est néfaste à l'hygiène de vie, laisser le patient exprimer ses craintes (comment arrêter de fumer, ne plus prendre d'alcool, cesser la consommation de drogue « douce », équilibrer son alimentation, etc.), c'est aussi permettre de reconsidérer l'ensemble de leur vie, pouvoir leur proposer des suivis spécifiques, écouter sans juger, être juste là pour faire le point et envisager un avenir.

Aujourd'hui, avec les avancées dans la recherche AVC et les multiples prises en charge rééducatives, la majorité des patients parviennent à une récupération motrice et cognitive totale ou partielle. Ce n'est pas une maladie dégénérative et, même s'il reste des séquelles, les retours à domicile peuvent être possibles, parfois une reprise d'activité est envisagée. Il en est tout autrement avec d'autres pathologies neurologiques qui évoluent dans le sens inexorable des pertes progressives.

Une maladie qui interroge les psychomotriciens

La deuxième pathologie que j'ai découverte dans le service est la maladie de Huntington (MH). Elle se répercute sur l'ensemble de la psychomotricité du sujet. Elle est décrite par le docteur S. Folstein[28] cité par J. Pollard comme « une triade de troubles cliniques » : les troubles moteurs, cognitifs et de l'humeur, même si l'ordre d'apparition des symptômes est variable d'une personne à une autre y compris au sein d'une même famille. C'est une maladie génétique dite à transmission autosomique dominante, dont le gène a été découvert en 1993, et qui marque l'histoire des familles. Transmission par l'un des parents qui va toucher une partie de la descendance ou toute la descendance. Les progrès de la science, la recherche médicale font qu'aujourd'hui il est possible, par une prise de sang, d'avoir un diagnostic pré-symptomatique pour lever le doute ou confirmer l'atteinte. Le parcours de décision avant le prélèvement est accompagné dans le service par les médecins et les psychologues. L'annonce du diagnostic est encadrée, que le résultat soit positif ou négatif. En règle générale, l'évolution de la maladie se fait en une quinzaine d'années entre l'apparition des premiers signes et le stade de la dépendance totale.

3.3. Première rencontre, une surprise

Le premier patient que j'ai rencontré atteint par cette maladie était déjà à un stade très avancé. Il avait une perte totale d'autonomie pour les gestes de la vie quotidienne et une absence de communication verbale. Seule l'expression du corps pouvait nous guider pour essayer de comprendre son état de mal-être, augmentation de mouvements choréiques, ou de bien-être, corps posé et respiration ralentie.

---

[28] Folstein, S. (1989). *Huntington's Disease. A disorder of Families.*

DEBUT ET FIN DE LA DERNIERE SEANCE

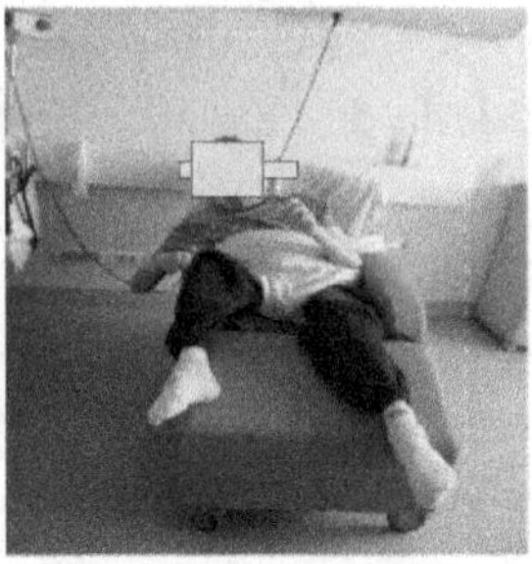

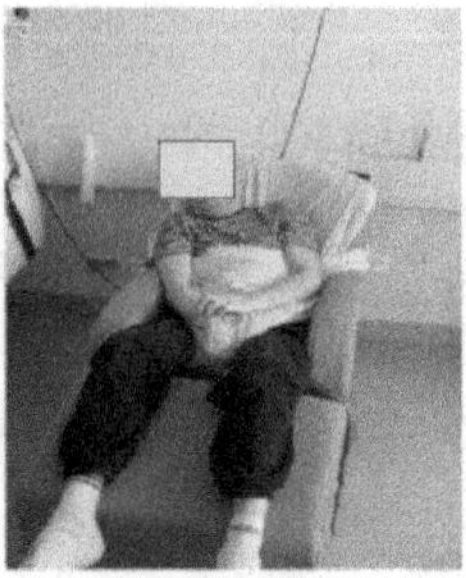

Tout dans cette maladie m'a renvoyée à des indications psychomotrices :

Trouble de la régulation tonique
Trouble du schéma corporel
Trouble de la latéralité
Trouble de l'organisation spatio-temporelle
Maladresse motrice et gestuelle
Troubles tonico-émotionnels
Instabilité psychomotrice
Trouble de la régulation des émotions et relationnel
Trouble de la représentation du corps

Les séances, pour ce patient, se faisaient dans sa chambre, en présence soit du médecin neurologue, soit de l'infirmière. Il manifestait beaucoup d'angoisse à l'approche des soignants et les mouvements choréiques, en réponse à cette peur, étaient de plus en plus violents. Rappelons que ces mouvements sont involontaires, brusques, désorganisés, imprévisibles. L'enveloppe sonore a joué un rôle important lors de nos rencontres : utiliser des phrases courtes, avec un ton modéré, porte fermée, être sûr que le patient a compris soit parce qu'il nous regarde soit parce qu'il ralentit ses mouvements, qu'il se relâche.

J. Pollard (2019 : 14), éducateur spécialisé américain, a observé très finement les patients huntingtoniens[29] dont il s'occupe et explique parfaitement bien le phénomène de lenteur dans les réponses verbales, comme s'il fallait beaucoup de temps pour que le patient enregistre l'information et donne une réponse. À l'inverse, on constate très souvent une précipitation motrice pour tous les actes du quotidien. Il faut donc savoir attendre, prendre ce temps où rien ne semble se passer et où au contraire tout se met en place, et anticiper les risques quand le patient est en action. Il met en avant une approche qui permet d'accompagner les aidants dans la compréhension de leurs proches : les cinq A définis comme Anticiper, Accepter, Accorder, Adapter, Arranger. Il nous explique comment les lire : « Si je peux anticiper le problème de comportement, alors je peux l'accepter, donner mon accord ou faire les adaptations et les arrangements nécessaires pour le prévenir et l'éviter » (Pollard, 2019 : 105).

Comme nous le savons tous, l'accroche visuelle est la base d'une mise en relation et ces regards accrochés l'un à l'autre nous garantissent cette relation. Un des bénéfices secondaires à cette prise en soin particulière en psychomotricité a été un retour au calme du patient dans le service et, par voie de conséquence, un changement de comportement des équipes soignantes lors de leur approche pour les soins. Prendre le temps, regarder, ralentir son débit de paroles, sa gestuelle, attendre une réponse, tout ceci est une mise en lien qui permet de continuer à faire son travail pour les soins car ils peuvent être compliqués avec les patients huntingtoniens.

---

[29] Le terme « huntingtonien » est emprunté au vocabulaire d'Alice Rivière [É. Hermant, V. Pihet] (2015, *Composer avec Huntington*) qui étudie les comportements des patients porteurs de la maladie et leur place dans leur famille (association *Ding Ding Dong*).

Cette première expérience pour le suivi de patients si lourdement touchés dans leur corps, leur relation à l'autre, dans l'organisation de leur pensée, a considérablement changé mon regard, mon approche et mes propositions lors des séances. Jusqu'à présent, dans le service, l'équipe de rééducateurs, et essentiellement les kinésithérapeutes en poste à l'époque, affirmait qu'il n'y avait rien à faire en rééducation. Alors oui, il ne faut pas s'attendre à voir disparaître la chorée à grand renfort de séances motrices. Non ! La « récupération » tant attendue par les rééducateurs ne se fera pas. D'autres signes, plus discrets, m'ont indiqué que mes interventions étaient bénéfiques. En premier lieu, le sourire de chaque patient huntingtonien à leur arrivée en séance avec moi, sourire qui marque le signe d'une reconnaissance de qui je suis et de la compréhension du temps que nous allons partager. Puis l'acceptation évidente de mon approche psychocorporelle, ce laisser-aller, cet « abandon », ce lâcher-prise dont nous parlons tant en psychomotricité est constaté chaque fois, peu de temps après le début des séances. Proposer aux patients de s'asseoir en accompagnant le mouvement, favoriser son installation pour éviter tout risque de chute, prendre un appui dorsal confortable, me placer derrière eux, poser mes mains sur leurs épaules, appuyer leur tête sur moi. Ce contact enveloppant permet non seulement de calmer l'agitation mais surtout de mettre en lien le corps et l'esprit. J'accompagne la respiration, j'insiste sur l'ouverture du haut du corps à l'inspiration et l'enroulement à l'expiration, quelques minutes, juste pour sentir ce corps vivant et contrôlé. Il est impressionnant à ce moment-là de voir tout mouvement choréique s'atténuer, voire disparaître. En règle générale je poursuis ce travail en position verticale avec toujours un appui dorsal de sécurité, une recherche de perception des pieds au sol, un ancrage, et une sensation d'équilibre.

En cours d'évolution de la maladie apparaissent fréquemment des troubles axiaux qui projettent souvent le patient en arrière même si, de façon surprenante, les chutes dans le service ne sont pas si fréquentes lors de la marche. Je poursuis, tant que cela est possible, les propositions de déplacement en fonction des capacités et surtout du désir de chaque patient. Il est parfois difficile de comprendre leurs envies. Il faut pouvoir interpréter la gestuelle pour saisir vraiment le désir qu'a le patient de poursuivre ces exercices si périlleux ou s'il se plie à la demande de l'entourage pour qui parfois marcher signifie que tout n'est pas terminé, qu'il y a encore du temps pour vivre ensemble. Ces propositions se font avec une recherche d'appui au sol et du déroulé du pied, des pas contrôlés tant que cela est réalisable. Je propose systématiquement une accroche à une barrière ou à ma main pour venir renforcer le sentiment de sécurité et faire en sorte d'éviter les chutes en maintenant le bassin avec mon bras. Tenir la main et tenir le bassin procurent une sensation d'enveloppe corporelle, de protection de tout le corps. Il m'était incroyable au début de ce travail de constater à quel point les patients aimaient ce temps de recherche, eux qui ont tendance à vouloir se précipiter pour exécuter les mouvements peuvent se concentrer, écouter leur corps, le contrôler durant ces instants.

Bien sûr arrivera le moment où la marche elle-même ne sera plus possible, mais cela n'empêchera pas de poursuivre les rencontres. Le travail se fera assis dans un fauteuil, ou bien allongé dans un lit. Les temps de détente se poursuivront avec toujours le plaisir de contrôler encore un peu son corps. Durant ces séances, j'accentue le toucher pression et l'enveloppement pour insister sur les limites corporelles, en nommant chaque partie du corps concernée pour conserver le schéma corporel et limiter la sensation de corps désarticulé. La perception de corps relié dans son entier, le ressenti de solidité corporelle accentue le sentiment d'identité ce qui favorise un sentiment d'existence.

En fin de parcours, il arrive que le patient soit hospitalisé dans le service, en perte totale d'autonomie. Cette relation établie au fil des années permet l'aide aux soins infirmiers lors de prélèvements, de pose de perfusions, de sondes ou durant les soins d'hygiène. Toujours cette accroche du regard avec souvent des signes de désespoir comme avec cette jeune femme de quarante ans qui a déclaré la maladie depuis plus de quinze ans et qui nous crie toute la lassitude de sa condition. Quand je la rencontre je continue de lui parler, de la toucher jusqu'à ce qu'elle s'apaise et parfois ne s'endorme en ne sachant jamais si c'est son dernier séjour à l'hôpital, notre ultime rencontre ou si elle reviendra encore dans le service toujours plus diminuée.

3.4. Deux patients, deux histoires, une même maladie

Voici l'histoire de deux patients porteurs de la maladie de Huntington que j'ai rencontrés avec douze ans d'écart, alors qu'ils avaient le même âge en début de prise en soin et qu'ils étaient au même stade d'évolution. Le premier signe pour chacun a été d'ordre psychiatrique avec une mise en avant des difficultés professionnelles, ainsi que quelques mouvements de maladresse et une légère désorganisation motrice.

J'ai rencontré le premier patient, que nous appellerons M. S., à mon arrivée dans le service neurologie. Il venait pour un suivi avec la psychologue, et rapidement une demande en psychomotricité a été faite. L'accompagnement a duré une dizaine d'années avec une évolution lente et progressive des déficits. Au début, je connaissais peu cette pathologie et pensais que la chorée était l'essentiel de la problématique. Ce suivi à deux, psychologue et psychomotricienne, m'a vite fait comprendre l'ampleur du handicap invisible touchant la cognition. Au-delà des troubles de l'élocution dus à une dysarthrie de plus en plus importante, des troubles de la compréhension, de l'organisation, de la planification sont apparus.

Comme je l'ai dit précédemment, la relation avec les patients huntingtoniens s'établit assez facilement. Passé ce temps que j'appelle « apprivoiser », la confiance et la reconnaissance se mettent en place. J'ai donc débuté tout un travail de recherche du contrôle moteur à partir de la respiration et de la contenance. Ces instants de pause motrice semblaient bénéfiques et permettaient une remise en mots plus facile durant l'entretien avec la psychologue. Nous pouvions poursuivre avec une recherche d'équilibre afin que le sentiment de stabilité en station debout s'imprègne. Puis au fil du temps, avec l'évolution de la chorée, nous avons abordé le contrôle du corps lors des déplacements. Pour cet homme qui était parfaitement autonome deux ans plus tôt, être obligé de se tenir a été compliqué même si j'ai passé beaucoup de temps à lui parler de la sécurité, des risques de chute pouvant avoir pour conséquence des traumatismes crâniens, des fractures... C'est à ce moment-là que j'ai pu évaluer toute l'importance de l'identité personnelle et c'est aussi à ce moment-là que nous avons pu en parler et débloquer certaines situations. Ma propre peur de voir tomber un patient qui m'était confié entravait notre relation thérapeutique. Il a fallu mettre en retrait mes craintes pour le laisser poursuivre ses exercices debout et surtout le laisser repartir seul jusqu'au transport qui l'attendait à l'extérieur. Faire confiance, jusqu'où et dans quelles conditions ?

Durant mes années d'exercice auprès de la petite enfance, l'évolution psychomotrice du décubitus à la marche me semblait parfaitement naturelle même lors de suivis d'enfants porteurs de handicaps moteurs. J'ai toujours vécu cette évolution comme une colline qu'on escalade pour parvenir debout sur un plateau. Pour les adultes, le plateau est atteint depuis longtemps et toute une partie de la vie se poursuit avant d'entamer une lente descente lors du vieillissement naturel.

La maladie de Huntington laisse peu de temps de vie sur le « plateau ». Rapidement les patients se retrouvent à descendre et c'est ce qui a été le plus difficile à accepter, la rapidité des pertes motrices et cognitives, l'accélération de la perte d'autonomie. Il aura suffi de deux années à M. S. pour ne plus pouvoir travailler, ne plus conduire, avoir des difficultés pour se faire comprendre. Durant tout un temps les patients semblent conscients de ces difficultés, ils peuvent dire qu'ils se cognent, qu'ils tombent, qu'ils lâchent les objets, qu'ils cassent beaucoup de vaisselle. Puis cette compréhension semble s'atténuer et disparaître. J'avais le sentiment à un moment donné de la prise en charge de M. S. que son objectif prioritaire était d'être debout et de se déplacer, rien d'autre ne semblait compter lors de nos rencontres et c'est le visage radieux qu'il repartait jusqu'à ce que je le raccompagne moi-même au taxi et qu'ensuite ce soit le chauffeur qui le conduise jusqu'au bureau et vienne le rechercher. Il s'est avéré que même après l'incapacité de marcher, M. S. souhaitait poursuivre les séances et repartait toujours aussi radieux.

Le temps, il faut du temps, c'est très souvent une phrase que je dis aux patients, ce sont maintenant ces mots qui conduisent mes thérapies. Prendre le temps de la rencontre, de la connaissance, de l'évaluation tant des déficits que de la recherche des souhaits des patients, penser ensemble à ce qui est possible, ce qui l'est moins et ce qui ne l'est plus du tout. Il est très difficile de regarder une personne que l'on connaît depuis plusieurs années et lui annoncer que maintenant le travail ne se fera plus debout mais assis car il y a trop de mises en danger en station verticale. Cette situation s'est aussi présentée pour M. P. avec qui la verticalisation devenait trop dangereuse tant pour lui que pour moi avec des mouvements choréiques que je ne pouvais plus contenir. Alors la séance s'est organisée autrement avec davantage de toucher, de contenance, de mouvements accompagnés, de maîtrise de la respiration. La relation me semble toujours aussi solide et pour avoir accompagné M. S. jusqu'à son dernier jour, j'ai le sentiment qu'il m'a toujours reconnue et que tous les temps partagés l'avaient aidé à accepter cette lente mais inexorable descente.

Alors quand je parle de la maladie de Huntington ou que je fais des exposés, certains m'accusent de « plomber l'ambiance », pourtant ce n'est pas un sujet triste pour moi. Jusqu'au bout il y a de la vie, de la relation, de la reconnaissance et des écoutes. C'est une maladie qui me pousse à poursuivre ces prises en charge car je n'ai pas l'impression de travailler en palliatif mais bien dans le mouvement de vie qui conduit certes inexorablement à la mort mais qui à chaque fois nous fait découvrir tout le champ du possible avec chaque patient.

Le deuxième patient, M. B., semblait avoir la même présentation de la maladie. Même âge que M. S., mêmes symptômes, mais une histoire de vie différente.

Aujourd'hui les neurologues spécialisés dans cette maladie demandent très tôt aux patients et aux familles des directives anticipées qui permettront de prendre des décisions même si le patient n'est plus en état d'y participer. Pouvoir décider de son mode d'alimentation, naturelle ou avec sonde quand les fausses routes seront trop dangereuses, de son lieu de vie, rester au domicile avec des aides de vie ou bien être institutionnalisé, permet non seulement de rassurer le patient dans ses choix mais aide les familles à respecter ces choix le moment venu. Pour M. S. tout avait été dit avec son épouse, le projet thérapeutique était bien clair notamment en ce qui concernait les décisions d'alimentation et de lieu de fin de vie.

Pour M. B. c'est plus compliqué. Nous l'avons rencontré à un moment particulièrement difficile de sa vie : séparation d'avec son épouse et difficultés professionnelles avec une crainte de perdre son emploi. Comme M. S., M. B. aime beaucoup plaisanter et il est bien intégré dans le service avec tout le personnel. Ici tout le monde le connaît et il reconnaît tout le monde.

Il n'y a que quelques mois que je travaille avec lui et le suivi se fait aussi simultanément avec une psychologue. Dès le début de la prise en soin, en hospitalisation complète, un accord a été pris : il parlait de ses difficultés de couple, d'emploi et d'états d'âme avec la psychologue et nous parlions de son vécu corporel, de son organisation motrice. Compte tenu de son état émotionnel à cette période, les mouvements choréiques étaient très importants. Les premières séances ont été consacrées à la détente et au contrôle de la respiration. Les émotions l'envahissaient et la chorée se déchaînait. Il m'a semblé à ce moment-là important de lui proposer une contenance toujours avec une enveloppe sonore atténuée, un parler ralenti, des temps de pause plus longs entre deux propositions d'écoute corporelle. À la fin de son hospitalisation, un suivi régulier en consultation a été mis en place. Maintenant, nous débutons les séances en comptabilisant les assiettes et les verres cassés durant la semaine, les chutes par inattention dans l'escalier, les marques, les hématomes sur le corps… Petit à petit il peut dire avec un grand sourire qu'il n'a rien cassé et, parfois même, qu'il n'est pas tombé ! De cette confiance établie, M. B. a pu aborder la question du regard porté sur lui dans la rue. En effet, s'il n'est pas dans un maximum de contrôle, il a une démarche ébrieuse et quand il va chercher son enfant à l'école, il sent des regards désapprobateurs. Comment construire une bulle protectrice qui l'aide à affronter cette société peu conciliante avec les différences et le handicap ? Ce travail de protection se fait dans les couloirs de l'hôpital, parfois devant un miroir pour qu'il se confronte à son propre regard, tout cela à grand renfort de félicitations quand tout se passe au mieux pour consolider l'estime de soi mais aussi de reprise des exercices quand tout n'est pas spécialement bien et qu'il se met en danger.

À la différence du travail fait avec M. S. les années qui ont séparé ces deux prises en soin m'ont permis de beaucoup échanger avec d'autres professionnels et surtout avec une neuropsychologue qui connaît bien cette pathologie. Elle a pu me conforter dans l'idée que la répétition des exercices activait une mémoire motrice qui ralentissait l'évolution des troubles, surtout ceux liés à la marche. Aujourd'hui, M. B. peut me dire sans gêne qu'il n'a pas compris ma demande alors je lui réexplique ou bien je deviens son miroir pour un travail en imitation et là, je vois toute la concentration dont il est capable pour parvenir à un meilleur résultat. Chaque fois il me demande : « C'est bien comme ça ? » et si la réponse est positive il poursuit tranquillement mais je ne peux pas lui mentir et s'il s'est trompé nous pouvons en rire mais surtout je recommence mes explications. Et je prends pleinement conscience du début des troubles cognitifs et du besoin de ralentir chaque séquence pour lui laisser le temps de trouver la réponse motrice la plus adaptée.

Travailler avec des patients qui ont cette maladie nous demande une capacité d'adaptation importante pour toujours être au plus près de leur réalité. M. B. peut arriver calme et là nous pouvons aller plus loin dans les propositions, ce qu'il accepte toujours de bon cœur. Jamais je n'ai rencontré de huntingtoniens qui refusaient les séances. Ou bien il arrive contrarié et là rien ne va plus avec ces fameux mouvements choréiques qui envahissent le corps et l'espace et le mettent en danger. Alors il faut encore et toujours prendre le temps pour une installation la plus confortable possible dans le fauteuil puis faire silence en restant au plus près de lui, être là, ensemble, et laisser le corps se poser. M. B. peux toujours verbaliser, il est très compréhensible, la dysarthrie n'est que débutante et il peut organiser sa pensée. Je peux ensuite à nouveau lui proposer un contrôle de la respiration et une mise en mouvements contrôlés. Il lui faut beaucoup de concentration pour maîtriser sa gestuelle. La méthode de Mme Orlic*, basée sur la conscience corporelle avec des temps de contractions musculaires segmentaires contrôlées et de relâchements conscients, est très adaptée à ces situations pour ressentir tout ce qui peut se passer dans le corps.

Il y a d'autres patients que j'ai rencontrés plus tardivement dans l'évolution de la maladie. M. F., par exemple, patient jeune, hospitalisé en attente d'une structure de vie, ne s'adresse à moi que quand il a besoin de quelque chose. Son importante dysarthrie le rend pratiquement incompréhensible, donc nous échangeons par réponse essai/erreur et quand je comprends enfin sa demande il est radieux et accepte de retourner dans sa chambre. Il y a eu aussi M. C. que j'ai connu à l'âge de vingt ans, forme juvénile, qui ne venait que pour marcher. Il arrivait en fauteuil roulant avec le « masque Huntington » décrit par Pollard[30], visage fermé, triste, mais dès qu'il m'apercevait, il engageait le mouvement pour se lever avec un regard lumineux et un sourire éclatant chez ce jeune homme qui avait débuté la maladie par des troubles psychiatriques importants. Nous nous déplacions en « dansant », lui se balançant dans des mouvements incontrôlés parfois violents, moi le maintenant au plus près pour éviter non seulement les chutes mais aussi les chocs. Quand cela est devenu impossible il n'a pas poursuivi les séances. Est-ce parce qu'il était arrivé à la fin d'un parcours ou bien n'y avait-il plus d'intérêt pour lui à continuer ce travail d'écoute corporelle ?

---

[30] « *Dépêche-toi et attends* », Association Huntington France (2019 : 14).

La complexité de cette maladie nous pousse à toujours chercher comment préserver l'identité de chacun et à penser leur confort de vie. Mon « action » psychomotrice se situe au carrefour de la préservation du contrôle gestuel, de la reconnaissance de l'identité et du lien avec les aidants et les familles. Pouvoir échanger sur les difficultés rencontrées au domicile, expliquer comment accompagner le patient lors de ses transferts ou de ses déplacements, écouter la souffrance d'une épouse ou d'une sœur aidante font partie de l'ensemble de la prise en charge. Parfois les familles ont peur ou bien s'agacent de cette dysharmonie gestuelle, de cette compréhension de plus en plus difficile, de ces retards de réponses aux questions, de cette précipitation dans l'exécution motrice. Dans ce moment-là, il est très important de resituer la personne en qualité de malade et non pas de celui qui ne veut pas ou bien « fait exprès ». Il est certain qu'avoir des verres renversés à chaque repas, des fausses routes aux aliments qui expulsent toute une bouchée à travers la table sont des situations très désagréables et quand les enfants y assistent, c'est toute l'image du parent, de sa qualité, qui se dégrade. L'accompagnement des familles se fait par petites touches, un conseil, une écoute, jamais de jugement, juste être vigilant à ce que le patient puisse être maintenu au domicile sans danger, si tel est le projet.

3.5. Avant de nous quitter

Alors, aujourd'hui, arrivée presque « en fin de carrière », que représente réellement pour moi la psychomotricité ?

Entre le temps de mes études et maintenant, toutes ces années de pratique m'ont permis de continuer à apprendre et surtout à comprendre à quel point il est possible de s'adapter aux diverses situations rencontrées. J'ai eu beaucoup de plaisir à pratiquer auprès de la petite enfance, voir cette douce et lente évolution des capacités motrices, constater à quel point l'enfant qui maîtrise son corps devient capable de s'ouvrir aux apprentissages. J'ai aussi pu observer tout l'acharnement qu'ont les enfants porteurs de problématiques motrices précoces. La lourdeur du handicap n'empêche pas la recherche de mouvement : toucher, tenir, mettre en bouche un objet, tendre le bras pour rechercher le partage. Tous ces petits gestes qui favorisent la relation et l'échange.

Travailler auprès d'adultes en service neurologie a de nouveau fait évoluer mon regard sur les maladies et modifié mon approche. Il faut prendre le temps de s'adapter et de faire un parcours commun avec des personnes qui ont un passé, une vie remplie d'événements, un présent où elles font le constat de leur état, mais aussi un avenir. C'est cette question de l'avenir qu'il est intéressant d'aborder en psychomotricité. Accompagner chaque personne en fonction de son propre vécu et pouvoir penser à d'autres possibles.

Je me rends compte que j'ai vécu essentiellement des histoires, des rencontres, des temps partagés. Écouter, recevoir parfois la détresse, étudier ensemble les possibilités et prendre des initiatives dans ce sens, mais constater aussi ce qui n'est plus possible et continuer à faire des propositions pour que toujours la personne s'empare de ces instants, les vive corporellement, pour que le corps soit encore et toujours un lieu de plaisir. Toutes les médiations utilisées ne sont que support à cette relation et ne pourront être proposées qu'en réponse au désir du patient. J'ai parlé un peu plus haut du constat que j'ai fait en travaillant avec les adultes : le corps est devenu l'outil qui permet de réaliser ses ambitions. Avec chaque patient je m'efforce de faire vivre ce corps différemment : se regarder, se toucher, observer les mouvements faits seuls ou accompagnés, constater, rechercher, comprendre, se comprendre.

Les maladies neurologiques ont de fortes répercussions corporelles : maladie de Parkinson, sclérose en plaques, sclérose latérale amyotrophique, Guillain-Barré, AVC, maladie de Huntington, etc. Elles entraînent une perte d'autonomie importante au fil des années et touchent profondément l'identité des personnes atteintes. Je pense que c'est cette question d'identité que j'ai essayé de préserver tout au long de mon parcours : être reconnu en qualité de personne et non comme une pathologie, être entendu dans ses besoins, ses désirs, ses envies et surtout ses refus.

Avant de terminer je reprendrai juste une citation d'Albert Einstein : « Je dois être prêt à renoncer à ce que je suis pour devenir ce que je serai à l'avenir ».

CHAPITRE 4

D'involutée à développante : l'évolution d'une enveloppe, *Romain Delaroche*

Stéphanie G. avait dix-huit ans, en 1995, lorsqu'elle eut sa toute première crise d'épilepsie[31]. Les médicaments qu'elle reçut à partir de ce moment l'ont, selon ses propres mots, « ensuquée », et l'ont conduit directement à son échec aux examens de troisième année d'école d'infirmière. Malgré cela, elle parvint à devenir aide-soignante, obtint du travail, et rencontra un homme, avec qui elle s'installa, dans le petit appartement de banlieue acheté par ses parents. Durant cette période, elle ne souffrit que de quelques crises partielles. Au lendemain de l'accouchement de son fils, une crise majeure se déclencha. Elle fut suivie d'une dépression *post partum*.

Jusqu'alors, Mme G. s'était toujours sentie gênée par les foules et le regard des autres, mais peu de temps après, en sortant un soir du travail, elle se retrouva complètement immobilisée, sur le bord de la route. Elle finit par rentrer à son domicile ce soir-là et ne put plus en sortir sept années durant. Sept longues années au cours desquelles elle prit graduellement du poids tandis que ses muscles, eux, fondaient. Son compagnon finit par la quitter. Elle perdit la garde de son fils. Ses parents avaient depuis longtemps quitté la banlieue et s'étaient exemptés de tout véritable soutien en payant son

[31] Une forme d'épilepsie appelée « épilepsie myoclonique juvénile chronique ».

appartement. Les contacts étaient rares et son père ne lui adressait plus la parole.

La période qui s'ensuivit est décrite par la patiente comme une descente aux enfers. Les rares tentatives qu'elle fit pour se déplacer occasionnèrent des chutes. Elle perdit progressivement la marche et sa confiance en elle. Elle se déplaçait dans son appartement par cabotage, s'agrippant aux meubles qu'elle trouvait sur son chemin. Une force irrésistible semblait l'empêcher de jamais passer le seuil de sa porte. Elle plongea dans une nouvelle dépression. Une autre force - l'angoisse vespérale - la poussait vers la cuisine où elle pouvait se nourrir de tout et n'importe quoi, trouvant un bref apaisement entaché de culpabilité, et de la crainte de manquer d'argent. Le surpoids s'aggrava en obésité. Une amie s'installa chez elle et réclama, en raison d'une maladie psychiatrique, toute son énergie et son attention, au lieu de lui fournir l'aide et les encouragements dont elle avait tant besoin. Dans cette configuration étrange, plusieurs années passèrent, rythmées seulement par les crises de boulimie, les crises convulsives et les rares visites de son fils.

En 2019, après une énième crise d'épilepsie, elle décida de se rendre aux urgences. Elle fut par la suite conduite en service de neurologie où l'on changea et adapta son traitement aux anti-épileptiques et antidépresseurs. Puis elle arriva en service de Soins de suite et réadaptation (SSR**) de neuro-rééducation, où je la rencontrai pour la première fois[32].

---

[32] Le SSR accueille, pour des durées de trois à six mois, des patients atteints de diverses affections neurologiques. Accidents vasculaires cérébraux, syndromes de Guillain-Barré, maladie de Parkinson, maladie de Huntington, sclérose en plaques, maladie d'Alzheimer, tumeurs, etc. En arrivant ils sont pris en charge, selon les besoins, par une équipe de rééducateurs comprenant des kinésithérapeutes, APA, ergothérapeutes, orthophonistes, psychologues.

4.1. Première rencontre et bilan

La première fois que je rentre dans sa chambre, je découvre une femme d'aspect plutôt jeune, au visage lisse et rond, encadré par un très fin duvet. Il se mêle, au noir de ses cheveux ébouriffés, quelques mèches grises. Ses yeux en amande, légèrement maquillés, trahissent une femme plutôt coquette, ou qui a aimé l'être autrefois, malgré l'air négligé qu'elle arbore aujourd'hui ; une des infirmières du service ne s'y est pas trompée - elle est venue me trouver pour me dire : « Il faut absolument que tu travailles l'image du corps avec elle, et de mon côté je vais essayer de faire venir le coiffeur. » Bien que n'ayant pas toujours une notion très claire de la psychomotricité, les membres de l'équipe soignante ont souvent le nez assez fin pour identifier les problématiques des patients, le petit quelque chose qui fait dire qu'untel ou unetelle aura besoin de l'apport de la psychomotricité en plus de la rééducation « classique ».

Son corps en surpoids est assis sur un large fauteuil roulant. Ses mains malgré tout plutôt fines reposent calmement sur ses genoux, mais je m'aperçois tout de suite, quand elle déplace son siège pour venir en face de moi, que le moindre mouvement occasionne chez elle des tremblements erratiques et désordonnés. Ces tremblements se retrouvent même dans son élocution et le son de sa voix, voix douce et flutée où perce, dans sa tonalité plutôt interrogative, une grande timidité, et peut-être une certaine séduction. Quand je lui annonce qui je suis, ce que je fais, que la psychomotricité s'intéresse avant tout aux différents rapports (moteur, perceptif, affectif) que la personne entretient avec son propre corps, elle répond avec un

---

La psychomotricité intervient dans le cadre de cette prise en charge pluridisciplinaire.

sourire en coin et un regard jeté comme par en-dessous : « Là-dessus, y'a du boulot ! »

Au commencement du bilan, j'exécute, assis face à elle, des mouvements que je lui demande d'imiter. Du point de vue de la motricité volontaire et de la coordination, quelque chose me paraît préservé. Elle mobilise ses bras, ses jambes, son tronc, d'une manière précise, spatialement organisée, sans jamais perdre le sens de la verticalité. Mais cette qualité dans l'organisation du geste est parasitée, à la fois par un fin tremblement, continu, et par des tressautements plus amples, erratiques, qui dévient brusquement son geste de sa course. Les termes cliniques exacts sont « tremblement essentiel* » et « myoclonies* ». J'ai l'impression d'écouter une belle mélodie enfouie sous les grésillements et les crépitements d'un vinyle. Cette perturbation, visible dans ses bras, un peu plus discrète dans les mouvements axiaux, audible dans son élocution, n'est nulle part plus évidente que lorsqu'elle se lève. Son « schéma de relevé », comme on l'appelle, est parfait : elle se penche en avant et, sans presque s'aider de ses mains, déporte son poids de son bassin à ses pieds, tout en étendant ses jambes et redressant son dos. La voilà debout. Mais l'exécution en est « tremblée » (rien qu'à l'évoquer en écrivant, je ne parviens à tirer de mes souvenirs qu'une image très floue, comme la photographie d'un mouvement ayant utilisé un temps d'exposition trop long) ; une fois debout, ses genoux se mettent à danser d'avant en arrière de façon incontrôlable, et le haut de son corps vacille quelque peu, branlant sur ses fondations. Ne souhaitant pas la mettre en difficulté, je ne lui demande pas de faire ce qu'ordinairement je demande à mes patients ensuite : marcher.

Elle présente par ailleurs une longue histoire de chutes, est tombée plusieurs fois sans pouvoir se relever : « Quand je marche, j'ai l'impression d'être au bord d'un gouffre. » Ses difficultés ne sont pas seulement neurologiques, mais font partie d'un ordre où il est difficile de faire la part des choses entre troubles organiques et psychologiques, cet ordre étant précisément le terrain historique de la psychomotricité[33]. Celui-ci s'exprime bien sûr dans le corps que le psychomotricien a sous les yeux, dans sa forme, dans son mouvement, mais également à travers le langage, et notamment les images utilisées par les patients pour décrire leur vécu corporel. Ainsi, elle dit se trouver « pétrifiée » au seuil de sa porte. Elle vit le regard des autres comme « un mur, qui l'empêche d'avancer ». Elle se sent empâtée, « comme dans un costume de sumo », qu'elle aimerait pouvoir « enlever comme une veste » (impression qui correspond, on le verra, à un véritable silence sensoriel dans certaines zones du corps, ainsi qu'à des hallucinations proprioceptives).

Le dessin du corps que je lui fais réaliser en deuxième partie du bilan semble intéressant à l'égard de ces problématiques. Occupant une toute petite partie du quart d'une feuille A4, se tient un personnage de jeune fille au visage avenant et enfantin. Symétrique, debout, les pieds légèrement

[33] Pour rappel, la définition que Julian de Ajuriaguerra a donné en 1959 du trouble psychomoteur : « Les syndromes psychomoteurs ne répondent pas à une lésion en foyer donnant les syndromes neurologiques classiques ; ils sont plus ou moins automatiques, plus ou moins motivés, plus ou moins subis, plus ou moins voulus ; liés aux affects, mais attachés au soma par leur fluence à travers la voie finale commune, ils ne présentent pas pour cela uniquement des caractéristiques de dérèglement d'un système défini persistants ou labiles dans leur forme, mais variables dans leurs expressions ; ils restent chez un même individu intimement liés aux afférences et aux situations, ils ont souvent un caractère expressionnel, caricatural et gardent des caractères primitifs, quoique modifiés par l'évolution ultérieure, qui les rapproche de phases primitives de contact ou de répulsion, de passivité ou d'agression. Parfois, ils n'ont même plus la forme du mouvement primaire, mais seulement la valeur d'un symbole. Les troubles psychomoteurs, dans leur ensemble, oscillent entre le neurologique et le psychiatrique, entre le vécu plus ou moins voulu et le vécu plus ou moins subi, entre la personnalité totale plus ou moins présente et la vie plus ou moins jouée… » (Ajuriaguerra et Bonvalot-Soubiran, 1959 : 55-116).

écartés « en Tour Eiffel », alignés sur l'horizontal, il dégage une impression de structure surprenante compte-tenu du fait qu'il semble avoir été dessiné à la pointe d'un sismographe. La ligne en est saccadée, parfois zigzagante, mais jamais brisée. Les bras sont ouverts en un geste d'accueil. Chacun est fait de deux lignes adjacentes sans épaisseur, surgissant du tronc ovale et sans épaules, et terminant par des étoiles filiformes représentant les mains, comme ceux des personnages décharnés des films de Tim Burton. Le contour des jambes est imprécis, irrégulier. Celui du tronc, plusieurs fois redoublé, donne l'impression qu'il hésite sur les limites à se donner : le tracé est courbe à l'extérieur, mais ondule de façon imprécise à l'intérieur. J'y retrouve donc le mélange subtil de structure et de fragilité que j'avais distingué dans sa motricité, ainsi que le rapport ambigu aux limites de son corps[34].

Si l'on prend la mesure du fait que les observations faites en ce jour de bilan représentent un vécu journalier pour la patiente sur plus de vingt ans, il est facile de comprendre que ces difficultés aient eu des répercussions sur la façon dont elle se représente elle-même. Ces dernières l'ont affectée si intimement et si durablement qu'elles ont influencé jusqu'au narratif de sa propre vie. Le récit qu'elle m'en a fait, dont se dégage très clairement le *pathos (*alors que, par son choix de mots, son ton posé, elle se voulait la plus informative possible) évoque lui-même une interminable chute, bien qu'il s'agisse plutôt d'une chute « immobile » comme dans *Alice au pays des merveilles*[35].

---

[34] Le dessin du corps est utilisé ici comme un outil de plus pour amener au jour les problématiques se rapportant aux vécus corporels. L'interprétation que j'en fais ici n'est donc pas à voir comme une certitude.

[35] Carroll, *Alice au pays des merveilles* (1865) : « Soit que le puits fut très profond, soit que la fillette tombât très lentement, elle s'aperçut qu'elle avait le temps, tout en descendant, de regarder autour d'elle et de se demander ce qui allait se passer. »

Je ne vais pas détailler plus avant le bilan mais plutôt l'esprit dans lequel est réalisé celui-ci. Il n'existe pas encore, en neurologie adulte, de bilan quantifié et étalonné. Chaque psychomotricien crée une grille de lecture propre, faite d'items de bilans déjà existants où il entre, en plus des évaluations binaires constatant la présence ou non de certaines capacités (mobilisation volontaire des membres et du tronc, intégrité des sens tactile et proprioceptif, praxies, connaissance du corps, possibilités de marche et d'équilibration), une grande part d'appréciation qualitative.

En plus de cela il existe un travail plus profond, souterrain, du bilan, au cours duquel une sorte d'image ouverte, une collection, un agrégat, se forme dans ma tête. Il y rentre beaucoup d'intuition. Représentation sans image ou figure impossible à se représenter à la *Lovecraft*, en constante évolution, il s'agit selon moi de la construction, dans l'esprit du thérapeute, d'un modèle implicite de la personne. Tout comme on se représente un ami : il ne vient à personne de considérer séparément, s'agissant d'un ami, le psychique, le somatique, ce qui relève de la maladie, de la santé ; l'ensemble de ses particularités nous apparaissent dans leur unité synthétique.

Le bilan est aussi l'occasion d'amorcer l'alliance thérapeutique. Par son écoute, ses questions autour des vécus corporels, le psychomotricien se place d'emblée dans une sphère très intime. Le rapport de la personne à son propre corps fait rarement partie des conversations communes et est souvent restreint au seul dialogue que chacun entretient avec soi-même. Au cours du bilan et des premiers échanges que nous avons eus, j'ai pu deviner un certain nombre d'aspects de sa vie : sa gaucherie, sa souplesse étant jeune, son amour de la lecture. J'ai également pu lui expliquer par des mots et des mimes le cercle vicieux des tensions et tremblements qui se majoraient sous ses efforts. Cette écoute au plus près envoie des signes au patient :

« Je suis capable de vous comprendre, et je saurai vous aider », qu'il faut savoir tempérer si l'on veut éviter de susciter des espoirs excessifs.

L'alliance forte qui se dessinait d'emblée entre elle et moi me jeta dans un profond malaise. L'objectif de Mme G. était de pouvoir « remarcher sans avoir peur », ce qui me semblait difficile dans un premier temps. De plus la complexité, autant que la chronicité de ses troubles, ne me permettaient de voir aucun moyen clair pour les améliorer. Je quittai sa chambre ce jour-là, en sidération devant la question : « Comment vais-je pouvoir aider cette personne ? »

4.2. Première séance

Le jour de la première séance, je conduisis Mme G. dans son fauteuil jusqu'à mon bureau, situé dans le bâtiment voisin. Une petite pièce sobrement décorée, avec un bureau dans un coin et un plan Bobath* dans l'autre. Arrivés dans la salle, je la plaçai en face de moi. Si j'avais pu repérer quelques axes de travail évidents lors du bilan, telles que la marche, la confiance en soi, l'image du corps, je n'avais pas la moindre idée de la façon dont j'allais les aborder. J'avais aussi en tête la chronicité des troubles et leur intrication. Je ne pouvais de toute évidence pas, comme j'ai l'habitude de le faire par exemple avec mes patients hémiparétiques*, l'amener à la position debout avec mon propre corps en étai contre le membre paralysé. Je ne voyais pas, dans les médiations que j'avais à disposition, une seule activité qui n'eut pas été soit incroyablement triviale, soit qui ne l'eut pas immédiatement mise en échec. C'est comme si, un bref instant, j'avais été envahi par le même manque de solutions que pouvait ressentir la patiente. Elle me dit de surcroît, comme pour enfoncer le clou, qu'elle avait très mal au dos.

L'idée me vint alors de la faire s'allonger sur le plan Bobath. L'idée « me vint », dis-je, presque par hasard, mais pas tout à fait. Depuis que je travaille à l'hôpital, grand lecteur de Tchouang-Tseu, je pratique plus ou moins intuitivement la technique du « vide ». J'essaye de ne penser à rien de particulier et de me tenir dans une sorte de réceptivité. J'ai souvent noté que préparer à l'excès mes séances me conduisait à un comportement mécanique laissant peu de place à l'adaptation. Il ne s'agit pas de venir en séance comme un dilettante, mais de laisser de côté toute forme de plan, d'oublier, « se tenir dans l'oubli », manière de favoriser une « spontanéité préparée »[36]. C'est de cet oubli, de ce brouillard, que surgit en général une idée, ou plutôt une impulsion. Cela exige, à l'instar des improvisateurs de jazz, beaucoup de préparation, dont il faut savoir se délester. Cette préparation est assurée bien évidemment par l'expérience professionnelle, la conduite du bilan auprès du patient, mais aussi de toutes les pratiques corporelles dont je me nourris à l'extérieur. J'ai pu ainsi découvrir de profondes résonances à cette manière de procéder dans la pratique du clown, où il faut se connecter à ses sensations, à l'ambiance, aux personnes présentes, et laisser surgir l'acte sans planification consciente. De nombreux auteurs (dont Sacks, 2018 : 138) ont pu noter le fait que la part la plus créative de nous-même opérait d'une façon mystérieuse sans que le moi conscient y ait sa part, et je crois que c'est à ces forces de synthèse du corps humain auxquelles on fait appel dans ce genre de cas. Serge Lebovici a baptisé du terme « d'énaction » ces actes thérapeutiques surgissant du corps du soignant à partir de la résonance empathique qu'il éprouve au contact de son patient (Lebovici, 1995 : 1553-1563).

[36] Sur le vide de l'esprit devant précéder l'action dans la pensée de Tchouang-Tseu, voir l'analyse qu'en fait Jean-François Billeter (Billeter, 2004 : 69-111).

Je lui proposai donc de venir s'allonger sur le plan Bobath. Elle effectua ce que j'ai baptisé un « relevé-catastrophe » : plus que se lever, elle se projetait, sans se redresser, vers le Bobath, dans un mouvement auquel les tremblements et la précipitation donnaient l'impression d'un écroulement imminent (tout se passait comme si elle tentait de nier le temps). Elle s'installa enfin, allongée sur le dos et, dans l'optique de lui faire réaliser quelques mouvements de rotation du bassin, afin de soulager son dos (nouvelle « énaction »), je lui indiquai dans un premier temps de replier ses jambes et, posant ses pieds à-plat, de laisser les genoux pencher vers l'intérieur, l'un vers l'autre. Cette posture a l'avantage de soulager les lombaires en réduisant leur lordose, ainsi que de permettre un relâchement des muscles des hanches et des cuisses, qui n'ont plus besoin de maintenir la position des genoux. J'aurais pu continuer avec mes indications mais je m'arrêtai là, car la patiente me dit aussitôt : « C'est fou, il n'y a plus de tremblements ! » C'était la première fois depuis longtemps, m'avoua-t-elle, qu'elle pouvait éprouver son corps sans tremblements. Un sourire discret de contentement éclaira son visage.

Pressentant l'importance de cet événement, je m'abstins de toute nouvelle indication et la laissai éprouver, savourer la sensation, afin de créer un ancrage. De manière générale, la chronicité des troubles chez une personne va conduire cette dernière à intégrer la maladie à son identité et construire, par sa persistance, la répétition des échecs, l'impuissance dans laquelle elle les plonge, de véritables croyances limitantes qui, pour être justifiées dans leur genèse, ne le sont pas forcément dans leur portée : le patient, oubliant la phrase de Spinoza (« On ne sait pas ce que peut un corps »), figé dans un « je suis ainsi », va anticiper l'échec de manière systématique, même dans les expériences qu'il n'a jamais tentées, ce qui va constituer un puissant frein au changement. Une des stratégies à adopter face à cela consiste à remettre en question, en suscitant le doute, l'image que le patient s'est forgée de lui-même. Et une des spécificités de la psychomotricité réside en ce qu'elle ne va pas se contenter de convaincre ou suggérer cela à travers des mots, mais va tenter d'élaborer le cadre et les conditions permettant au patient de traverser des expériences qui viendront contredire ses certitudes. Quand il arrive au patient de traverser un éprouvé corporel radicalement différent de son expérience quotidienne, il faut pour ainsi dire attraper la balle au bond, car il servira de levier à la suite de la prise en charge.

Ce jour-là, nous finîmes la séance par les mouvements doux de rotation du bassin, inspirés de la méthode Feldenkrais*, qui permirent d'étirer et de soulager momentanément ses lombaires. Elle fit son transfert retour au fauteuil comme elle l'avait fait pour l'aller : en catastrophe. Puis je la raccompagnai à sa chambre.

J'ai raconté tout du long cette première expérience car elle est emblématique de la façon dont démarre une prise en charge. On n'est pas toujours aussi chanceux, et il faut parfois tenter beaucoup de choses avant que le soin psychomoteur « prenne ». Quoiqu'il en soit, l'approche décrite, *enactive*, ne se limite pas à la première idée de prise en charge. Si le premier filon sur lequel le psychomotricien tombe peut s'avérer suffisamment riche pour être exploité séance après séance, les fluctuations, les progrès des patients, la complexité de leur cas, ou tout bonnement les circonstances changeantes de leur vie à l'hôpital obligent le plus souvent le thérapeute à de nouvelles adaptations. Ce fut particulièrement le cas pour Mme G., avec qui j'ai dû m'adapter de nombreuses fois. Durant les trois mois et quelques de sa prise en charge, trois fils conducteurs ou thèmes ont ainsi pu se dessiner. Et bien que je les aborde successivement, ils ont, dans les faits, coexistés plus ou moins simultanément.

4.3. Le tonus, témoin d'un rapport à son propre corps

Lors de la première séance, Mme G. avait également évoqué le fait qu'elle était consciente que ses tensions et tremblements s'accentuaient sous l'effort. Le tonus, cette mise en tension du muscle qui nous sert à tenir une posture, faire un geste, exprimer nos émotions, est généralement inconscient et adapté à l'effort qu'on veut réaliser. Lorsqu'il vient à être déréglé, il n'est pas du tout évident que la conscience et la concentration qu'on y mette pour le contrôler soient une aide. Ils ont parfois l'effet inverse de celui qu'on attend, et alors la conscience qu'on ajoute au mouvement devient une malédiction qui nous fait chuter de l'état de grâce[37]. C'était ce qui se passait pour Mme G. : l'appréhension, l'énervement, l'exaspération de sa concentration face à son échec à contrôler son tonus pouvaient avoir l'effet d'un cercle vicieux. Elle se tendait ou tremblait d'autant plus qu'elle se voyait trembler ou se tendre. Le tonus se comporte alors exactement comme un cheval qui se cabre lorsqu'on lui tend trop la bride.

Ce rapport volontariste au corps s'exprimait aussi dans sa façon d'envisager le temps. Déjà, j'avais cru déceler, dans sa précipitation à effectuer ses transferts, derrière la peur - bien naturelle - de chuter, une étrange tentative pour nier l'espace et le temps nécessaires à l'exécution du geste. Je n'avais presque pas le temps de commencer à la regarder qu'elle était déjà assise, un air de triomphe coquet plissant ses yeux. Ce rapport à la temporalité du geste se retrouvait aussi dans son discours. Ainsi, dès la deuxième séance, elle déclarait : « Ça progresse pas fort ». Devant mon étonnement à ce qu'elle s'attende à des

[37] Sur ce point, voir l'excellent texte de Heinrich Von Kleist, *Sur le théâtre de marionnettes*.

progrès dès la deuxième semaine d'hospitalisation, elle m'avoua qu'elle était « du genre impatiente, à se presser, à vouloir toujours faire plus ». En kinésithérapie, elle répétait dix fois ce qu'on lui demandait de faire cinq fois. Cette attente à ce que les choses aillent vite, peut-être trop vite pour ce que pouvait supporter son corps, affectait son humeur (elle se montrait triste et énervée) et n'aidait pas son intégrité ostéo-articulaire (maux de dos, douleurs persistantes aux genoux), à tel point que les médecins eux-mêmes, si friands de patients motivés, prêts à répéter dans leurs chambres les exercices de rééducation, lui demandèrent de lever le pied.

Je voulais savoir s'il était possible à Mme G. d'explorer un mode de recrutement tonique qui soit plus harmonieux et favorable au mouvement. Nous commençâmes alors un travail axé sur le tonus et le mouvement. Installée sur le plan Bobath, dans la position déjà décrite, je lui donnai pour première consigne, volontairement vague, de « bouger une main, bouger un bras, dans toutes les directions de l'espace ». L'installation lui permettait d'accéder à un certain « silence tonique » : les tremblements diminuaient, voire disparaissaient, et elle pouvait sentir ses tensions se dénouer et ses appuis s'accentuer. Je lui demandai en outre de n'utiliser, pour le mouvement, qu'une contraction minimale. Partant de ce point de départ, elle bougeait librement, qui les doigts, qui le bras dans son entier, et décrivait des arabesques fluides dans l'air devant elle. De temps à autres, si elle sentait la tension monter, elle devait relâcher son bras et retrouver l'état de détente. À ces consignes, au fil des séances, j'ajoutai des indications concernant l'intention dans laquelle elle devait faire le mouvement.

Une fois, je lui demandai pour bouger d'attendre de sentir dans son bras même l'impulsion au mouvement. Une autre fois, je lui demandai d'imaginer que l'air qu'elle inspirait atteignait ses doigts et les mettait en mouvement. J'usai aussi de la musique, des morceaux classiques au tempo *adagio*, en lui suggérant de « se laisser bouger », d'attendre, de laisser à la musique le temps d'arriver aux oreilles, puis des oreilles au cerveau, puis du cerveau aux membres. Au départ, gênée par le fait de bouger ainsi allongée sous mon regard (avec le mouvement, il arrivait souvent que son ventre soit dévoilé par la remontée de son t-shirt, qu'elle réajustait d'un geste furtif), elle put peu à peu, selon ses mots, « se lâcher », ainsi que se sentir « plus légère, tant physiquement que psychologiquement ». Elle était étonnée d'être capable de bouger pendant de longues minutes, absorbée par la musique, sans aucune sensation d'effort. J'essayai d'encourager et de prolonger cet état en lui suggérant, quand elle avait une difficulté (elle sortit une fois de l'état de calme fluide en cherchant tant bien que mal à retirer le coussin qui lui supportait les genoux, mouvement compliqué en raison de sa position et de sa souplesse) de l'intégrer à sa « chorégraphie ». De la même manière elle apprit à se remettre en position assise, sans se presser, en continuant à suivre la musique.

À l'issue de ces séances, ses transferts au fauteuil contrastaient fortement avec ceux du début. Aux relevés-catastrophe décrits précédemment succédait un redressement complet sur ses jambes, posture stable dans laquelle elle pouvait rester quelques secondes avant d'esquisser de petits pas pour se positionner par rapport à son fauteuil roulant. Tout se passait comme si elle se mouvait, même si la musique était arrêtée, dans la résonance de la séance. Elle semblait apprendre à jouer peu à peu et de plus en plus longuement dans un registre moteur différent de celui dont elle avait l'habitude.

Pas de miracle cependant, et les blocages, les tremblements, les tensions la reprenaient encore la plupart du temps ou dans certaines conditions émotionnelles fortes. Même en étendant peu à peu les exercices (engager d'autres parties du corps, faire d'autres mouvements, aller dans la vitesse et la force) nous n'allâmes pas, en trois mois de prise en charge, jusqu'à pouvoir marcher « normalement » en confiance et sans aide. La marche, en particulier, constituait pour elle un acte si chargé symboliquement que ses blocages revenaient dès l'instant où elle comprenait qu'on s'acheminait vers elle. Mais elle connaissait désormais, puisqu'elle les avait expérimentées, plusieurs stratégies pour éviter des échecs et un inconfort qu'elle avait considérés jusqu'ici comme inévitables. Elle me dit plus tard : « Je continue à utiliser les outils que vous m'avez donnés, qui me permettent de me poser, à moins m'agiter brusquement dans ma gestuelle ». Elle témoignait également d'une meilleure confiance en elle, s'autorisait de nouvelles choses, comme marcher sans déambulateur dans la sécurité de sa chambre.

4.4. L'émotion, point de bascule

La prise en charge se poursuit. Si Mme G. marque une impatience, un empressement, qui occasionnent des phases de découragement, elle commence aussi à nourrir, avec son travail de rééducation, quelques espoirs. Si nos séances l'aident à se poser, prendre son temps avant d'agir, notamment dans les exercices que lui donnent l'APA et les kinésithérapeutes, elle se plaint aussi, lorsqu'elles les précèdent directement, de l'endormir. Nous décidons alors avec mes collègues d'expérimenter une alternance.

Le jour où elle devait avoir sa séance de kinésithérapie avant la mienne, j'entendis avec surprise la rééducatrice me rapporter, que Mme G. se disait très satisfaite de l'échange. Comme nos séances respectives n'auraient lieu que quelques heures plus tard, je fus très intrigué d'une telle anticipation.

À l'heure de notre séance, Mme G. n'était pas à m'attendre comme à son habitude à l'entrée du bâtiment. Elle n'était pas non plus dans la salle de kinésithérapie (nos séances se succédaient immédiatement). Je la trouvai dans sa chambre, assise dans son fauteuil, le dos tourné à l'entrée. Lorsque je la saluai, elle eut l'air surprise : « Ah ? C'est déjà l'heure ? » et enfila aussitôt son pull. Lui ayant dit que je m'attendais à la trouver en kiné, elle m'avoua d'un air triste que la séance avait dû s'interrompre : « J'ai craqué ».

J'attendis que nous soyons dans mon bureau pour lui proposer de s'ouvrir plus longuement : « C'est dur pour moi, je me sens extrêmement seule, isolée vis-à-vis de mes proches. L'aide-éducatrice qui s'occupe de mon fils (vivant loin avec son père) m'a reproché d'être une "mauvaise mère" (elle a dû expliquer que vu sa condition actuelle elle n'avait aucun moyen de se rendre à leur réunion annuelle) ». Puis, donnant soudain un tour revendicatif à sa plainte : « Mais elle ne prend pas en compte que mon fils a l'air lui-même de s'en foutre. Il ne passe même pas me voir quand il revient dans ma ville. Mes parents non plus ne montent jamais (ils vivent en province), alors qu'ils sont à la retraite et ne sont pas si loin. On parle par Skype, que des banalités, ils m'envoient de l'argent. Mon père se refuse à me parler depuis des années ». Par ailleurs, la bienveillance et le support qu'elle trouve parmi le personnel et les patients du SSR, même s'ils lui font du bien, lui rappellent surtout ce que ses proches ne lui apportent pas.

C'est la première fois que je perçois, derrière la façade policée de ma patiente, pleine de charme et d'auto-dérision, une pointe d'agressivité, comme l'esquisse d'un dard en retour contre cet extérieur qui l'oppresse. Je décide de l'amener un peu plus loin dans cette direction.

Je l'invite à venir s'allonger et exprimer les émotions qui l'habitent. Elle s'autorise à exprimer des reproches à ses parents, sa mère, puis son père. Elle décrit de la rage, « ça commence à bouillir à l'intérieur ». Son corps reste pourtant assez statique et la voix très réfléchie, dénuée de tonalités. Je l'incite alors à leur dire, comme si elle s'adressait à eux, le fond de sa pensée, tout en faisant attention à ne pas l'emmener trop loin sachant son passé de dépressive. Elle peut leur dire des choses qu'elle n'a jamais osé leur dire en personne : qu'elle ne veut pas de leur argent, qui lui donne l'impression qu'on se débarrasse d'elle à bon compte : « Je fais enfin les efforts que vous m'avez toujours demandés, j'essaye d'aller mieux, et vous refusez encore de venir me voir ! » Au bout d'un moment, se déclenche une véritable crise de pleurs. Tout en lui disant de laisser sortir ces pleurs, j'attends que cela se calme, puis lui propose un toucher contenant qu'elle accepte ; le geste de réassurance le plus simple du monde : une main chaleureusement et fermement appuyée sur l'épaule. À la fin de la séance, elle me dit que cela avait été douloureux, mais que cela lui avait fait du bien de pouvoir sortir ces paroles qui sinon « tournaient à l'intérieur ».

On m'a appris, au cours de ma formation, à toujours considérer la personne sous le triple point de vue du corps, de la cognition et des émotions. On y insistait sur le recueil des émotions des patients au cours des séances, notamment de relaxation. Néanmoins, les dispositifs auxquels on m'a formé avaient plutôt pour tendance une certaine mise à distance de l'émotion en tant que telle : verbaliser les ressentis, amener les émotions à se déjouer à travers le jeu, à libérer l'affect par « petits paquets », afin d'éviter les débordements, voire les effondrements que l'affect brut occasionne. On peut dès lors se demander pourquoi j'ai demandé à la patiente de « plonger » toujours plus avant dans un affect désagréable.

C'est à travers une démarche personnelle de thérapie, ainsi que l'observation clinique, que j'ai compris le bien-fondé de l'expression des émotions elles-mêmes, non médiées par une rationalisation excessive ou par un jeu de rôle. Travailler à ressentir une émotion « vraie », c'est-à-dire ressentie dans tout le corps, sans chercher la *catharsis*, ni à outre-passer les défenses du patient. Au cours de mes prises en charge j'ai souvent remarqué, chez certains patients, que l'expression complète ou semi-complète de leurs émotions présentes pouvait avoir un effet salutaire : suppression d'une hyper-activité, relâchement tonique, soulagement de ruminations incessantes. Mais le cas qui nous occupe eut des effets plus complexes et inattendus encore.

Mme G. me raconta, quelques semaines plus tard, que cette séance fut un tournant dans son évolution et son acceptation d'elle-même. Dès le lendemain, elle sut trouver les mots pour parler à ses parents et instituer un écart plus sain dans leurs relations. Parallèlement, elle sut donner de l'espace à son fils et trouver la force de lui laisser le temps de venir vers elle. Autrement dit, cette séance donna lieu, chez Mme G. à une série de prises de décisions concernant sa vie et ses relations.

Ce constat nous renvoie presque directement aux hypothèses proposées par le neurologue Antonio Damasio. Dans son livre *L'erreur de Descartes*, celui-ci soutient que :

1. Loin de s'opposer, comme le veut un certain préjugé philosophique et cognitiviste, émotion et raison fonctionnent de pair : « La nature semble avoir construit les mécanismes sous-tendant la faculté de raisonnement, non pas seulement au-dessus des mécanismes neuraux sous-tendant la régulation biologique, mais aussi *à partir* d'eux, et *avec* eux » (Damasio, 1995 : 181).

2. Les processus du raisonnement aboutissant aux prises de décisions dont chacun d'entre nous a besoin pour s'orienter dans un environnement personnel et social

complexe ont besoin de critères se rapportant à l'organisme que ces décisions vont affecter. Or ceux-ci sont constitués par les pulsions biologiques, les états du corps, et les émotions (*Ibid.* : 272).

3. Un troisième élément nous mènera peut-être vers un début d'explication. Dans le même livre (*Ibid.* : 214 et suivantes), Damasio indique que le cerveau peut confectionner des images affaiblies de l'état émotionnel du corps sans reproduire ce dernier dans le corps proprement dit. Ces « simulations » d'émotions diffèrent des émotions proprement dites en ce que les premières ne peuvent qu'amener à des réactions stéréotypées, tandis que les secondes, événement neuro-chimique affectant le corps de façon imprévisible, donnent des éléments bien plus riches et actuels sur les états du corps.

Pour en revenir à Mme G., et si nous suivons les idées de Damasio présentées ci-dessus, en laissant l'affect s'exprimer à travers son corps, elle a pu mieux identifier sa colère, sa tristesse, aussi bien que la douleur que son corps ressentait dans son contexte relationnel présent. Ce serait alors sur la base de ces informations ressenties (et pas seulement sues) qu'elle aurait pris ses décisions ultérieures.

4.5. D'une enveloppe de repli, à une enveloppe de croissance

Une série d'observations faites sur ma patiente m'incita à porter attention à une notion importante en psychomotricité qui, si je ne la travaillai pas directement avec elle, put me servir d'indicateur pour mesurer ses progrès. Au demeurant, il me semble nécessaire de développer ici la notion « d'enveloppe », car elle me semble caractéristique du regard du psychomotricien.

Mme G. semblait en effet faire preuve d'une fragilité fondamentale vis-à-vis de son environnement. Agoraphobe, elle vivait le regard des autres comme un mur qui la bloquait, sans doute, autant physiquement que psychiquement. Les remarques qu'elle pouvait entendre, ici et là, sur son apparence ou son comportement la déstabilisaient profondément. Cette perméabilité excessive aux regards et aux paroles devait m'évoquer, par association d'idées, les notions « d'enveloppe », de « peau psychique » et de « moi-peau », développées en psychanalyse notamment par Esther Bick et Didier Anzieu.

La notion d'enveloppe est une métaphore choisie pour désigner une fonction psychique qui assure entre autres le sentiment de continuité du soi, la défense de ce dernier contre les excitations provenant de l'extérieur comme de l'intérieur, le sentiment d'avoir une contenance et des limites, la différenciation avec l'autre, ou bien encore l'intégration des diverses modalités sensorielles en un ensemble cohérent. Le « moi-peau » trouve son origine dans les premières expériences tactiles du nourrisson avec son environnement porteur (la « fonction contenante ») qui, intériorisées, vont constituer le premier espace psychique, espace serein et signifiant sur lequel vont s'emboîter, comme sur une toile de fond, les espaces sensoriels et moteurs. Toute défaillance dans la constitution de ce premier espace va amener à ce qu'Esther Bick appelle des phénomènes de « seconde peau », s'exprimant par des agrippements (sensoriels, kinesthésiques, musculaires, mentaux) permettant à l'individu de conserver, même si c'est de manière dysfonctionnelle, un sentiment de continuité d'être (Ciccone, Lhopital, 2019 : 345-355).

Or, sensible à l'approche systémique, j'aime à voir l'enveloppe comme une notion plus large, qui, si elle possède bien sûr une genèse et un passé, s'opère à tous les moments de la vie et déborde le cadre de l'individu physique. Comme le dit

Gregory Bateson : « Nous savons qu'il existe des quantités de voies de messages qui sont extérieures à la peau ; ces voies, ainsi que les messages dont elles sont porteuses, doivent être considérées comme faisant partie du système mental, chaque fois qu'elles sont pertinentes » (Bateson, 1980 : 255)[38]. L'enveloppe devient dès lors l'ensemble des perceptions, mais aussi des actes, qui assurent l'intégrité globale de la personne, et lui donnent le sentiment d'une base sécure d'où elle peut déployer ses désirs, sa créativité, ses relations. Cela invite, de la part du thérapeute, à une vision pointilliste, impressionniste et, si j'ose dire, « constellaire », prenant en compte la personne et tout ce qui dans son environnement est signifiant pour elle.

Sans aller jusqu'à dire que Mme G. avait manqué d'objets contenants durant son développement, je peux néanmoins affirmer que ce thème de l'enveloppe se retrouve de manière prédominante chez elle. Dès le premier jour, elle me dit, parlant de son mode de vie - ce que je pris avec le plus grand sérieux - « je pense que je me suis créé une bulle ».

En plus des éléments déjà cités sur les regards et les paroles, elle vivait sa peau épaisse, sinon comme un objet étranger, du moins comme un « costume » qu'elle aurait voulu enlever. Lors des séances sur le plan Bobath, alors que j'attirais son attention vers ses sensations, elle put s'apercevoir que certaines zones de son corps, notamment la chair entourant son ventre, restaient muettes. D'autres mouvements occasionnèrent de véritables illusions proprioceptives touchant à la forme de son corps : impression que son bassin s'enfonce de plusieurs mètres, que son corps se plie en deux, alors même qu'elle était étendue sur le plan. Quant aux émotions, son corps les contenait « comme une outre qui ne se vide jamais ». Le thème de

[38] Sur le concept de *Mind* développé par Gregory Bateson, voir *Vers une écologie de l'esprit.*

l'enveloppe imprégnait jusqu'à son imaginaire : au cours des séances de relaxation revenaient souvent des images de murets, d'enceintes, de bosquets, qui l'aidaient à se détendre.

Il suffit de jeter un œil à sa biographie pour se rendre compte que la « bulle » qu'elle s'était construite, était dysfonctionnelle. La vie à l'abri des regards (« involutée », pour reprendre un vieux terme de botanique signifiant « roulé de dehors en dedans »), dans son appartement, rythmée par les crises de boulimie (qui peuvent être interprétées comme une stratégie pour obtenir une contenance corporelle) l'amenait progressivement vers une perte de ses capacités, une réduction de son monde, spirale descendante dont rend bien compte l'expression « auto-conservation paradoxale » (Le Poulichet, 1987). La bulle, de plus, constituait une fausse sécurité, puisqu'elle vivait un sentiment d'intrusion, d'envahissement, de menace vis-à-vis de sa colocataire devenue indésirable.

Or l'hôpital constitue un espace-temps particulier qui, si elle doutait au départ d'y être bien à sa place, joua pour Mme G. le rôle d'une enveloppe (à travers la mise à distance du quotidien, l'entourage des patients, les diverses prises en charge, etc.), lui donnant la possibilité de reconfigurer certains aspects de la sienne[39].

---

[39] Ce rapport modifié à l'espace-temps des patients de l'hôpital peut être illustré par l'anecdote suivante. Rencontrant un jour, devant l'entrée du SSR, Mme C. et un autre patient avec qui elle s'était liée d'amitié, et leur demandant comment ils allaient, ce dernier me répondit : « Tout va bien, on expérimente de l'intérieur l'*Umwelt* de la vache ! » Cette remarque me fit sourire, puis je compris, car au même moment passait, suivi de son long et bruyant chapelet de poubelles, le véhicule motorisé de l'agent d'entretien. Postés comme ils l'étaient, chacun de son fauteuil, ils étaient effectivement dans une situation analogue à celle de vaches regardant passer le train. C'est exemple montre bien à mon sens la radicalité du changement de rythme que le séjour en hôpital impose aux patients.

La sécurité fournie par l'hôpital n'était pas dénuée de menaces et d'écueils puisque les regards et les paroles de certains soignants venaient parfois la percer, notamment autour de son rapport à la nourriture (elle pouvait récupérer les plats et desserts que d'autres patients se refusaient à finir). Cependant, bon an mal an, elle sut profiter du répit que la vie hospitalière lui fournissait. Elle put marcher, sur des distances et des durées de plus en plus longues, à l'aide d'un cadre de marche, et put se risquer, dans le confinement de sa chambre, à marcher sans l'aide de celui-ci. La meilleure distance qu'elle sut mettre entre elle et sa famille lui permit encore d'élargir l'espace propice à ses progrès. Au départ timide et retirée dans sa chambre, elle accepta peu à peu de sortir manger dans la salle commune, se fit des amis. Une visite à domicile lui donna l'occasion de se trouver de nouvelles alliées en la personne de ses voisines, et, fait significatif, elle prit le soin d'y faire le ménage. Se rhabillant, tel un oignon, d'un drap de capacités et de réussites, créant de nouvelles limites, elle put ainsi, peu à peu, renforcer son « enveloppe ». L'importance de ces aspects est selon moi démontrée par le fait que Mme G. ne retient pas avant tout, de notre prise en charge, des techniques et des stratégies, mais quelque chose de plus essentiel : « Grâce à notre travail j'ai réussi à m'ouvrir aux autres, à être moins timide, à dire ce que je pense et surtout dire NON ».

Cette enveloppe fut un peu plus sérieusement mise à mal, par deux fois. Une première fois lorsqu'elle apprit que sa colocataire avait décompensé et allait sans doute être admise dans le service psychiatrique de notre hôpital. Elle était persuadée que son « amie » allait passer tout son temps dans sa chambre et, comme dans sa vie d'avant, dévorer et son temps et son énergie. Si elle cherchait déjà un moyen de lui signifier son congé (cette « amie » vivait chez elle, avait pris sa place dans son lit, depuis des années, sans payer aucun loyer), apprendre cette nouvelle suscita une tension telle qu'elle déclencha la seule crise d'épilepsie qu'elle eut durant son séjour. La seconde fois, lorsque les médecins lui annoncèrent son départ prochain : mais alors elle avait développé suffisamment sa confiance en elle pour savoir qu'elle aurait désormais quelques ressources de plus pour recréer cette enveloppe ailleurs. Ainsi, d'une enveloppe « involutée », elle commença à tracer de petites spirales créatrices, comme on trace une développante de cercle.

4.6. Conclusion : réflexion sur la posture du psychomotricien

La question des ressources propres au patient me paraît particulièrement importante en psychomotricité. On ne peut prétendre « guérir » une personne, comme on trancherait un nœud gordien, surtout dans un cas complexe tel que celui de Mme G. Cette dernière s'est présentée à moi avec un blocage, un réseau enchevêtré d'impossibles, par lequel dans un premier temps je me sentis envahi. Face à elle, à son contact, avec beaucoup de patience et d'écoute, j'ai tenté de démêler, ici et là, la pelote de ses problèmes.

Face à elle, à son chevet, mais aussi et surtout avec elle. On ne « guérit » pas non plus nos patients en ce qu'on accompagne avant tout la relance d'un processus désiré par le patient lui-même. C'est parce que le patient reconnaît, retrouve, et pour finir s'approprie ce qu'on lui propose que la thérapie a un quelconque effet. Or cette disposition était très forte chez Mme G. J'ai vu comme un signe positif le fait que dès la deuxième séance, elle s'installât spontanément sur le Bobath dans la position que nous avions trouvée ensemble, et dans laquelle elle ressentait brièvement son corps sans tremblements. Elle utilisait ce qu'elle découvrait avec moi dans les séances avec les autres thérapeutes : dès qu'elle se sentait échouer, elle s'arrêtait, posait sa respiration, et reprenait ses exercices sur un rythme lui accordant plus de stabilité. Enfin, les relevés tranquilles et posés auxquels elle accédait, au début de la prise en charge, en fin de la séance seulement, remplacèrent peu à peu les « relevés-catastrophe » et devinrent sa nouvelle norme sans que j'aie à lui rappeler quoi que ce soit. Vers la fin de la prise en charge, voyant ses difficultés à se confronter à sa colocataire, je lui avais proposé de mettre en scène cette confrontation au travers d'un jeu de rôles. Cette proposition devint vite caduque car le jour où nous devions mettre en place cette médiation, elle m'annonça qu'elle avait pris les devants et avait mis les choses au clair avec elle.

J'ai choisi le cas de Mme G. pour expliciter « l'esprit des soins en psychomotricité » car pour elle les enjeux étaient dès le départ clairement et consciemment associés à une problématique existentielle et concrète : comment, moi, puis-je trouver un chemin pour aller mieux, mieux vivre avec ma maladie, retrouver une dynamique de croissance. Autrement dit, je ne pouvais ignorer, en cette patiente, la *personne*[40].

L'hôpital se veut un lieu où l'on prodigue des soins à la personne. Cependant, la spécialisation des services, la division des tâches entre soignants, rééducateurs, médecins, ou encore une vision mécaniciste et dualiste encore trop répandue font qu'il est souvent difficile de maintenir une vision globale de la personne. Parfois, ce sont les patients eux-mêmes qui s'approprient cette vision compartimentée. Ils attendent du thérapeute qu'il leur soigne une spasticité*, améliore une

---

[40] Le terme de « personne » est ici pris dans son sens le plus commun, et comme tel inutile de définir. Bien qu'il serait intéressant de décrire l'arrière-plan théorique devant lequel pourrait se dessiner un éventuel concept de *personne* en psychomotricité, cela impliquerait des développements trop longs et finirait par obscurcir un terme intuitivement compris par tous. Pour paraphraser Pascal dans *L'art de persuader* : « Aussi ce n'est pas la nature de ces choses que je dis qui est connue de tous : ce n'est simplement que le rapport entre le nom et la chose, en sorte qu'à cette expression, *personne*, tous portent la pensée vers le même objet ».

amplitude articulaire, les remette debout, en état de marche. Ils adoptent en plus de cela une posture d'ignorance vis-à-vis de ce qui leur devrait être le plus familier : leur propre corps. Si bien sûr la prise en charge de Mme G. a représenté un défi pour moi, ces derniers patients, jouant en apparence le jeu de la vision médicale, demeurent les plus difficiles à « soigner », car cette vision en collection de symptômes laisse dans l'ombre des pans entiers de la personnalité : ceux-là même dont le patient aurait besoin pour mettre en branle ses potentialités créatrices. Pour rejoindre, enfin, cette créativité élémentaire, inhérente à la vie, « création de soi par soi » (Bergson, 2012 : 53), dont Winnicott dit qu'elle est le témoin d'une bonne santé, en tant qu'elle « donne à l'individu le sentiment que la vie vaut la peine d'être vécue » (Winnicott, 1975 : 127).

CHAPITRE 5

Le visible et l'invisible de l'être psychomoteur et de l'être psychomotricien, *Mathilde Fradet*

La rencontre de deux histoires

Il y a des patients qu'on n'oublie pas.

Rencontre avec Gilda

Un jour de janvier, je pousse la porte de sa chambre. Gilda, une jeune patiente de vingt-quatre ans, est entrée dans le service de neurologie, juste après Noël, pour des céphalées chroniques quotidiennes. La chambre est plongée dans le noir, Gilda ne dort pas. Allongée dans son lit, elle se tient la tête, les yeux mi-clos, son corps abandonné sous les draps. Je m'approche de son lit, m'installe à sa hauteur. Je me sens tenue à distance par ce visage fermé et silencieux. Tout m'indique sa lutte intérieure pour ne pas être envahie par la douleur. Je me présente et lui demande l'autorisation de rester. Elle me fait un signe du regard qui m'invite à poursuivre. Je lui précise la raison de ma présence : une proposition de relaxation. Elle l'accepte.

La séance de relaxation occasionne des sensations d'impatience dans ses bras. Les tentatives de respiration majorent ses maux de tête. Malgré tout, il me semble que l'interaction soit possible. Je profite de cette disponibilité pour qu'elle me parle de sa perception douloureuse : « Quelque chose pourrait péter dans ma tête ». Je lui demande des détails, une forme, une couleur (…). Elle me décrit une forme ovale, orange, visqueuse, collante et vivante. Cette forme, elle ne la contrôle pas. Cette forme « se dissout » quand elle génère un fond douloureux permanent, elle « se rassemble » lors de ses crises migraineuses. Une porte s'ouvre : Gilda partage ses représentations. Elle se dit prête à ce que je revienne le lendemain, et que l'on travaille ensemble. S'engage alors un travail qui durera deux ans.

Rencontre avec M. A Particule

À l'autonome de cette même année, M. A Particule m'attend en salle d'attente. Assis sur une chaise, je découvre un homme en uniforme, contenu, très droit, qui tient une sacoche sur ses genoux. Il dirige vers moi un regard inquiet. Après une courte présentation, je l'invite à me suivre dans la salle de psychomotricité. Nous nous installons, face-à-face, à mon bureau. Il me présente une prescription médicale en bonne et due forme, telle que je lui avais demandée par téléphone quelques semaines plus tôt. Nous avions alors convenu de ce rendez-vous. M. A Particule, cinquante ans, me raconte son histoire. Sept mois plus tôt, il a subi un accident vasculaire cérébral. Sur le plan physique, il est rétabli, mais sur le plan psychique, il ne va pas bien. M. A Particule est en dépression : il ne se retrouve plus et ne se reconnaît plus. Je lui propose une relaxation. À la fin de la séance, il reconnaît qu'il a pu « reposer son esprit ». Mais, après réflexion, ce n'est pas ce qu'il est venu chercher. M. A Particule attend autre chose : « Mieux maîtriser ses pensées ».

Gilda, M. A Particule et la psychomotricité

D'extérieur, M. A Particule et Gilda ont très peu en commun. En dehors de son travail, quartier-maître deuxième classe, Gilda a une vie que l'on pourrait qualifier de « tumultueuse » : fêtes alcoolisées, multiples relations bisexuelles instables. De son côté, M. A Particule a une vie que l'on pourrait qualifier de « rangée » : marié, père de trois enfants, une carrière professionnelle brillante dans l'armée. Dans leur intériorité cependant, ils sont tous deux emmurés dans un mal-être, en prise avec leur histoire dans laquelle je reconnais la douleur, la souffrance et la détresse. Sans aucun trouble neurologique visible, ils sont confrontés à ce que leur corps leur donne à vivre : un vécu corporel sidérant.

Auprès de ces deux patients, j'ai eu à questionner ma pratique de psychomotricienne en neurologie. Du fait de cette sidération, le corps ne pouvait pas être abordé en première intention. La relaxation s'est en effet avérée insatisfaisante pour M. A Particule, et vécue de manière inconfortable, voire violente pour Gilda. Il m'a fallu rechercher de nouvelles médiations, afin de garantir leur adhésion à la prise en soins et leur permettre de mieux vivre leur être psychomoteur : l'interliaison entre leur vie psychique, sensorielle et motrice.

5.1. Une histoire sans fin

Les migraines de Gilda

<u>L'anamnèse médicale de Gilda</u>

Gilda présente des migraines depuis ses dix-sept ans. Entre ses dix-sept et ses vingt-deux ans, elle ne fait que cinq crises migraineuses. À partir de ses vingt-trois ans, le rythme s'accélère jusqu'à trois crises de douze à quarante-huit heures par semaine. Après plusieurs tentatives médicamenteuses interrompues du fait d'effets secondaires importants, Gilda est hospitalisée par sa neurologue pour tenter un traitement intraveineux avec un accroissement progressif du dosage. Lors de cette hospitalisation, l'infirmière référente douleur réalise un entretien. Elle demande à Gilda de remplir une auto-évaluation de la douleur à partir de tests recommandés par la Haute autorité de santé (HAS). L'un de ces tests révèle un retentissement psychique important de la douleur sur son humeur (8/10). Un autre, le Questionnaire de Saint-Antoine (QDSA), cote à 4, soit comme extrêmement fort, les qualificatifs affectifs de la douleur (« épuisante », « insupportable », « énervante » et « exaspérante »). Au regard de ces résultats, complétés d'un entretien clinique, la neurologue estime que « les céphalées sont entretenues par une grande participation anxieuse ».

À l'issue de cette première hospitalisation, Gilda rentre chez elle avec son traitement prescrit par voie orale. Mais à nouveau, apparaissent des effets secondaires majeurs (troubles digestifs, malaise hypotensif et urticaire) et une chronicisation de ses migraines en céphalées chroniques quotidiennes (CCQ). C'est dans le cadre d'une réhospitalisation pour un autre traitement intraveineux que l'indication de psychomotricité est décidée.

Des migraines aux céphalées chroniques quotidiennes

Selon la Fédération française de neurologie, la prévalence de la migraine est estimée à près de vingt pourcents de la population adulte en France, avec une large prédominance féminine. La classification internationale des céphalées (ICHD : *International Classification of Headache Disorders*) explique la céphalée primaire, ou primitive, dont souffre Gilda, par une activation des systèmes nociceptifs crâniens en l'absence de lésion sous-jacente. Sa définition est essentiellement clinique ; elle est habituellement hémicrânienne, pulsatile, d'intensité sévère et qui s'aggrave avec les activités physiques de routine. La douleur s'accompagne parfois d'autres symptômes et notamment d'une hyperesthésie sensorielle avec une gêne au bruit (phonophobie), à la lumière (photophobie) et des troubles digestifs à type de nausées et vomissements.

La céphalée primitive survient par accès intermittents, et dure de quatre heures à soixante-douze heures. Son étiologie est associée à plusieurs facteurs : psychiques (état de tension, situations conflictuelles, réactions dépressives et anxieuses, etc.), alimentaires (alcool, certains aliments, notamment en présence de tyramine*, pouvant interférer avec la vasomotricité des artères céphaliques) ou endocriniens (période menstruelle pour les femmes). Les céphalées s'accompagnent parfois d'auras migraineuses définies par des symptômes neurologiques qui durent moins d'une heure et qui précèdent l'apparition de la migraine. On trouve ainsi des troubles visuels, mais aussi des troubles sensitifs voire des sensations corporelles modifiées (volume, poids ou position des segments corporels) et des troubles du langage. Une même personne peut avoir des migraines avec ou sans auras.

Au cours de la vie, l'évolution de la maladie migraineuse est très variable d'un sujet à l'autre, autant dans la fréquence que l'intensité et même l'aspect des crises. Certaines migraines sont bénignes, parce que les accès sont espacés, d'intensité modérée, aisément calmées par les antalgiques. Dans certaines situations, comme c'est le cas pour Gilda, la maladie migraineuse devient invalidante car l'intensité des accès, leur durée, et leur fréquence augmentent. Les crises ont ainsi lieu plus de quinze jours par mois pendant au moins trois mois : c'est ce qu'on appelle les céphalées chroniques quotidiennes. Selon l'abrégé de neurologie, cette modification peut s'expliquer par le stress, un état dépressif, mais aussi par d'autres pathologies comme un traumatisme crânien, ou une prise trop rapprochée de traitements antalgiques.

L'indication en psychomotricité

Dans le service de neurologie, la psychomotricité occupe une place reconnue dans l'accompagnement des personnes souffrant de douleurs chroniques. Au sein d'une équipe qui compte des neurologues, une psychologue, une infirmière douleur et du personnel soignant, l'espace de psychomotricité occupe une fonction de mise en travail de la dimension corporelle par son potentiel d'apaisement et de mise en liens. La relaxation reste l'outil le plus accessible à la représentation de tous, et démontre son efficacité. Pour Gilda, l'échec des traitements médicamenteux et l'apparition de manifestations anxieuses ont orienté l'équipe médicale vers l'indication de psychomotricité, soit une perspective globale, prenant en compte sa douleur ainsi que sa souffrance émergente.

Face au naufrage de la douleur, l'ancrage et la constance

Un point d'ancrage : une séance d'accordage et de rencontre

Au lendemain de notre première rencontre, lors de sa deuxième hospitalisation, j'ai revu Gilda. Nous avons repris le travail de visualisation qui a pu cette fois lui donner accès à un mieux-être et une certaine tranquillité. Sortie de l'hôpital, elle est revenue dix jours plus tard, hospitalisée une troisième fois, pour une violente migraine associée à un état anxieux. Je retrouve Gilda, cette fois sous traitement anxiolytique, et lui propose une troisième séance.

Nouvellement diplômée en hypnose, je décide de m'appuyer sur ses facilités à visualiser pour lui proposer une séance basée sur la construction imaginaire d'un lieu de sécurité, une *Safe place.* Avec beaucoup d'aisance, Gilda me raconte la soute avant du bateau. Soutenue par mon questionnement sensoriel, elle partage : l'atmosphère sombre, l'isolement, les odeurs de fond de cale, les lourds cordages, son travail de l'ombre, dans la force et la tension.

Gilda est apaisée, souriante : cet environnement dur, entre cloisons et noirceur, lui procure un sentiment de sécurité. J'écoute et j'accueille son histoire atypique, avec une certaine surprise, tant la sensorialité est présente, tant l'identité est vivante, marginale et forte. Cette proposition a libéré son expression, et m'a permis de la rencontrer davantage ; prélude d'un accordage nécessaire à l'alliance thérapeutique. À l'issue de cette hospitalisation, Gilda prend une importante décision. Elle demande à sa hiérarchie une nouvelle affectation sédentaire pour trois à six mois, afin de s'occuper de sa santé et d'assurer la totalité de son suivi sur place. Un suivi externe en psychomotricité et un suivi avec la psychologue du service sont mis en place à un rythme hebdomadaire.

La médiation hypnose médicale

Si l'hypnose médicale a commencé à faire parler d'elle à la fin du dix-huitième siècle, jusqu'aux années quatre-vingt, l'histoire de l'hypnose reste soumise au mystère, voire au mystique. Ce n'est qu'avec les travaux de Milton Erickson (1901-1980) qu'elle acquiert une légitimité notamment dans le domaine du soin, en tant qu'hypnose médicale. En hypnoanalgésie (hypnose à vertu antalgique), l'objectif du praticien est de guider le patient vers un état hypnotique, qualifié par François Roustang (1994) « d'éveil paradoxal » afin de transformer les perceptions douloureuses, d'en diminuer l'intensité, ou de s'en distancer complètement. Pour cela, il s'appuie sur le ressenti puis sur l'imaginaire du sujet, ainsi que sur ses capacités d'association mnésique et sensorielle. Ce sont ces associations qui, proposées par l'hypno-praticien et remaniées instinctivement par le patient, seront vectrices du changement et du soulagement. En psychomotricité, l'hypnose a un intérêt tout particulier pour enrichir la relation au corps. Nous accompagnons le patient à associer des images et des souvenirs à des éprouvés sécurisants, agréables et restaurateurs de leur aisance psychomotrice.

La dérive de Gilda : émergence de sa fragilité psychologique

Après un mois de suivi, des auras migraineuses se surajoutent aux migraines de Gilda. Qualifiées par ses mots de « monstrueuses », les crises lui donnent à vivre des étrangetés corporelles (engourdissements, vertiges, etc.). Sur indication médicale, Gilda change encore de traitement. Mais la douleur est si insoutenable qu'il lui arrive d'associer plusieurs médicaments. Suite à une consultation, la psychologue contacte le service psychiatrique en urgence pour risque suicidaire majeur. Une fois en psychiatrie, la tension monte. Cette hospitalisation est de trop : Gilda ne gère plus l'énervement, la frustration, l'impulsivité. Avec les soignants, elle alterne agression (verbale et physique) et séduction. Les migraines sont toujours là, associées à des images morbides : « Une faucheuse qui tape à la porte », « un crâne sortant d'une serrure ». La douleur n'est plus seulement verbalisée par « une forme orange », « visqueuse », elle est devenue « une scie en travers du visage ». Initialement prostrée, dans une lutte intérieure fermée, Gilda est dorénavant dépassée, sans inhibition face à cette douleur envahissante et incontrôlable. Je continue de la voir dans le service de psychiatrie sur son temps prévu de séance. Dans ce contexte chaotique, malgré tout, l'alliance thérapeutique continue de se consolider.

Douleur chronique et constance thérapeutique

En cet hiver, Gilda perd pied. L'installation chronique des douleurs, en sus de l'étrangeté de ses auras migraineuses, vient percuter sa structure psychologique fragile et occasionne des réactions comportementales démesurées. Dans son livre, *Anthropologie de la douleur*, David Le Breton écrit :

> L'émergence de la douleur est une menace redoutable pour le sentiment d'identité. Une pression insistante se maintient un moment aux confins, puis au plus près, elle déborde si la force morale de l'individu est impuissante à la repousser.

> […] L'érosion plus ou moins sensible du sentiment d'identité sous les coups de boutoir de la douleur, au fil d'une durée qui use lentement la résistance, appelle l'image, souvent évoquée par les malades, d'une entité étrangère démantelant l'homme de l'intérieur (Le Breton, 2006 : 25).

Dès lors, je comprends que toute médiation ne produira rien de magique. Une nouvelle voie doit se construire. Je pressens que le maintien de la qualité de relation et la constance de ma présence auprès de Gilda en sont une ressource essentielle. Cette constance, à mon sens thérapeutique, c'est l'imbrication des cadres externes (régularité des séances, maintien de la continuité, disponibilité temporelle dédiée, etc.) et internes (fiabilité, sécurité, contenance, assises théoriques, etc.). Face à l'expression de Gilda, je garde une attention à un calme intérieur. Nous faisons peu de choses. Elle verbalise son ressenti, souvent sa colère, que j'écoute et valide, parfois que je questionne. Je pose à l'intérieur de moi un axe thérapeutique qui n'a plus une direction horizontale (projetée vers l'avenir) mais verticale (enracinée dans le présent).

L'orientation thérapeutique : aller dans les profondeurs du corps

<u>Après la tempête, retrouver des repères et une orientation</u>

Au printemps, Gilda sort du service de psychiatrie et reprend ses séances en dispositif externe, auquel s'ajoute un suivi mensuel auprès d'un médecin psychiatre. Après cet épisode, je comprends que les objectifs de soins doivent prendre en compte sa complexité. Au préalable, il est nécessaire de l'accompagner à trouver et maintenir ses repères internes. Je lui propose deux situations comme base d'observation psychomotrice. D'abord, des poussées déséquilibrantes : quand je tente de la déséquilibrer, Gilda doit sentir les appuis dans ses pieds et la résistance de son tonus postural. Elle se sent bousculée, elle se tend, se crispe mais vacille. Puis une expérimentation de sa distance interpersonnelle : je lui demande de sentir puis de verbaliser ce qu'il se passe dans son corps quand on s'approche d'elle. Gilda détourne le regard, rit, mais ne peut rien en dire.

Par ces deux expériences sensitives et toniques, j'observe que Gilda possède un rapport à son corps à la fois poreux et serré : elle montre une grande sensibilité contre laquelle elle tente de résister en serrant son tonus. La peau laisse tout passer, les muscles se serrent, la structure ne tient pas. Et rien ne peut se dire. À partir de là, nous mettons en place un travail d'écoute des sensations, de renforcement des appuis et de la densité tonique. Progressivement, Gilda retrouve des repères fiables et solides dans son corps. Elle pose un langage qui élabore, symbolise et permet une prise de recul. Elle a moins de maux de tête, son activité professionnelle se passe bien. Nous pouvons aller plus loin dans l'approche sensitive et introspective : je lui propose un temps de toucher thérapeutique. Gilda s'apaise, s'étonne de trouver cette perception agréable, elle se détend, comme une petite fille bercée, soignée. Elle pleure ; elle est présente à son émotion et l'accueille.

De l'éducation à la thérapie psychomotrice

Dans le suivi de Gilda, comme souvent, l'indication initiale présentait la psychomotricité comme une nouvelle boîte à outils dans la gestion de la douleur. Indication facile à mettre en œuvre, tant pour le prescripteur, que pour le patient ou encore le psychomotricien. Or, il est fondamental de considérer que cette indication peut être questionnée et remaniée. J'ai rencontré une Gilda douloureuse, et nous avons débuté le suivi par des séances encourageantes en hypnose. Puis, sa détresse a pris le dessus, je me suis alors engagée à installer une constance dans ma présence, soutenue par un cadre externe et interne fiable. C'est à partir de là que le soin ne s'est plus inscrit comme une éducation aux méthodes non médicamenteuses, mais comme le tout début d'un processus transformationnel thérapeutique. Ces différentes étapes ont construit une relation suffisamment sécurisante pour ouvrir un espace d'observation des fragilités et des défaillances de Gilda. Puis, par la recherche d'un espace corporel plus consistant, plus délimité et contenant, Gilda a pu elle-même approcher et accueillir son contenu émotionnel et sa vulnérabilité. Elle a commencé à transformer son regard sur elle-même, et à réaliser un travail de reliaison.

Dans les profondeurs, les angoisses et l'archaïque

Au tout début de l'été, alors que Gilda commençait à apprivoiser son corps, elle découvre qu'elle doit être opérée de nodules de la thyroïde. Son monde de représentations en construction se retrouve englouti par un envahissement de perceptions brutes. En effet, la perspective chirurgicale déclenche de nouvelles angoisses : une peur de ne pas se réveiller, et un rapport au corps macabre. Gilda visionne des vidéos qu'elle qualifie de « charcuterie ». Le réveil de la chirurgie est compliqué : Gilda est agitée, très irritable, elle a mal à la tête et veut fuir l'hôpital.

Je prends la mesure du monde perceptif angoissant de Gilda. C'est comme si les vécus pré puis postopératoires étaient venus réveiller l'angoisse d'un corps-objet ouvert et désincarné, des angoisses de l'ordre du morcellement et de l'intrusion. Je pense aux propos d'Éliane Ferragut, psychiatre et psychanalyste, qui évoque le risque de décompensation psychologique à l'issue de chirurgies chez des sujets fragiles (Ferragut, 1997 : 52). C'est d'ailleurs à cette période que Gilda m'offre un étrange objet : un petit miroir carré réalisé de ses mains. Sur ce miroir, le dessin gravé d'une infirmière découpée en morceaux et entourée d'outils de soin (piqûres, pansements). Si l'on veut examiner la gravure, les morceaux du corps se mêlent à notre visage en arrière-plan. Si nous souhaitons voir notre visage, les traits de notre visage sont cisaillés par la gravure. Cet objet, ainsi que la teneur archaïque de ses angoisses, expriment la constitution insécure de Gilda et la fragilité de son image du corps. Toujours en lien avec sa psychologue et son psychiatre, je comprends que nous nous devons de tenir en lien autour de Gilda à la façon d'un garde-fou ou d'un garde-corps.

La conscience corporelle pour regagner l'unité somato-psychique

À distance de la chirurgie, Gilda réussit à retrouver de la stabilité. Moins envahie par ses états émotionnels, elle s'observe davantage. Le stress limite son appétit, mais augmente sa consommation de café et de cigarettes. D'ailleurs, elle est souvent stressée. Rien que d'en parler, elle ressent un mal-être et des blocages respiratoires, une sensation de boule dans la gorge. Elle parle de sa colère, jusqu'à sa violence. Violence qui lui fait peur. Et puis, d'une relation amoureuse passionnelle « qui la ronge de l'intérieur », la rend faible et honteuse, et répand une irritabilité dans son quotidien.

En partageant ses sensations et ses émotions, Gilda crée des liens plus sereins entre sa vie psychique et sa vie somatique. Elle rassemble son unité. Nous poursuivons le travail de conscience corporelle. La posture, le tonus, la respiration sont travaillés en conscience par les mots, le toucher, et des activités motrices simples. Un jour, grâce à une attention tournée vers sa respiration thoracique, elle réalise la lourdeur et l'enroulement de ses épaules. Je l'accompagne à trouver de l'ouverture dans le haut de son corps, et lui propose de marcher ainsi. Gilda fait le lien avec sa posture militaire. Elle me parle de sa cérémonie du lendemain, elle aura le sifflet pour donner la cadence. Elle est ravie. Cette responsabilité du sifflet, du rythme pour le groupe et le protocole d'une posture affirmée sont autant des sensations que des symboles de structure et de confiance. Son statut militaire émerge comme une rassurance, et l'extirpe de son désarroi interne.

La situation sensorimotrice simple travaillée en conscience a favorisé le passage de l'éprouvé du corps (posture) à la représentation (marche militaire). Puis de la représentation (sifflet pour le rythme et le groupe) à l'éprouvé (structure, confiance). En cela, la conscience corporelle participe à la reliaison psycho-sensori-motrice. À partir de l'équipement neurosensoriel central et périphérique, ainsi que de l'équipement cognitif, nous guidons les sujets d'une conscience de leur corps à une conscience d'eux-mêmes (Pireyre, 2015 : 210).

Un voyage sans fin : accepter les blessures

Un poisson sans nageoires

À la fin de cette année, soit près d'un an après notre première rencontre, Gilda est impliquée dans un accident de la voie publique. Elle n'est pas responsable, mais selon elle, pour éviter l'accident, la seule chose qu'elle aurait pu faire, c'est : « Ne pas être là… » Elle voudrait à nouveau une grosse migraine, un vaisseau qui pète, et que tout soit fini. Cette douleur qu'habituellement elle subit, devient une douleur qu'elle souhaite, pour que tout s'arrête.

Son psychiatre lui prescrit un nouveau traitement antidépresseur. Gilda parvient à dire que ce n'est pas ce qu'elle souhaite. Ce qu'elle voudrait avant tout, c'est penser du bien d'elle. Le suivi en psychomotricité se poursuit en travaillant la conscience corporelle et le partage de représentations. Mais, dans les mois qui suivent, Gilda subit une suite d'événements à l'origine d'une anxiété majeure : l'accident de sa grand-mère, des conflits avec sa petite amie, de nouvelles fortes migraines, un engagement dans de nouveaux concours professionnels. De nouveau, Gilda fait n'importe quoi avec ses traitements, comme pour s'anesthésier.

Au printemps, elle est à nouveau hospitalisée en psychiatrie, ce qu'elle vit très mal ; elle ressent de la souffrance, un fort sentiment d'impuissance et beaucoup de colère. Quand je lui pose la question, Gilda dit qu'elle se sent comme « un poisson sans nageoires ».

L'image comme support de symbolisation et de réflexivité

L'image, la métaphore, sont des supports très puissants pour créer des sensations, des émotions, mais aussi des représentations mentales partagées. Quand Gilda se compare à un poisson sans nageoires, nous devinons aisément sa vulnérabilité, son errance, son incapacité à se diriger.

L'image est un étayage intersubjectif à la fois pour le thérapeute et pour le patient. Là où l'angoisse jusqu'à l'effroi est sidérante, la verbalisation métaphorique facilite la possibilité d'une communication. Si le passage de la perception à la sémantique implique une insuffisance, une inexactitude voire une altération, il mène le sujet d'un champ perceptif brut vers un champ symbolique plus élaboré. Cette symbolisation partagée avec autrui accompagne également le sujet à sortir de son isolement.

Pour le thérapeute qui reçoit cette image, la psyché est également mobilisée : l'image peut devenir un support d'étayage. Quand je questionne Gilda sur le devenir de « ce poisson », je ne m'adresse pas à elle directement mais à l'objet de sa métaphore. Cela facilite une verbalisation non retenue. À partir de cet échange, je compris que je devais accepter son état et sa blessure, et que l'hospitalisation n'était pas la solution.

Un poisson peut être blessé mais libre. Libre même si blessé.

Gilda lève le voile et prend le large

À sa sortie de psychiatrie, Gilda reste dans une boucle d'événements somatiques et psychiques qui s'enchaînent : deux ulcères gastriques opérés en juin, deux malaises à l'issue d'un séjour aux Antilles, des conflits violents avec sa petite amie mêlant des sentiments de haine, de honte et d'humiliation. Suite à la délocalisation du service de neurologie dans un autre hôpital, nous continuons le suivi, tout en sachant qu'il s'arrêtera quatre mois plus tard. Dans ce nouvel espace, à la fin de l'été, Gilda lève le voile, elle se confie davantage. Il y a trois ou quatre ans, elle était ronde, en surpoids. Elle souffrait du regard sur elle, notamment celui d'une ex petite amie : « Regarde-toi, tu es grosse ! » Alors Gilda s'est privée de tout, sauf de café et de pommes. C'est là que les crises migraineuses ont débuté. Puis, elle a commencé à perdre du poids, à se fixer des objectifs surréalistes, et à développer des troubles du comportement alimentaire.

Lorsque je lui évoque mon souhait de contacter le psychiatre, elle réagit très mal. Elle me dit se sentir comme « une balle de flipper dont tout le monde s'amuse », une souffrance liée au rejet qui a pris racine bien plus tôt dans son enfance, et qui se répète aujourd'hui. Nous maintenons le travail de respiration pour apprivoiser le volume, la vie, là où elle ressent du béton et une oppression. Elle apprend à gérer ses tensions avec la respiration. En quelques mois, accompagnée de tous, elle finit par trouver un objectif plus raisonnable de poids.

Arrive le moment de notre dernière séance. Gilda a réussi un concours : le brevet d'aptitude technique. Dans six mois, elle commencera une formation de détecteur (apprentissage de l'analyse et de l'évaluation des menaces environnantes grâce à des moyens de détection électromagnétique et aux systèmes de guerre électronique ; vingt candidats pris sur cinq cent). Nos chemins se séparent, mais elle continue le suivi auprès de la psychologue.

Un an plus tard, j'ai des nouvelles de Gilda. Sa vie est toujours tourmentée : conflits familiaux, situations affectives houleuses, etc. Mais elle surmonte les épreuves, elle se dit nerveuse mais confiante. Elle pratique le yoga et atteint ses objectifs professionnels. Gilda a une vie d'épreuves mais elle avance, ancrée et contenue par son statut militaire, et par son rôle actif dans la détection des menaces externes.

Conclusion : reconnaître la complexité

Venue rencontrer une patiente migraineuse, j'ai rencontré une jeune femme présentant des problématiques psychiques majeures, évocatrices d'une personnalité état-limite avec troubles graves de l'image du corps. L'événement douloureux, sur fond d'une constitution psycho-corporelle fragile, s'est aggravé du fait de cercles vicieux, en incluant les effets secondaires médicamenteux et les troubles alimentaires. Il s'est installé dans la chronicité, donnant une grande complexité à ce suivi, et un caractère inachevé.

Accéder à Gilda, à son histoire et à son corps, ne pouvait pas suivre l'application simple d'une technique. Il m'a fallu me remettre en question, accueillir son intériorité sombre et torturée, et adapter ma démarche en conséquence.

5.2. Le début d'une nouvelle histoire

Histoire de M. A Particule : AVC et dépression

<u>L'anamnèse médicale de M. A Particule</u>

Un jour de février, alors qu'il revient d'un voyage professionnel, M. A Particule ressent les premiers signaux de l'accident vasculaire cérébral : d'abord de forts maux de tête, puis des troubles soudains de la parole, avant un malaise avec perte de connaissance. Il se réveille à l'hôpital à la suite d'une thrombectomie* réalisée en urgence. À son réveil, il n'a plus aucune séquelle langagière, mais une hémiparésie gauche. Il intègre alors un centre de rééducation pendant deux mois. En fin de rééducation, il a bien récupéré sa mobilité, mais subsistent une sensation de boiter et une rigidité de son bras. À la fin du printemps, il reprend son travail, mais face à une grande fatigue physique et une fragilité psychologique, son médecin décide d'un mi-temps thérapeutique.

Je le rencontre pour la première fois au début de l'automne. Sa demande est claire : être capable de se maîtriser. Par ailleurs, il me dit culpabiliser « de manquer de courage… » M. A Particule n'est plus animé par sa passion : son travail. Avant l'AVC déjà, il ressentait une tension psychologique dans sa vie professionnelle du fait d'un « conflit de valeurs » entre son éthique et les orientations qu'on lui demande de mettre en œuvre. Il envisage l'hypothèse d'un lien de causalité entre l'hypertension artérielle à l'origine de l'AVC et cette tension psychologique préalable.

<u>L'accident vasculaire cérébral</u>

Il existe deux types d'accident vasculaire cérébral :

- L'accident ischémique : conséquence d'une réduction critique du débit sanguin en aval de l'occlusion partielle ou totale d'une artère cérébrale.
- L'accident hémorragique : conséquence d'une rupture d'un vaisseau cérébral.

Suivant la région concernée, les effets neurologiques diffèrent : symptômes moteurs, phasiques, cérébelleux, sensitifs et/ou cognitifs. Dans le premier cas, les traitements se sont améliorés depuis 2015 avec l'association de la thrombolyse (molécule administrée par voie veineuse) et de la thrombectomie. M. A Particule a pu bénéficier rapidement d'une thrombectomie qui l'aura probablement sauvé de séquelles potentiellement irréversibles de l'AVC.

En France, selon les données de l'INSERM, il y a cent-quarante mille nouveaux cas chaque année, soit un AVC toutes les quatre minutes. C'est la seconde cause de mortalité pour les hommes et la première cause pour les femmes. Il représente la première cause de handicap acquis chez l'adulte. L'âge moyen de survenue est de soixante-quatorze ans, mais vingt-cinq pourcents des patients ont moins de soixante-cinq ans, et dix pourcents ont moins de quarante-cinq ans. Ces dernières années, on observe une augmentation significative des personnes jeunes. À noter que les retentissements invisibles de l'accident vasculaire cérébral sont assez méconnus (troubles attentionnels, fatigue, dépression, etc.). La dépression, notamment, survient chez trente à cinquante pourcents des personnes touchées, dans l'année qui suit l'AVC.

L'événement somatique brutal

La routine associant vie familiale, vie socio-affective et vie professionnelle constitue et garantit une continuité d'être. Éric Pireyre redéfinit le « phénomène de conviction de la continuité d'existence » comme « une sorte de sécurité intérieure qui nous dit qu'à la seconde suivante, nous serons toujours là et toujours "le même" » (Pireyre, 2015 : 55). Ce sentiment se construit très tôt dans le développement de l'enfant et lui permet de faire face à des vécus d'angoisse et de menace.

M. A Particule a une vie familiale et une vie professionnelle stables qui lui garantissent cette continuité et cette cohérence. Pour autant, s'il a survécu à son AVC sans séquelles, visibles du moins, quelque chose ne s'articule pas. Il garde un sentiment de rupture et de discontinuité. Cela fait écho à l'aspect potentiellement fatal et donc traumatique de l'AVC, au sens d'effraction psychique et de stress post-traumatique. De plus, l'évènement brutal a mis en exergue une tension professionnelle, apparue juste avant l'accident.

L'indication en psychomotricité

Dans un contexte d'AVC, l'indication en psychomotricité s'établit le plus souvent sur des critères de réappropriation corporelle : renforcement du schéma corporel, de l'équilibre, de la posture et des coordinations. M. A Particule ne relève pas de ces indications. Il vient sur une indication médicale évasive : « Réaliser dix séances de psychomotricité », mais surtout sur les conseils d'un ami, « parce que cela lui fera du bien ». C'est à l'issue d'un entretien ciblé sur ses besoins et ses attentes que nous mettons en place le suivi organisé sur deux séances par mois.

De la retenue à la saveur des possibles

La quête du possible

En guise de premier entretien, nous reprenons toute son histoire. Gestionnaire de restructuration à la direction du Service de santé des armées (SSA), il vient en soins dans un établissement lui-même en restructuration depuis plusieurs mois. Restructuration à laquelle je suis confrontée au quotidien et qui questionne mon évolution professionnelle. Je vis alors une tension entre ma posture professionnelle, avec un devoir de réserve, et ma subjectivité contactée lorsqu'il me parle des modalités des restructurations en cours. En posture d'écoute, je note ses attentes : être capable de se maîtriser/ne pas abandonner face à un problème/éviter l'ascension d'idées noires. Ce contexte de prise en soins et ces requêtes, qui relèvent d'un accompagnement psychologique, me questionnent sur mon positionnement et ma capacité à l'accompagner.

Afin d'initier une observation et d'obtenir des indices, la relaxation me paraît l'outil le plus adapté : conscience du corps, connaissance et maîtrise de la respiration, réceptivité à l'imaginaire. M. A Particule adhère à l'approche, nous engageons le suivi. Au début de la séance suivante, il me fait savoir que la relaxation améliore la qualité de son sommeil. Pour autant, il reste insatisfait. Toujours habité par son mal-être au travail, il attend que je lui apprenne à reprendre le contrôle de ses émotions et de ses pensées. Il souhaite supprimer ses « chutes psychologiques » : un corps qui s'emballe, une pointe au sternum, des mauvaises pensées, etc., et « une journée foutue » quand il en prend conscience. Désarçonnée par ce retour mitigé, je cherche une solution immédiate. La médiation corporelle ne me paraît pas adaptée dans cette atmosphère de contrôle et de retenue. C'est alors que je lui propose un travail d'écriture ; une activité que je pratique depuis peu.

La médiation écriture et la danse des mots

L'écriture est en effet un outil qui peut ouvrir l'expression de la vie corporelle sans pour autant exposer le corps. L'idée étant de présenter à M. A Particule un support créatif afin de favoriser le mouvement de sa vie psychique. Chaque proposition d'écriture se construit à partir d'un thème, puis des consignes précises donnant toute liberté à l'écrivant qui devient alors narrateur. Un extrait de littérature est lu à voix haute pour illustrer la proposition. L'écrivant dispose ensuite d'un temps limité pour rédiger son écrit. À la fin de sa rédaction, il lit son texte à voix haute, puis nous échangeons.

Guillemette Bolens[41], professeure de littérature à l'université de Genève, détaille ce lien entre la littérature, le corps, et le tonus. Elle compare la lecture d'un texte à l'activation d'un savoir sensori-moteur, ou d'une simulation perceptive. Les mots, l'effort de description sensorielle réalisé

---

[41] G. Bolens (2016). *Vivre et penser le dialogue tonique*. Colloque international de Genève.

par les auteurs, activent la mémoire corporelle du lecteur. Elle cite Miguel de Cervantès qui recourt à des nuances toniques pour communiquer des informations affectives. Ainsi, pour décrire la joie de son héros Don Quichotte, il écrit : « Don Quichotte sortit de l'auberge, si heureux [...] que la joie lui éclatait par les sangles du cheval ». L'image associée à la joie de Don Quichotte est inattendue, mais suscite immédiatement chez le lecteur une représentation évocatrice du personnage.

Je décide d'introduire cette médiation auprès de M. A Particule. Il accepte. Je nomme la première proposition : la saveur des possibles, et m'appuie pour cela sur un extrait de la *Première Gorgée de Bière* de Philippe Delerm [*Annexe 1*].

Le corps au travail

<u>De l'immobilisation psychique au mouvement de la pensée</u>

Cette médiation amène M. A Particule à s'ouvrir un peu et à détendre la relation. Il parle de la forêt où il se sent bien, de son plaisir du billard, de son accent d'origine, de ses espérances, ses idéaux, ses illusions. Il exprime que c'est difficile pour lui de « faire parler » son corps, contrairement à sa pensée. D'ailleurs, il n'observe pas de changement spectaculaire, sa pensée est en boucle et ses émotions l'insécurisent : quand pourra-t-il mieux se maîtriser ?

Ayant anticipé sa demande, je lui présente une nouvelle proposition d'écriture : le corps au travail. Cela s'appuie sur l'ouvrage *Journal d'un corps* de Daniel Pennac, le journal intime d'un corps tout au long de sa vie [*Annexe 2*]. Il s'agit de décrire les sensations du corps d'un sujet, soi ou un autre, dans une situation de trouble ou de malaise, de gêne ou d'inconfort au travail, tel qu'on ne souhaite pas le voir ou le montrer. Confiante en son respect scrupuleux du dispositif, je propose à M. A Particule de réaliser le travail chez lui.

La fois suivante, lors de sa lecture, il arrive à mettre des mots sur son ressenti corporel. Il est question de l'AVC. Il écrit le cerveau qui se contracte, une pointe au cœur, la douleur, l'afflux au cerveau, les battements de cœur. Il évoque « un arrêt dans le fil de l'histoire », mais aussi la sensation de rupture de son identité d'homme de projets. Aujourd'hui, il souhaite retrouver un environnement qui ne contraint pas mais qui le soutient dans ses idées. Il partage avec moi sa douleur ressentie quand sa parole n'est pas considérée. Il attend dorénavant non plus seulement de la maîtrise, mais une capacité à prendre du recul, de la volonté et de la force.

Ces éléments sont autant d'indices favorables à la proposition d'une séance d'hypnose : la visualisation d'une bulle protectrice. Je l'accompagne par un saupoudrage de mots centrés sur la protection, l'apaisement, le recentrage et la possible avancée. Avec cette combinaison de suggestions, M. A Particule prend la liberté d'imaginer tout autre chose qu'un espace de protection. L'aigle qu'il visualise, les obstacles rencontrés puis transformés dévoilent la possibilité d'un mouvement de sa pensée. Par ailleurs, son expérience de combativité en tant que soldat resurgit dans ses pensées, et montre ses capacités de résilience et de détermination.

Initier le mouvement dans la statique du corps : quand la parole prend corps

Dès l'initiation du suivi de M. A Particule, je me suis questionnée sur la pertinence et la légitimité de ma place comme psychomotricienne dans cette prise en soins. Si le déroulement des premières séances m'est apparu très statique, sans corporalité engagée, le travail d'écriture était déjà une manifestation du mouvement de sa pensée. Invité par les propositions d'écriture à explorer sa corporalité, M. A Particule a réussi peu à peu à réaliser des connexions avec ses ressentis, ses émotions et sa sensorialité (forêt, accent, douleur, etc.) ; ce qui est venu mettre du sens sur le travail réalisé en psychomotricité.

Il m'aura fallu du temps, l'acceptation de l'incertitude et du tâtonnement, pour admettre que nous ne nous étions pas trompés de voie.

Au cours de sa vie, l'adulte en général développe un rapport au corps opérationnel et privilégie le plus souvent l'intellectualisation et le langage verbal. La pathologie, la souffrance bouleversent ce fonctionnement ; elles confrontent le sujet à son corps subi, non maîtrisé, voire à des représentations lacunaires en situation traumatique. Le cheminement de ce corps subi vers un corps habité est nécessaire à l'adulte pour se réapproprier sa vie, son histoire. Cet accompagnement est réalisé en psychomotricité ; il requiert de l'adaptation et un appui important sur le langage.

Aller vers son risque

<u>Les grandes avancées de M. A Particule</u>

La relaxation se poursuit et ancre un vécu quotidien de sérénité pour M. A Particule. Cela lui permet de se sentir plus fort dans la relation aux autres, car il sait qu'il peut retrouver et recréer cette perception. La répétition est nécessaire, fondatrice et sécurisante. Nos séances de relaxation qui pouvaient lui paraître futiles, voir inutiles en début de prise en soins, sont devenues un ancrage sécurisant qu'il peut utiliser à dessein quel que soit le moment ou le lieu. Avec cette sécurité installée, il est possible d'aller vers le risque. Ce sera l'objet de ma troisième proposition d'écriture.

Sur l'appui d'un extrait d'Henri Bauchau, je lui propose d'écrire sur la prise de risques (physique ou psychologique), lorsque sous le regard d'autrui ou le sien, il faut gérer ses peurs et ses angoisses, afin d'acquérir de nouvelles compétences. Je lui propose d'écrire une expérience sous forme de dialogue intérieur où il détaillera la prise de risques, les différentes étapes, ses sensations, jusqu'à la réussite [*Annexe 3*]. Dans son écrit, il évoque sa reconversion professionnelle dès lors engagée, mais qui reste difficile. En effet, se reconvertir veut dire qu'il doit faire le deuil d'une carrière militaire d'une part, et renoncer d'autre part, à ses idéaux et à ses valeurs issues de son adolescence. Il questionne son altérité au monde et aux autres, en étant moins poreux, en se protégeant davantage, plus tolérant avec lui-même. Il arrive à mieux clarifier et analyser ses perceptions (aisance, fatigue, révolte intérieure, etc.). Il peut aussi identifier ce qu'il se passe dans l'interaction non-verbale (regard, écoute, sourires, tensions, inconfort, etc.). Il prend du recul, et réussit à créer un espace entre son émotion et sa pensée. Je lui propose alors de revenir pour une dernière séance avec un poème sur le travail.

<u>Un leitmotiv : répétition, sécurité et prise de risques</u>

Au cours du développement psychomoteur, la répétition permet au tout-petit de vivre et d'intégrer des expériences sensori-motrices sous différentes modalités (intensité, forme, rythme, etc.). La répétition lui permet ainsi de passer de sensations du corps dans l'espace et le temps, à la trace mnésique de l'expérience, jusqu'à l'intégration de schèmes précis et de données cognitives dans un environnement interactif à la fois matériel (objets, espace, etc.) et relationnel. Ce processus se poursuit harmonieusement si l'enfant bénéficie d'un environnement porteur. Il sera alors encouragé à poursuivre ses explorations, à gagner en maîtrise, et va pouvoir se risquer à de nouvelles aventures. C'est sur ce système de liens qu'il construit son rapport à lui-même et à la vie.

Pour M. A Particule, l'expérimentation répétée de la relaxation lui a permis de l'intégrer complètement dans son quotidien. Cela a facilité l'accueil de ses émotions, notamment la colère, initialement insécurisante car non maîtrisée. Les émotions sont en effet un vacillement de l'intériorité, un déséquilibre homéostatique, voire un emballement du système nerveux parasympathique qui fragilise l'individu. M. A Particule, si retenu, a pu compter sur ce temps de relaxation comme un espace de sécurité, pour accueillir les vacillements de sa journée, et sentir son corps capable de les assumer. Il est devenu plus facile pour lui d'aller vers l'inconnu et une reconversion assumée.

Une poésie qui ouvre la voie

Pour sa dernière séance, M. A Particule vient avec le dernier texte que je lui ai demandé : une poésie sur le travail, le seul texte qu'il me donne. Dans cette poésie, il revient sur son histoire, depuis ses espoirs jusqu'à la déception, avant de conclure sur une dernière strophe : « Alors mon corps tel un Phénix me sauva/Pour me permettre de déconstruire mes illusions/Et mon esprit rencontra une voix qui m'accueilla/Pour un nouveau chemin de fusion. »

Pour cet homme si contenu, au tout début accroché à sa sacoche, l'image du Phénix démontre son ouverture vers une autre dimension du corps… Et tout le chemin parcouru. Le besoin de maîtrise et la réponse scolaire aux consignes se sont adoucis, au profit d'une faute d'orthographe pour permettre la rime. Il est aussi intéressant de constater que ce n'est pas tant une oreille qui accueille qu'une voix. La voix, importante en relaxation comme en hypnose, par son rythme, ses aspects prévisibles et constants, est une voie royale pour la création d'une enveloppe sécurisante propice au relâchement.

Conclusion : rebondir grâce à sa créativité

L'histoire de M. A Particule s'est révélée bien plus fluide et limpide que la précédente. Si le contexte, au moment de l'AVC, était très sensible et tendu, sa structure de personnalité stable et équilibrée a facilité l'appropriation de cet événement neurologique. En s'inscrivant dans une temporalité délimitée, cette histoire nous laisse imaginer une suite sereine et constructive. À ses côtés également, j'ai suivi un cheminement fait d'incertitudes et de questionnements. Mais le travail d'écriture, activité pourtant statique et finalement méthodologique, a dévoilé tout son intérêt en thérapie psychomotrice en tant que catalyseur de créativité, étayage du mouvement psychique, et libération d'un imaginaire corporel.

5.3. La psychomotricité auprès d'adultes dans les suites hospitalières

L'être psychomoteur en neurologie

Les symptômes visibles et invisibles du patient en neurologie

L'affection neurologique est un événement corporel intense. Motricité, gestualité, sensibilité, vision, langage, cognition, etc., le corps est brutalement ou insidieusement limité et meurtri. Face à la symptomatologie neurologique, l'hospitalisation vise la stabilisation de l'événement, le traitement de la pathologie identifiée et la récupération optimale du corps fonctionnel. À l'issue de l'hospitalisation, les consultations médicales régulières s'assurent que cet équilibre se maintient, sinon ajustent éventuellement les traitements et les suivis parallèles.

Quand les patients sortent de l'hôpital, ou des centres de rééducation, si leur environnement reste le même, quelque chose en eux a pourtant changé. Parfois visible, en cas de séquelles potentielles, ce changement est parfois plus difficile à percevoir. Dans le cas de traumatismes crâniens, on parle de handicap invisible pour ce qui est des séquelles cognitives. Cependant, il n'y a pas de dénomination pour d'autres manifestations peu visibles et parfois subjectives (douleurs, fatigues, répercussions psychologiques, etc.) qui restent très invalidantes et pas suffisamment considérées. Les patients vivent une grande difficulté à faire avec et souffrent de devoir faire avec. Le corps soudain déstabilise et empêche de se sentir complètement soi-même.

La plainte et le palimpseste

En psychomotricité, lors de la première rencontre avec ces patients adultes, souvent la plainte prédomine : le corps ne va pas, il a mal, il limite les habiletés sensorielles et/ou motrices, et ne répond ni aux besoins ni aux désirs. Si l'écoute et la considération de cette plainte sont fondamentales dans la construction de l'alliance thérapeutique, elles ne constituent que le point de départ du cheminement thérapeutique. L'intention de soin demeure bien-sûr de soulager la douleur, de restaurer les capacités psychomotrices, mais au-delà, l'attention du psychomotricien est tournée vers le sujet dans sa globalité : son éprouvé, ses expressions non-verbales et sa construction psychomotrice.

Éliane Ferragut écrit dans ce sens : « La plainte est porteuse de bien d'autres messages qui peuvent se situer à différents niveaux […], il y a au-delà, la vraie demande qui reste à décoder, et dont le malade, lui-même, n'est pas toujours conscient » (Ferragut, 1997 : 35). C'est à l'image du palimpseste : si la plainte est la dernière écriture de l'histoire du sujet, la plus visible, le psychomotricien ira chercher les inscriptions en arrière-plan ; issues de la mémoire corporelle du sujet. En effet, il n'y a pas de mémoire plus vivace et plus trouble que la mémoire du corps. Non localisée sur le plan neuropsychologique, elle est présente dans les différentes structures cérébrales et en association permanente : engagement postural, schèmes moteurs, sensorialité, vie émotionnelle, représentations psychiques et cognitives.

Du corps sidéré au corps en relation

À partir de sa compréhension de la complexité de l'être humain, mais aussi des liens existants entre la neurologie, la psychiatrie, la psychanalyse, la psychologie et la biologie, Julian de Ajuriaguerra a créé la psychomotricité comme une discipline thérapeutique et comme « un objet épistémique » (Joly, 2017 : 72). « La psychomotricité d'un individu c'est ainsi et au fond, la manière d'un sujet *d'habiter son corps* » (Joly, 2017 : 49). Ajuriaguerra pense ainsi le sujet dans son organisation neuro-sensorimotrice et neurocognitive intriquée à la dimension psychique et imaginaire de la relation à son corps. Cette articulation est elle-même sous-tendue par la relation à l'autre et au monde matériel ; la psychomotricité, c'est le corps-en-relation.

Aussi, au-delà du corps réel, souvent mis au premier plan de la pathologie neurologique, la corporalité psychique et imaginaire du sujet est aussi impactée. Par son effraction et la virulence de ses symptômes, autant que par ses traitements, la pathologie neurologique déstabilise la psychomotricité du sujet, fragilise son habitat corps jusqu'à le sidérer. L'essence de l'être psychomotricien est alors d'accompagner l'être psychomoteur d'un corps sidéré à un corps en relation.

L'être psychomotricien

Le visible et l'invisible d'une rencontre

En sus de sa dimension formelle et verbale, la première rencontre possède une dimension non-verbale forte : mimiques, posture, gestuelle, nuances toniques, tonalité de voix, etc. Dès ce moment-là, le psychomotricien est alors dans une disposition d'observation aiguisée, une attention multimodale, consciente et inconsciente, à l'affût de ces informations caractéristiques d'une corporalité et d'une atmosphère singulières. Si la corporalité donne à observer et à écouter, l'atmosphère enveloppe, parfois traverse. Le psychomotricien est informé par le visible et modelé par l'invisible. De même, la qualité de la rencontre est indissociable d'une qualité de présence, à la fois attentive et perméable, réceptive et perceptive.

Pour Stéphane Breton, hypno thérapeute, faisant référence à François Roustang : « La présence se manifeste aussi au travers d'éléments concomitants : le rapport au corps, au sentir, le silence et une inconditionnelle disponibilité à ce qui est » (Breton, 2020 : 64). L'intensité de la présence du thérapeute, « suppose que son esprit soit corps » (Breton, 2020 : 67). En psychomotricité, nous pouvons parler d'empathie tonique, ou de disposition à ressentir les modalités tonico-émotionnelles. Cette qualité de présence doit persister tout au long du suivi, afin de rendre possible l'inattendu et de donner matière à réflexion. Le psychiatre Daniel Marcelli, à partir de son étude des jeux de coucou dans les interactions précoces, s'est intéressé à la fonction de la surprise dans la rencontre soignante :

> La surprise met à nu chaque partenaire qui se doit d'accepter cet instant de vacillement s'il veut pouvoir, par là-même rencontrer l'autre. Ce partage émotionnel, assez proche somme toute d'un jeu de surprise comme on peut en voir entre une mère et son bébé, préside à un moment de possible accordage affectif, sur lequel le lien thérapeutique peut se conforter (Marcelli, 2000 : 244).

Ces échanges émotionnels donnent vie à la relation. *A contrario*, un rythme institutionnel trop cadencé, des certitudes trop ancrées, des soins trop protocolisés ou encore une routine, diminuent la qualité de la rencontre, mais aussi la possibilité d'une créativité comme préalable à l'espace de soins.

<u>La médiation en thérapie psychomotrice : un outil magique ?</u>

Une relation de qualité est un accordage qui implique le patient comme le psychomotricien. De cet accordage naît un espace transitionnel (Donald Woods Winnicott, 1951), c'est-à-dire un espace tiers entre deux subjectivités. C'est au sein de cette zone exploratoire de création commune, fiable et sécure, que s'expérimentent les médiations. Pour Winnicott, dans cet espace « Le "je suis" doit précéder le "je fais", sinon le "je fais" n'a aucun sens pour l'individu » (Winnicott, 1975 : 179). Selon lui, la créativité est en effet une manifestation de la vie, une liberté d'être soi-même, facilitant pour l'individu sa restauration narcissique.

En psychomotricité, comme le souligne Fabien Joly, la médiation est une expérience valant pour elle-même, en dehors de toute recherche interprétative. Elle ne peut donc pas être réduite à une technique, ni même à un apprentissage. Au contraire, la médiation est un processus nourri par le savoir corporel du psychomotricien acquis tout au long de sa formation initiale (relaxation, expression corporelle, activités artistiques, etc.), de sa formation professionnelle continue et de ses pratiques individuelles. Ce savoir est issu d'une expérience consciente, sensible et structurante, du « corps engagé dans l'action et de sa réceptivité aux flux sensoriels » (Giromini, 2013 : 114).

Ainsi, le thérapeute n'est pas extérieur à la médiation mais « garant impliqué et co-acteur de l'expérience » (Joly, 2014 : 232). Il ne fait pas que proposer ni réceptionner car la médiation « instaure un miroitage qui offre au partenaire l'espace et l'appui nécessaire pour reconnaître, sonder, orienter et élaborer son vécu » (Giromini, 2013 : 114). Il va s'agir de « permettre une meilleure "habitation corporelle" » (Joly, 2014 : 232), ou encore « de soutenir un permanent travail de liaisons et de symbolisations ». Quelle que soit la médiation, celle-ci n'a pas vocation à être magique, mais procède bien d'un cheminement qui ouvre un espace de travail fait de matière à symboliser ; une co-production qui implique tout autant l'être psychomotricien que l'être psychomoteur.

Le travail de reliaison par l'image : de l'image-inerte à l'imagine-air

En neurologie, face à la douleur et à la souffrance, la relaxation est une médiation souvent privilégiée. Or, si la sidération, comme faillite des processus de symbolisation, fige la pensée ou mène seulement dans l'agir, il devient difficile de sentir l'existence circuler en soi. Le recours à l'image et l'accès à l'imaginaire pour Gilda et M. A Particule se sont révélés des ressources privilégiées pour accéder à l'intériorité, mais aussi pour délimiter les perceptions diffuses et angoissantes. En effet, l'image comme support de l'imaginaire a été un étayage tout au long de leur suivi, mais aussi un « holding-langage », suffisamment contenant pour permettre à Gilda d'accéder à la symbolisation de son vécu, et suffisamment rassurant pour permettre à M. A Particule de rester dans la maîtrise de ses affects.

Pour chacun de ces deux patients, nous avons recherché à sortir de la sidération en activant les vécus corporels, en créant de nouvelles associations avec la matière, la nature, la mémoire, en tout cas le vivant. Dans un livre collectif sur la cognition comparative, Guillemette Bolens illustre avec humour cette dimension corporelle et tonique de l'image par deux versions d'un même événement :

> *Version A1* : « Tout d'abord, l'allure est faible ; un vague et languissant désir se fait sentir, accompagné d'une douce agitation. Puis, la force de l'urgence grandit, irrésistible ; sa tête tourne brusquement et il s'élance par le sol irrégulier pour aller caresser l'objet de son affection avec un ravissement extrême. »
> *Version A2* : « Une pièce métallique est attirée par un aimant » (Bolens, 2016 : 11).

Dans cet exemple, le métal devient vivant, animé, même désirant. Certes, l'image est quelque peu fantaisiste, mais nous n'avons aucun mal à imaginer cet événement comme une action ralentie de l'aimant, en cohérence avec sa réalité physique. Comme une invitation destinée à la psychomotricité, Roustang illustre la création du vivant corporel à partir des mots : « Si j'accepte de jouer avec les mots comme s'ils étaient des choses malléables, des matériaux à pétrir et à faire pénétrer dans la peau, alors le changement entre par mon corps dans le reste de mon existence » (Roustang, 2015 : 376). Par ses jeux d'images et de mots, le processus imaginatif facilite le passage de l'image-inerte à l'imagine-air. Il est porteur d'un élan de vie, d'un mouvement, d'une respiration.

5.4. Conclusion générale : les patients, maîtres à penser la psychomotricité

Catherine Potel écrit du métier de psychomotricien.ne : « La psychomotricité est un métier à tisser, à tisser de la relation, de l'histoire, du temps et du symbolique » (Potel, 2010 : 9). Cette définition résonne particulièrement avec les prises en soins de Gilda et M. A Particule. En tant que psychomotricienne, j'ai suivi un processus habituel de soins : une observation psychomotrice, la recherche d'une alliance thérapeutique de qualité, la définition d'orientations thérapeutiques et la quête de médiations à ajuster en permanence. En arrière-plan, ce long processus a été nourri, et rendu possible, par l'acceptation de l'incertitude et de l'inattendu, un questionnement permanent, une disponibilité psychocorporelle, des supports théoriques renouvelés et des supports pratiques non figés.

Pour accompagner Gilda et M. A Particule, j'ai dû mobiliser de nouvelles ressources : hypnose, écriture, imaginaire. La subtilité du langage et des images m'est alors apparue comme une nouvelle piste à exploiter ; un langage comme support du jeu et de création à résonance corporelle, pour que l'esprit devienne corps et que le corps devienne esprit. Comme illustration de cette idée et de la puissance évocatrice des mots, Roustang écrit : « La souplesse, la légèreté, la liberté, c'est dans votre esprit comme corps et dans votre corps comme esprit que vous les avez ressenties » (Roustang, 2016 : 335).

Gilda et M. A Particule, par leur parcours et leur individualité, ont ainsi contribué à proposer d'autres couleurs de fils dans ce métier à tisser de la psychomotricité. Ils me laissent la trace de leur ouvrage, ainsi qu'une conviction : si l'on connaît d'avance le chemin, on passe à côté de là où nous devons aller.

Annexes

Annexes 1

<u>Proposition d'écriture : la saveur des possibles</u>

Sous forme d'un petit texte, je vous propose de relater un moment ou un instant, ou vous, ou un personnage que vous créez s'est mis à rêver, à vouloir soudainement autre chose.

Comme une pensée, une impulsion, qui traverse l'esprit : « Et si … » ou « je pourrais presque ... ».

Comme Philippe Delerm, sur un instant de travail ou de quotidien, laissez-vous traverser par cette idée furtive, simple, anodine, ou excentrique, qui mènerait à changer le programme.

Appuyez-vous sur la description du contact, et sur l'instant d'émergence de l'idée, de l'envie, ce que vous ressentez à ce moment, ce qui pourrait se passer si vous suivez votre idée, mais aussi si vous ne la suivez pas.

Laissez-vous guider par votre écriture, et autorisez-vous à vivre votre imaginaire, à la laisser s'exprimer authentiquement, il sera accueilli.

La première gorgée de bière et autres plaisirs minuscules
Philippe Delerm
Ed. L'arpenteur, 2002

<u>On pourrait presque manger dehors</u>

C'est le « presque » qui compte, et le conditionnel. Sur le coup, ça semble une folie. On est tout juste au début de mars, la semaine n'a été que pluie, vent et giboulées. Et puis voilà. Depuis le matin, le soleil est venu avec une intensité mate, une force tranquille. Le repas de midi est prêt, la table mise. Mais même à l'intérieur, tout est

changé. La fenêtre entrouverte, la rumeur du dehors, quelque chose de léger qui flotte.
« On pourrait presque manger dehors ». La phrase vient toujours au même instant. Juste avant de passer à table, quand il semble qu'il est trop tard pour bousculer le temps, quand les crudités sont déjà posées sur la nappe. Trop tard ? L'avenir sera ce que vous en ferez. La folie vous poussera peut-être à vous précipiter dehors, à passer un coup de chiffon fiévreux sur la table de jardin, à proposer des pull-overs, à canaliser l'aide que chacun déploie avec un enjouement maladroit, des déplacements contradictoires. Ou bien vous vous résignerez à déjeuner au chaud - les chaises sont bien trop mouillées, l'herbes si haute…
Mais peu importe ce qui compte, c'est le moment de la petite phrase. On pourrait presque… C'est bon, la vie au conditionnel, comme autrefois, dans les jeux enfantins : « On aurait dit que tu serais… » Une vie invente, qui prend à contre-pied les certitudes. Une vie presque : à portée de main, cette fraîcheur. Une fantaisie modeste, vouée à la dégustation transpose des rites domestiques. Un petit vent de folie sage qui change tout sans rien changer…
Parfois, on dit : « On aurait presque pu … ». Là, c'est la phrase triste des adultes qui n'ont gardé en équilibre sur la boîte de Pandore que la nostalgie. Mais il y a des jours où l'on cueille le jour au moment flottant des possibles, au moment fragile d'une hésitation honnête, sans orienter à l'avance le fléau de la balance. Il y a des jours où l'on pourrait presque.

Annexes 2

Proposition d'écriture : le corps au travail

Sous forme d'un texte rédigé en 40 minutes environ, votre travail d'écriture sera centré sur l'expression du corps en situation de travail.
Alors que vous êtes dans un contexte professionnel, décrivez les sensations de votre corps, ou de celui imaginé d'un autre, pendant une situation de trouble ou de malaise, une gêne, un imprévu, un instant de dérangement et d'inconfort.
Votre écriture évoquera votre moi, peut-être la douleur, le plaisir ou la défaillance, la façon dont le corps s'emballe dans ses sensations et se déballe dans les mots.
Vous pouvez utiliser des bribes, des vignettes, des imagines, ou un simple texte pour décrire le corps tel qu'on ne souhaite pas le voir ou le montrer en situation de travail.

Journal d'un corps
Daniel Pennac
Gallimard, 2012

13 ans, 1 mois, 10 jours, Vendredi 20 Novembre 1936
J'ai bien réfléchi. Si je décris *exactement* tout ce que je ressens, mon journal sera un *ambassadeur* entre mon esprit et mon corps. Il sera le *traducteur* de mes sensations.
13 ans, 1 mois, 12 jours, Dimanche 22 Novembre 1936
Je ne vais pas seulement décrire les sensations fortes, les grandes peurs, les maladies, les accidents, mais absolument tout ce que mon corps ressent. (Ou ce que mon esprit fait ressentir à mon corps). La caresse du vent sur ma peau, par exemple, le bruit que fait en moi le silence quand je me bouche les oreilles, l'odeur de Violette, la voix de Tijo. Tijo a déjà la voix qu'il aura quand il sera grand. C'est une voix sablée, comme s'il fumait trois paquets de cigarettes par jour. À trois ans ! Quand il sera adulte, la voix ne sera plus aigüe, bien sûr, mais ce sera la même voix sablée, avec le rire derrière les mots, j'en suis certain. Comme, dit Violette en parlant des colères de Manès : on peut crier autant qu'on veut, on a la voix qu'on a !
43 ans, 8 mois, 26 jours, Jeudi 6 Juillet 1967
Comme prévu, crise d'angoisse. L'angoisse se distingue de la tristesse, de la préoccupation, de la mélancolie, de l'inquiétude, de la peur ou de la colère en ce qu'elle est sans objet identifiable. Un pur état de nerfs aux conséquences physiques immédiates : poitrine oppressée, souffle court, nervosité, maladresse (cassé un bol en préparant le petit déjeuner), bouffées de fureur dont le premier venu peut faire les frais, jurons étouffés qui vous empoisonnent le sang, aucun désir et la pensée aussi courte que le souffle. Impossible de me concentrer sur quoi que ce soit, dispersion extrême, ébauche de gestes, ébauche de phrases, ébauche de réflexion, rien n'aboutit, tout rebondit vers l'intérieur, l'angoisse renvoie sans cesse au cœur de l'angoisse. Ce n'est la faute de personne - ou c'est celle de tout le monde ce qui revient au même. Je trépigne en moi-même, accusant la terre entière de n'être que moi. L'angoisse est un mal ontologique. Qu'est-ce que tu as ? Rien ! Tout ! Je suis seul comme l'homme !
59 ans, 1 mois, 14 jours, Mercredi 24 Novembre 1982
De l'agrément de se gratter. Pas seulement pour cette montée orgasmique qui s'achève dans l'apothéose du soulagement mais pour le délice, surtout, de trouver au millimètre près le point exact de la démangeaison. C'est aussi c'est « se bien connaître ». Très difficile de désigner à l'autre l'endroit précis où vous gratter. Dans ce domaine, l'autre déçoit toujours. Comme souvent, il est légèrement à côté du sujet.
72 ans, 9 mois, 12 jours, Lundi 22 Juillet 1996

Seul au jardin, je lève les yeux de ma lecture, distrait par le chant d'un oiseau que je regrette de ne pouvoir identifier. Ce constat vaut pour presque toutes les fleurs qui m'entourent et dont j'ignore le nom, pour quelques arbres aussi, pour la plupart des nuages et pour les éléments qui composent cette motte de terre que mes doigts émiettent. De tout cela, je ne peux rien nommer. Les travaux de ferme de mon adolescence ne m'ont presque rien appris sur la nature. Il est vrai qu'ils n'étaient destinés qu'à me muscler. Le peu que j'ai su, je l'ai oublié. Bref, me voilà civilisé au point de n'avoir aucune connaissance élémentaire ! L'oiseau qui m'a tiré de ma lecture chante dans le silence de cette ignorance. D'ailleurs, ce n'est pas tant son chant que j'écoute que le silence lui-même. Un silence absolu. Et tout à coup, cette question : où est passé mon acouphène ? J'écoute plus attentivement. C'est bien ce qui me semblait : pas d'acouphène, juste l'oiseau. Je me bouche les oreilles pour écouter l'intérieur de mon crâne. Rien, l'acouphène à bel et bien disparu. Ma tête est vide, elle bourdonne un peu sous la pression de mes doigts, comme un tonneau contre lequel j'aurais collé l'oreille. Absolument vide, le tonneau. Vide de son, ce dont je me réjouis, et de toute connaissance élémentaire, ce qui navre. Je reprends ma lecture savante pour me vider davantage.

Annexes 3

Proposition d'écriture : aller vers son risque

« Impose ta chance, serre ton bonheur et va vers ton risque. À te regarder, ils s'habitueront. »

(René Char - Poète résistant)

Il arrive parfois que la vie, dans un contexte personnel ou professionnel, que l'on soit amené à prendre des risques pour atteindre un objectif ou un dépassement de soi. Délibérément choisie ou au contraire imposée, la prise de risques nous oriente dans des domaines inexplorés de l'action ou de la connaissance, vers des terrains glissants ou l'on est confronté au regard d'autrui ou au sien, et où l'on est conduit à gérer ses peurs et ses angoisses pour atteindre de nouvelles compétences. Que ce soit dans le domaine physique (performance) ou psychologique (affirmation de ses idées, opposition publique), le risque nous pousse à aller plus loin, à dépasser nos habitudes et à sortir de notre confort, à oser, à risquer son image, à faire preuve de persévérance et d'audace.

Sous forme de dialogue intérieur, éventuellement accompagné, comme dans le texte d'Henri Bauchau, d'un soutien/regard extérieur, vous allez relater une expérience vécue par le narrateur (vous-même ou un personnage inventé), qui retrace le moment où il s'est lancé dans le risque. Vous décrirez ce qu'il a ressenti dans son élan, ses motions, ses peurs, ses freins, ses impulsions ; ainsi les différentes étapes traversées pour arriver à l'aboutissement positif, la satisfaction de la réussite, et peut-être même la constitution d'un changement, la consolidation de soi et le renforcement de la confiance en soi.

Boulevard périphérique
Henri Bauchau
Éd. Babel, 2009

Pendant les premières années de la guerre nous avons souvent grimpé ensemble et une amitié est née entre nous. Un jour, il m'a emmené avec un moniteur de sport, Sarquin, très bon grimpeur. À la fin de la journée, Stéphane nous a montré, pendant que nous l'assurions d'en-bas, comment faire une voie dominée par un fort surplomb sur lequel il fallait faire deux rétablissements difficiles.

Stéphane franchit le premier surplomb assez lentement puis, ayant repris souffle, il aborde et dépasse le second avec une précision et une rapidité admirables ; redescendu en rappel, il assure Sarquin. Celui-ci prend un bon départ, franchit trop vite le premier surplomb, arrive fatigué au second, ne parvient pas à s'élever et soudain dévisse.

Stéphane assure sa descente et me dit d'essayer à mon tour. Si Sarquin a échoué, ce n'est pas moi qui vais réussir. Je n'ai pas trop envie de tenter l'entreprise mais je ne puis me dégonfler devant les deux autres.

Je prends le départ plus lentement que Sarquin, je franchis le premier surplomb avec peine, en ménageant mon souffle. Au second surplomb, il y a un travail de mains à faire. Face au rocher, je me rappelle tous les gestes de Stéphane et l'instant qui m'habite les exécute.

Mes mains se hissent sur des prises minuscules, un élan me soulève et, sans savoir comment, je passe. Au moment où je franchis le premier surplomb, je vois entre mon corps et mon bras le visage attentif de Stéphane en train de m'assurer. Quand, parvenu en haut je me retourne, je vois l'ébauche d'un sourire de satisfaction sur son visage. Son sourire d'Indien, comme disent les hommes de son chantier, et je ressens à travers lui un sentiment de joie, de plénitude totale.

Quand je reviens au sol Sarquin me regarde étonné, ne comprenant pas comment j'ai pu réussir là où lui, plus fort et plus entraîné, a échoué.

À partir de ce regard jeté d'en-haut sur le sourire de Stéphane, le vertige, dont j'ai toujours souffert, me quitte. Je n'ai plus affaire qu'à la paroi, à la pesanteur, au travail de mes quatre pattes et je n'ai plus été paralysé par la peur.

Quelque chose a eu lieu comme si Stéphane m'avait revêtu de sa force.

CHAPITRE 6

Cri et psychomotricité, une balade en unité d'hébergement renforcé, *Willy Jacquens*

« Ô mon corps, fais de moi toujours un homme qui interroge. »
(FANON, *PEAU NOIRE, MASQUES BLANCS*)

Dans les Établissements d'hébergement pour personnes âgées dépendantes (EHPAD), les équipes soignantes connaissent bien ce que recouvrent les troubles du comportement chez le sujet âgé dit atteint de démence. Il s'agit d'éléments ou de symptômes perturbateurs pour les équipes ou l'entourage, tels les violences physiques, les errances, les cris, les résistances aux soins, les comportements sexuels inappropriés. Par définition, un trouble du comportement est un comportement inadapté à la norme attendue.

L'un des avantages de catégoriser ces troubles du comportement est de permettre aux équipes soignantes de repérer la personne qui arrive, de savoir de « quoi on parle » et d'échanger autour des éléments informatifs se rapportant au patient. Pour autant, n'est-il pas important de se détacher de cette première représentation qui, de façon tacite, peut enfermer le sujet dans les difficultés à l'accompagner ? Ne vaut-il pas mieux regarder ce que signifie concrètement tel trouble dans une situation ou un contexte donné ?

À travers ce texte, et en appui sur différentes fonctions

que j'ai exercées, psychomotricien, accompagnateur d'équipes, je propose de revisiter la question des troubles du comportement dans le champ de l'accompagnement de la personne âgée au sein d'une Unité d'hébergement renforcée (UHR[42]). Je vais m'interroger sur comment sortir de la rubrique des troubles du comportement pour aller à la rencontre du sujet notamment à travers son « cri ».

Il s'agit de comprendre cette expression particulière marquée par une intensité forte. Généralement, le cri a une tonalité aiguë : il provient des voies aériennes supérieures. Le cri grave est plutôt rare sauf dans certaines cultures comme celle du Japon où le cri se transforme en *Chi*, énergie qui cherche à s'exprimer et qui provient du ventre. Un dictionnaire généraliste comme le *Petit Robert* nous renseigne que le cri est un son perçant émis avec violence par la voix. Cette violence peut indiquer une forme de détresse qui peut susciter de l'aide ou une forme d'attaque qui peut servir de repoussoir. Le cri peut également être appréhendé comme un échec de la parole lié à différentes raisons : physiologiques, psychologiques ou pathologiques. Chez un même individu, il est intéressant de repérer les différentes fonctions du cri.

Ainsi, je me suis interrogé s'il s'agissait toujours du même cri chez M. B en fonction des situations : du moment de la journée, des personnes en présence, de la pathologie. Différentes fonctions que le cri peut ainsi exprimer. Il s'agit de s'ouvrir aux différents aspects possibles de cette expression spécifique et de l'inscrire dans une approche holistique et

[42] Issues du *Plan Alzheimer 2008-2012*, les UHR correspondent initialement à des dispositifs d'accompagnement spécifiques développés au sein de certains EHPAD ou Établissement de soins de longue durée (ESLD). Les UHR ont pour objectifs d'améliorer l'accueil et l'approche thérapeutique des résidents souffrant de symptômes comportementaux sévères consécutifs d'une maladie neuro-dégénérative associée à un syndrome démentiel, qui altèrent la sécurité et la qualité de la vie de la personne et des autres résidents.

singulière de la personne. À partir de la conception d'un sujet global et unitaire, il s'agit pour le psychomotricien de suivre ses intuitions et de se faire confiance. En effet, à force d'être imprégné par une approche globale et unitaire, il se forme dans l'esprit du psychomotricien des sensations, des pensées et des images qui permettent d'aller à la découverte, à la rencontre de l'autre. Pour vraiment tenter de comprendre l'autre en tant que fondamentalement autre il est important de se décoller de son histoire personnelle. Ce chemin vers l'altérité ne va pas sans provoquer des dilemmes éthiques qui peuvent faire conflit entre soi et soi-même, soi et un autre, ou soi avec l'institution. Il me semble important de questionner ses propres résonances corporelles mais aussi ses propres valeurs, son implication personnelle physique et mentale lorsque nous accompagnons des personnes vulnérables.

6.1. Parcours et préoccupations : éléments biographiques

D'aussi longtemps que je me souvienne et bien que les raisons m'échappent, je me suis toujours intéressé à la manière dont les gens s'expriment et communiquent entre eux, et ce même, au-delà des mots. J'ai toujours été sensible aux attitudes corporelles, aux regards, aux gestes, aux silences qui permettent à l'autre d'advenir.

Il y a maintenant une quinzaine d'années, je me suis orienté vers le métier de psychomotricien dans la perspective d'un accompagnement de la personne dans sa globalité et son unicité. Lors d'un stage en gériatrie, je me souviens de Mme C. qui s'exprimait difficilement. Les interactions se faisaient principalement par des regards, des mimiques du visage et un toucher apaisant et contenant lors des séances de relaxation. En effet, pour rentrer en relation avec elle, je m'appuyais essentiellement sur un dialogue tonico-émotionnel qui pouvait parfois nous mener à un contact front contre front. Elle émettait quelquefois des sons ou des mots inarticulés qui pouvaient ressembler à des cris. J'accueillais ce temps d'expression puis je l'accompagnais à nouveau vers un apaisement et une détente corporelle. Me voyant agir avec cette patiente, un membre de l'équipe soignante me lança en passant : « Willy, il parle le dément ». Peut-être une manière de reconnaître l'importance de la communication infra et para verbale avec cette personne.

Dans mon expérience, entrer en communication, en relation avec des personnes souffrant d'une maladie neurodégénérative nécessite d'être dans une présence particulière, une disponibilité physique, mentale et émotionnelle qui n'est pas toujours évidente à mettre en place. Lors de mon premier poste de psychomotricien dans un EHPAD, j'ai rapidement été interpellé par la souffrance de certains soignants qui ne supportaient plus les insultes, les cris, et les coups portés par certains résidents. C'est le cas de Béatrice, une aide-soignante qui m'avoua un jour sa crainte de passer à l'acte avec certains résidents. Ce témoignage, parmi d'autres, m'a incité à m'engager dans une formation en sophrologie afin d'acquérir des outils et des techniques psychocorporelles complémentaires à la psychomotricité au service des résidents mais aussi des équipes soignantes. J'ai ensuite eu l'occasion au sein d'organismes de formation de concevoir et d'animer des formations ayant pour thèmes : la prévention de l'épuisement professionnel des soignants à domicile ou dans les institutions gériatriques.

Mon expérience à la fois clinique et de formation m'a conduit à m'engager dans un EHPAD en 2010 en tant que psychomotricien et sophrologue rattaché à un « pôle soutien ». Ma mission principale au sein de ce pôle était d'accompagner les équipes soignantes dans leur travail auprès des résidents notamment à travers des formations sur les approches corporelles et la « gestion » du stress et de l'agressivité dans la relation soignant/soigné. En collaboration étroite avec un médecin gériatre consultant, j'ai aussi organisé des rencontres interdisciplinaires mensuelles autour de la fin de vie et des soins palliatifs, des troubles du comportement chez les personnes démentes, de la santé mentale et des soins psychiatriques et des approches interculturelles.

Aujourd'hui, ces réunions qui se fondaient sur une approche éthique garantissant le respect et la liberté de parole pour chacun de ses membres n'existent plus et le pôle soutien a évolué et s'est transformé parallèlement aux évolutions et aux transformations qu'a connu l'établissement. Il a été amené à s'orienter autrement avec des changements de poste et de nouvelles responsabilités pour certains de ses cadres. Ainsi, il m'a été proposé en 2015 de devenir coordinateur des activités au sein d'une Unité pour personnes psychotiques vieillissantes (UPPV) et d'intervenir au sein d'une plateforme de répit pour accompagner les proches aidants en tant que sophrologue. En septembre 2019, une nouvelle évolution organisationnelle m'a conduit à suspendre l'exercice de mes fonctions auprès de proches aidants pour intervenir au sein d'une UHR en tant que psychomotricien.

M'investir dans ces différentes fonctions m'a permis de tisser des liens fonctionnels privilégiés avec les équipes soignantes et les membres de l'encadrement. J'ai toujours eu le souci d'être en lien avec les uns et les autres pour mener à bien des projets communs. Par rapport à ce travail d'équipe et la construction d'un positionnement, j'ai ressenti le besoin de m'inscrire dans une meilleure compréhension de « ce que je faisais » au quotidien. Je me suis engagé alors dans le master Analyse du Travail et Développement des Compétences au

CNAM[43] afin de m'interroger sur la complexité du travail en équipe.

Un certain nombre d'outils issus des sciences humaines et sociales qui étudient le travail m'ont permis de mieux comprendre mon environnement de travail et le fonctionnement d'une équipe afin d'accompagner au mieux les personnes vulnérables. Ce travail du soin et du prendre soin en EHPAD mobilise des valeurs importantes chez les professionnels. En effet, comment préserver la dignité d'un autre qui devient un autre pour lui-même ?

À travers ce texte, je vais tenter d'apporter des pistes de réflexions à partir du cas de M. B. Même dans un cri qui déchire le silence, il s'agit de laisser l'autre advenir et ne pas chercher absolument et d'emblée à faire taire ce cri. Prendre le temps d'observer, d'écouter, de comprendre, d'accompagner l'autre dans sa différence, n'est-il pas propre à une démarche psychomotrice ? Écouter le corps de l'autre au-delà des mots n'est-il pas ce qui donne sens à notre métier d'humains ? Aussi curieux que cela puisse paraître, j'ai toujours été attiré par les choses étranges qui dérangent à l'intérieur de soi et qui poussent à s'interroger, d'où ce choix d'aller à la rencontre de M. B.

6.2. Une hospitalisation et une vie agitées

M. B. est âgé de soixante-trois ans. Il est arrivé le dix-neuf février 2019 au sein de l'UHR en provenance d'une Unité cognitivo-comportementale (UCC) située en Seine-et-Marne. Auparavant, et ce depuis 2016, il vivait dans un EHPAD au sein d'une unité protégée. La majoration de ses troubles du comportement (déambulations permanentes, agitation et agressivité sévère vis-à-vis d'une soignante) l'a conduit aux

[43] Conservatoire national des arts et métiers.

urgences puis à une hospitalisation en UCC. Dû à la forte sédation administrée aux urgences, M. B est très somnolent à son arrivée à l'UCC. Toutefois, sous les effets des neuroleptiques, il reprend peu à peu la marche mais avec une position courbée : le buste penché en avant. Il a besoin parfois d'être guidé et soutenu pour éviter les obstacles qui se présentent devant lui. Compte tenu de cette position courbée, il a également besoin d'une aide pour la prise des repas. Dès la diminution des neuroleptiques, les accès agressifs reprennent avec des coups portés, des cris et le poing qui frappe sur la table.

L'arrivée de M. B. au sein de notre UHR se réalise dans le but d'un rapprochement avec ses deux filles qui vivent dans le Val-d'Oise. Lors d'un entretien téléphonique entre le cadre de proximité et la tutrice, nous apprenons que les deux filles de M. B auraient mal vécu la séparation de leurs parents, ce qui aurait produit un éloignement des filles vis-à-vis de leur père. Elles ont renoué le lien avec leur père lorsque la maladie s'est déclarée en 2011. Puis des conflits entre les filles et la nouvelle compagne de leur père ont conduit à une mise sous tutelle de M. B. À cette époque, malgré les troubles cognitifs, le discours de M. B. était plutôt compréhensif lui permettant de rédiger des directives anticipées et « validées » par sa compagne et ses deux filles. En arrêt maladie depuis 2016, M. B. a été mis à la retraite pour incapacité totale et définitive en novembre 2019.

Parole et identité : métier d'hier, souffrance d'aujourd'hui

Accompagner une personne n'est-ce pas tenter de mieux la connaître à travers son parcours antérieur notamment professionnel ? M. B. est un ancien professeur en urbanisme et conseiller du président du conseil général. Il devait probablement connaître l'impact que les mots produisent, devait avoir une parole forte et responsable lorsqu'il s'agissait de s'exprimer sur des modalités d'aménagement et de construction du territoire. Il ne pouvait pas dire n'importe quoi, que ce soit dans son métier de professeur ou dans sa fonction de conseiller. Être conseiller, c'est un peu être la parole de l'ombre mais une parole significative et *a priori* entendue car devant apporter une réelle plus-value dans une situation donnée. Dans les deux cas, la parole joue un rôle fondamental.

Certes la maladie a affecté la parole de M. B. mais il n'y a peut-être pas que cela. En effet, nous savons que tous les patients qui entrent dans un processus démentiel ne crient pas ou ne crient pas de la même façon. D'autres troubles peuvent se manifester comme des insultes ou des coups.

Même dans les démences les plus avancées, les plus altérées, il subsiste toujours pour la personne, la possibilité de faire lien avec son passé. Ne sommes-nous pas une histoire avec un passé, un présent et un futur ? Nous sommes, en effet, pris indéfectiblement dans cette temporalité qu'on le veuille ou non, plus ou moins saisis par les effets d'une démence. Il ne s'agit pas pour M. B. de renouer avec un métier ou une fonction qu'il ne pourra bien entendu plus exercer mais de renouer avec un soi-même tissé de notre passé, de notre parcours. Cette possibilité de renouer, à certains moments, avec son passé donne les moyens à M. B. de continuer à s'énoncer en disant « je », même si le mot n'apparaît plus ou pas fréquemment en tant que tel. Ne s'agit-il pas alors de reconnaître chez M. B. un statut identitaire qui puisse nous permettre de l'entendre dans son énonciation propre, quelle qu'en soit la forme ? Les cris pourraient alors aussi signifier un « je », lequel resitué dans la globalité et l'unicité de la personne même de M. B. constituerait un acte de reconnaissance et de respect de la part des soignants qui l'accompagnent.

Dans ce contexte, où la mémoire est plus qu'altérée, l'approche psychomotrice s'inscrit dans un travail de recherche des éléments du passé auprès des proches afin « d'historiser » un parcours de vie, un parcours professionnel, corporel et relationnel qui donne un sens, une incarnation au sujet accompagné. Il s'agit alors de porter notre regard psychomoteur au profit d'une élaboration en équipe d'un projet personnalisé pour le résident.

Un cri qui déchire le silence

À son arrivée, l'attitude de M. B. est plutôt somnolente. Il marche à petits pas sans aide technique mais il est très penché en avant. Rentrer en communication avec M. B. s'avère par conséquent très difficile. Lorsque les soignants arrivent à capter son attention, il parle à voix très basse : le peu de paroles qui peut être perçu est quasiment incompréhensible. Toutefois, dans ce jargonnage assez confus, M. B. prononce à plusieurs reprises le prénom de sa compagne. Une aide totale est nécessaire pour nourrir M. B. étant donné qu'il ne lève pratiquement pas sa tête. Parfois, son nez pouvait tremper dans le verre, le redresser pour qu'il puisse finir entièrement son verre était très difficile.

À la suite de l'introduction d'un antiparkinsonien et de la diminution des neuroleptiques, l'équipe constate que M. B. parvient davantage à se redresser, ce qui facilite l'alimentation et l'hydratation. Néanmoins, le temps du repas reste compliqué. En effet, M. B. ne reste pas assis pour s'alimenter. Les soignants doivent parfois le suivre pour lui donner son repas contrairement à l'après-midi au moment de la collation où il semble plus facile de l'aider à s'asseoir autour du café et d'une pâtisserie. Ce temps de collation s'inscrit dans un contexte de la journée moins intense que l'heure du midi avec la présence et le renfort de certains membres de l'équipe paramédicale qui participe au goûter. M. B. bénéficie alors d'une proximité et d'un temps relationnel privilégié avec la psychomotricienne et moi-même. En observant, puis en stimulant M. B., j'ai pu me rendre compte qu'il était capable de tenir lui-même son verre et de porter son gâteau jusqu'à sa bouche. Les cris sont moins puissants durant ce moment. J'ai pu entendre quelques mots ou bribes de phrases comme : « Formidable » ; « ça fait du bien » ; « c'est bon ça », ou encore « je pense ». Ces mots laissent entrevoir que M. B. vit ce temps du goûter comme un moment de plaisir et de « bien-être ». Il semble apprécier ces moments à deux et peut rester un long moment assis contrairement aux temps du déjeuner où la présence humaine et l'attention semblent moins contenant voir sécurisant.

La diminution du traitement a également entraîné la reprise d'une déambulation et une agitation importantes accompagnées de cris et de mouvements brusques qui s'apparentent à des gestes de colère. J'ai observé à plusieurs reprises avec d'autres membres de l'équipe que ses cris sont souvent liés à l'arrivée rapide d'un résident dans son champ de vision. Tout en poussant des cris et en insultant : « Tu fais chier », il peut avoir des gestes agressifs avec des tentatives d'agrippements de bras ou de poignets des autres résidents ou des soignants qu'il va croiser sur son chemin. Parfois, il va se mettre à accélérer le pas en faisant de grands gestes lorsqu'il voit ou perçoit une personne à ses côtés. Il a ainsi provoqué la chute d'une résidente en la poussant sur son passage sans intention, semble- t-il, de lui faire mal.

Je me suis alors interrogé s'il ne vivait pas cela comme une effraction. Dans ces moments, son regard est fixe, il est impossible de capter son attention. J'observe une tension dans le corps, tout son corps se raidit, ses pieds piétinent et il fonce droit devant. Le cri s'intensifie de façon *crescendo*. Il semble vivre ce qu'il voit ou perçoit comme une menace. C'est comme s'il se protégeait de façon quasi permanente de quelque chose qu'il craint, qu'il ne supporte pas ou qui le met dans l'inconfort. Régulièrement, M. B. fonce dans les portes, les murs, les vitres, ce qui majore les cris de manière plus intense que d'habitude. Lorsqu'il est accompagné par un membre de l'équipe, ce dernier fait en sorte qu'il ne croise personne à proximité afin de lui assurer une zone de sécurité que je pourrais qualifier d'affective ou de préservation physique. Les cris et l'agressivité de M. B. baissent alors en intensité et ne sont plus de même nature. Il ne s'agit plus de cris mais d'une parole forte qui semble s'inscrire dans un échange. Dans ces moments, j'observe que son visage est moins crispé. Il peut ouvrir grands les yeux comme pour signifier son étonnement lorsque je m'adresse à lui et lui pose des questions sur son état général et sur la vie quotidienne. J'observe que sa marche est plus fluide et qu'il fonce moins droit devant.

Si l'on cherche à comprendre la situation vécue par M. B. en termes d'effraction, sa vulnérabilité et sa dépendance doivent être pensées. Vivant la présence des autres comme des effractions, les cris poussés peuvent exprimer, dans un rapport de codétermination, intrusion et fragilité. Se sentant démuni, fragile, les cris sont comme une manière d'éloigner la personne qui, apparaissant dans son champ perceptif et y faisant effraction, pourrait lui faire mal, du mal, le blesser. N'est-ce pas aussi une manière de faire appel à un tiers, tel un soignant ? Une aide-soignante de l'unité me disait : « M. B. ne supporte pas quand on s'occupe d'une autre personne que lui : il est jaloux ».

Plusieurs traitements ont été mis en place pour diminuer les troubles du comportement avec plus ou moins d'efficacité. Par rapport à son dernier séjour hospitalier, la famille de M. B. atteste d'une nette amélioration dans son comportement, en termes d'éveil, de présence à son environnement et à l'autre : il peut employer à nouveau des formules de politesse, « merci »,

« pardon » et les sourires sur son visage sont plus présents. La volonté de l'équipe qui rejoint la demande de la famille est de ne pas « l'assommer » avec un traitement trop lourd. Il s'agit désormais d'accompagner M. B. vers une approche plutôt non médicamenteuse.

6.3. Le cri et ses fonctions, écoute et soins psychomoteurs

Lors d'une discussion en équipe, des approches non médicamenteuses sont explorées notamment celle de la balnéothérapie. Cette demande est également celle de la famille exprimant que M. B. aime bien les bains et la musique. Toutefois, la psychomotricienne émet quelques réserves par rapport au choix de cette médiation, estimant que son état physique et son opposition quasi-permanente ne rendaient pas possible, pour le moment, une telle prise en charge.

À mon sens, il est important de prendre le temps de rencontrer une personne. Qu'est-ce que cela veut dire ? Il s'agit de sentir l'espace que cette personne peut investir et s'approprier, de respecter son rythme, de tenir compte de la manière dont elle exprime les choses, la manière dont elle nous confronte plus ou moins durement, comportement d'apparence brutale, parfois, mais qui ne le sera pas forcément tout le temps. Il s'agit donc de prendre le temps de travailler sur son rapport à l'autre et sur son rapport à soi. Les techniques sont avant tout à notre disposition, il ne s'agit pas de les mobiliser tout de suite sans justement prendre le temps de faire rencontre avec la personne, dans sa globalité et son unicité comme je l'ai souligné plus haut, et telle aussi que cette personne se manifeste aujourd'hui, *hic et nunc*.

Je fais l'hypothèse que la disponibilité souhaitée de la personne accompagnée peut être corrélée à la propre disponibilité du soignant qu'il met en place pour lui-même. Un chemin de rencontre mutuellement reconnu, aussi précaire soit-il, peut alors émerger dans un moment de confiance partagée, et quelle que soit la durée de ce moment. La qualité du vécu susceptible de faire trace ne l'emporte-t-elle pas sur les données quantitatives ? Néanmoins, il existe des techniques qui peuvent être mobilisées tout de suite en servant de prétexte pour aborder une relation. Il s'agit alors moins de la technique en soi que du statut et de la fonction qu'on va lui donner au cours de la relation.

La psychomotricienne préfère opter pour une prise en charge individuelle basée sur une approche sensorielle (chariot *Snoezelen**). En effet, il est très difficile d'amener M. B. à s'inscrire dans une activité sensorielle compte tenu de sa forte déambulation, son agitation motrice et la persistance de ses cris. Il lui arrive souvent de lui proposer un accompagnement psychomoteur à travers les actes de vie quotidienne comme les repas, la marche. Il déambule bien souvent toute la journée. M. B. lui a verbalisé à plusieurs reprises le mot « fatigue ». Celle-ci est aussi perceptible par le reste de l'équipe en fin de journée : là, il se masse souvent les jambes et les déplacements se font de façon moins intense. La psychomotricienne lui propose souvent de s'asseoir pour qu'il puisse se reposer mais il refuse en poussant des cris et en s'énervant contre elle.

À mon arrivée au sein de cette unité, la première chose que j'ai entendu ce sont des cris diffus qui résonnaient. Puis, j'ai aperçu la silhouette de M.B. qui déambulait dans les couloirs. J'ai rapidement éprouvé une sensation d'étrangeté dans mon corps, une forme de mal-être dans mon for intérieur comme si tout mon corps se crispait de l'intérieur. J'ai ressenti ces cris comme quelque chose d'insupportable. Rapidement, je me suis demandé comment l'équipe soignante pouvait supporter ces cris toute une journée ? J'ai eu l'impression que les cris de M. B. envahissaient tout l'espace, tout le temps. J'ai rapidement envisagé ma relation et l'accompagnement de M. B. avant tout en lien avec l'équipe.

En effet, dès le début, j'ai pris le temps d'entendre et d'écouter les ressentis de chaque membre de l'équipe par rapport à ces cris et d'imaginer également quelques pistes pour tenter de comprendre leur nature et leur signification.

Dans un premier temps, j'ai senti qu'il était important de resituer ces cris dans l'histoire de vie de M. B. C'est dire toute l'importance du travail d'équipe à travers les informations orales et écrites susceptibles d'être recueillies. En équipe, il a été important de retracer cette histoire de vie afin de voir comment les choses ont pu se nouer. En parallèle, j'ai commencé à faire mes recherches sur la définition et les caractéristiques du cri. Selon O. Engasser[44] : « Le cri désigne une émission de voix forte et inarticulée, permettant d'être entendu. Il se substitue donc à la parole comme moyen d'expression ». Cette définition donne du sens à mon projet et conforte mon intuition. Après une nouvelle réunion en équipe, j'avance l'idée de proposer à M. B. de réaliser des sorties à l'extérieur de l'unité avec l'idée de ne pas faire taire ses cris à tout prix mais plutôt d'essayer de comprendre ce qu'ils pourraient signifier.

D'un point de vue ontogénétique et dans le contexte de naissance du petit d'homme, le cri se réfère à l'acte même d'existence, de vie. Par la suite, le cri du bébé constitue un stimulus social d'appel qui va construire ce que Wallon appelle le dialogue tonique et Ajuriaguerra le dialogue tonico-émotionnel. Entendre un cri peut véhiculer beaucoup plus de choses que l'on pourrait croire spontanément. Dans cette perspective, viser uniquement la diminution du cri peut relever d'une approche fortement réductrice. Cependant, même s'il s'agit de prendre en considération une manière pour une

[44] Ophélie Engasser, psychologue clinicienne, attachée temporaire d'enseignement et de recherche à l'université de Nice, laboratoire récit, culture et sociétés.

personne de s'exprimer au sein du monde, et donc digne d'être entendue pour être comprise, la vie en collectivité comme principe de réalité impose certaines formes de communication permettant à chacun d'y trouver sa place. Il est ainsi très compliqué de laisser une personne crier dans un cadre collectif.

Il m'arrive parfois d'arriver l'après-midi et de constater que M. B. est enfermé à clef dans sa chambre. Certains membres de l'équipe disent avoir peur de le voir chuter. Derrière l'idée de le protéger, je ne peux pas m'empêcher de penser qu'il s'agit aussi de confiner ces cris dans un espace clos. Enfermé dans sa chambre, M. B. n'est plus en mesure de déranger ou de mettre en danger les autres résidents et les soignants. Ici, le cri pourrait être considéré comme quelque chose d'insupportable qui vient rompre les activités des soignants avec les autres résidents. Il constitue une forme de déliaison d'où l'importance d'un travail de lien permanent avec les équipes soignantes. Le cri s'inscrit dans une genèse de réaction propre à chacun ou à un groupe qui pourrait amener à annuler cet insupportable en enfermant une personne dans sa chambre. J'ai eu l'occasion de parler de mes observations avec le cadre de proximité. La situation a été abordée lors d'une réunion d'équipe et une décision collective a pu être prise : accompagner après le déjeuner M. B. à la sieste et le réveiller à quinze heures pour qu'il puisse prendre une collation puis déambuler à l'intérieur ou se promener à l'extérieur de l'unité.

Une balade, une bouffée d'air

Cette promenade à l'extérieur de l'unité a donc lieu généralement tous les mardis à partir de quinze heures trente. Quand j'invite M. B. à sortir, il n'y a pas d'opposition et constate que je peux lui enfiler tranquillement son manteau, son bonnet et son écharpe. En prévision, j'avais demandé à son ex-femme d'apporter quelques vêtements contre le froid. Elle me confiait sa joie à l'idée que M. B. puisse se promener à l'extérieur de l'unité. Cette joie fut partagée avec leurs filles lorsque j'ai pu aussi les croiser. Elles me disaient qu'elles avaient essayé de sortir avec leur père mais par peur d'une chute, elles avaient choisi d'y renoncer. À l'extérieur de l'unité, les cris semblent plus espacés et plus faibles en intensité. Au fil des balades, j'ai constaté que M. B. dirigeait davantage son regard vers moi lorsque je m'adressais à lui.

Ces balades, assez courtes, durent environ quinze à vingt minutes étant donné la fatigabilité et les difficultés à la marche de M. B. En fonction des moments, sa marche est fluctuante : j'ai besoin parfois de le soutenir et de le guider de façon plus assurée. Je positionne alors mon corps d'une certaine manière pour l'accompagner au mieux : adaptation posturale et tonique. Je me sers de mes hanches, de mon bassin pour le guider comme dans une « danse contact », cette adaptation du tonus lui offre une certaine liberté de mouvement, l'idée est qu'il ne se sente pas contraint.

J'ai été surpris un jour d'entendre qu'il se mettait à siffler comme s'il appelait quelqu'un. Je me suis alors mis à fredonner spontanément des ballades musicales. Il semble sensible à cette voix qui fredonne un air musical. Son regard se dirige vers moi, les yeux grands ouverts. Il semble m'observer et peut être surpris de ma réponse en écho et de ce partage de sonorités.

Quand nous mettons « le nez dehors », il semble apprécier et profiter de la lumière du jour, il ouvre grands les yeux. Durant ces balades, M. B. chuchote, murmure souvent des mots. Il est capable de répondre à des questions simples comme : « D'accord », « oui ». Ces dernières semaines, M. B. avance de plus en plus à petits pas. La marche est plus lente et hésitante, la distance parcourue est de plus en plus en courte. Il est plus vite fatigable, a besoin d'être davantage guidé ou orienté avec la paume de ma main. Dernièrement, la psychomotricienne de l'unité a soulevé l'idée d'initier une prise en charge en balnéothérapie étant donné la forte diminution des signes d'opposition et d'agressivité.

6.4. Du cri, des équipes accompagnantes et opportunités

Le cri est une expression intense chez M. B. lui permettant probablement de se maintenir comme sujet d'énonciation. Travailler avec de l'humain, « sur » de l'humain et pour de l'humain n'est pas chose simple. Nous pouvons comprendre qu'une personne ne supporte pas des cris pour des raisons individuelles mais aussi des raisons qui peuvent être liées au contexte. En effet, nous savons qu'il peut exister des mésententes au sein d'une équipe avec des manières de voir différentes pour chacun de ses membres. Des ruptures, de forts désaccords, des dissensions voire des conflits majeurs peuvent se donner à voir. Il apparaît alors important de tenter d'ouvrir, dans la mesure de ce qui est possible, des espaces de communication, de rencontres pour faire du lien et éviter toutes ces déliaisons qui s'avèrent destructrices voire dangereuses tant pour la santé du résident que pour celle de l'équipe soignante elle-même.

Cependant, il me semble important de considérer les conditions de travail des soignants, souvent difficiles et ingrates comme cela est bien reconnu aujourd'hui, ne pas juger systématiquement les soignants en termes de maltraitance.

Accompagner des résidents dans leur douleur, leur souffrance mais aussi dans leur joie constitue des actes qui demandent beaucoup d'énergie comme on le dit. Les tâches s'y montrent plutôt laborieuses et répétitives. C'est parce qu'il n'existe pas de solutions toutes faites en la matière, toutes prêtes à l'emploi, que l'existence et le caractère pérenne des difficultés institutionnelles sont particulièrement vécus sur un mode difficile. Du coup, on peut penser que l'expression, pas toujours harmonieuse, de la personnalité des uns et des autres peut être un facteur supplémentaire de difficultés aux problèmes déjà bien identifiés d'effectifs, de turn-over, de management, de formation, etc.

Dans tous les cas, le cri constitue une énigme, il ne peut pas être défini une fois pour toutes, et ce, quel que soit le contexte. Il est rare que l'on sache d'emblée ce qu'il faudrait faire. Une piste me paraît en revanche importante à prendre en considération : resituer le cri de la personne dans l'ensemble de son parcours de vie personnelle, professionnelle, de maladie : à quel moment, dans quelle situation, avec qui ? Une démarche de profonde compréhension s'ouvre, un chemin à investir est à tracer afin de mieux appréhender par le soin psychomoteur son être au monde, ses rapports à lui-même, à sa corporéité, aux autres. Il serait par conséquent dangereux de réduire le cri à une forme de détresse uniquement. Cette catégorisation est un écueil à éviter, le soignant pouvant être mis à mal par le jeu d'un processus d'identification. Ce dernier pourrait considérer que la personne souffre et qu'il n'y peut rien. Mais comme cela me fait souffrir, il faut que je trouve des moyens pour ne plus entendre cette détresse même si cela peut conduire à des situations qui peuvent être maltraitantes. L'autre écueil à éviter c'est l'essentialisation. Dès que j'entends un cri, ce n'est pas supportable, c'est violent. Mais pour qui ? Ne pas se poser la question peut revenir à tout faire pour éteindre le cri : pharmacopée ou enfermement. Quelque chose d'insupportable qu'il faut faire taire.

Les cris peuvent également générer des comportements d'oubli. Les équipes peuvent se montrer oublieuses de ce qu'est une personne. Il existe des phénomènes qui peuvent nous rendre oublieux de ce qu'est une personne humaine et l'approche psychomotrice peut constituer un signal de rappel particulièrement significatif au travers de sa conception même de la personne humaine : « S'adressant à un sujet dans son identité somato-psychique, la spécificité du psychomotricien réside alors dans l'écoute et l'attention particulière portées aux manifestations corporelles et à leurs significations » (Pham Quang, 2019 : 41). En ce sens, il s'agit alors de repérer, d'identifier et de parler de ce qui fait sens au cours de l'accompagnement d'une personne, en ses besoins et désirs. Partager avec l'équipe, dès que cela est possible, des difficultés rencontrées dans la prise en charge d'un patient, mais également des tensions susceptibles d'être mises en lien avec les contraintes institutionnelles qui participent du cadre de fonctionnement global.

Généralement, le cri est perçu comme une simple production orale. Mais il y a aussi des cris intérieurs que l'on n'entend pas toujours. Faut-il absolument les faire taire dès lors qu'on les aurait identifiés ? Crier autrement que par émissions sonores est une réalité : rages et souffrances intérieures. Il y a aussi des cris de joies, des cris de victoires, d'exaltation. Spontanément en EHPAD, en psychogériatrie, en psychiatrie, à l'hôpital quand on parle de cri, les premiers contextes qui viennent à l'esprit sont ceux de la douleur, la souffrance. Des stéréotypes méritent sans aucun doute d'être déconstruits. Le cri renvoie peut-être trop souvent à des choses que nous portons en nous, en lien avec notre propre histoire. Ce cri ne mérite-t-il pas d'être également entendu à partir de ce point de vue ? Certes, la chimiothérapie, la pièce insonorisée, les « camisoles orales » sont des dispositifs qui peuvent avoir ponctuellement une utilité.

La réflexion critique porte sur l'usage et le recours systématique à ce type de dispositifs. En effet, si une réponse par trop rapide, par trop stéréotypée est livrée, comment l'éventuelle formulation d'aide ou de protection peut-elle être entendue ? Si le cri n'est pas réduit à un simple réflexe, il peut signifier quelque chose, autre chose. Si la logique de faire taire le cri est d'emblée initiée par des médicaments provoquant l'apathie, l'endormissement, un effet insidieux peut apparaître. L'objectif est de faire cesser le cri, s'il est atteint, on dira que la personne va mieux, est moins en détresse, alors qu'elle n'a peut-être plus les moyens d'exprimer justement cette détresse étant « assommée » par les molécules. *A contrario*, l'inverse peut également s'entendre. L'approche médicamenteuse, bien choisie, bien dosée, réfléchie avec les soignants, peut permettre de libérer la personne d'une trop grande détresse ne pouvant s'exprimer que sous la forme d'un cri. L'intensité d'un vécu de détresse diminuant, la personne pourrait investir d'autres formes de communication que le cri.

6.5. L'UHR, entre projets psychomoteur et de vie, un projet pour le résident : conclusion

La thérapeutique psychomotrice, par son approche globale de la personne singulière, est intéressante pour la prise en compte particulière des émotions qui se manifestent au sein de la structure appelée UHR. En effet, à partir d'un même cri perçu, différents ressentis peuvent être identifiés.

Certains définissent le cri par son caractère aigu et strident, tel qu'on peut d'ailleurs le lire dans un dictionnaire usuel. D'autres définissent le cri d'une manière moins précise à l'aide de nombreux synonymes, et insistent davantage sur l'importance de sa contextualisation pour le désigner (cri d'impuissance, de grande surprise, de liesse, de délivrance, etc.). La signification du cri peut également dépendre de qui le dit et comment. Il y a ainsi une différence entre le « on a entendu le patient crier » qui correspond à une forme de généralisation, et le « j'ai entendu le patient crier » qui correspond à une forme de personnalisation. Entre le « on » et le « je », le cri entendu peut être justement être entendu et/ou signifié différemment, ce qui peut témoigner d'une incontournable écoute subjective du cri : qu'est-ce que cela me fait ?

J'ai pu dire au cours de cet écrit que le cri chez M. B. n'était pas comme l'indique le dictionnaire. En effet, en écoutant bien M. B., j'ai pu me rendre compte que ses cris n'étaient pas si aigus ou si stridents que cela. C'est dire l'importance de nous interroger sur le cri et sur ce qui peut nous insupporter. Comment nous interroger ? Pour ma part, cet écrit me semble avoir permis cette nécessaire réflexion à travers la mise en mots de mes réactions, représentations et surtout ressentis. Lesquels constituent des matériaux de travail pour l'écoute psychomotrice de la personne envisagée dans l'esprit de ce soin spécifique. Du côté du patient, le cri est à comprendre dans sa subjectivité comme nous l'avons souligné plus haut, et ce travail autour de l'analyse vise à resituer le cri dans le parcours de vie de la personne concernée, y compris l'histoire de sa maladie, en l'occurrence pour M. B., la démence. Or celle-ci possède ses propres caractéristiques dont la connaissance peut aider à mieux comprendre le cri. L'une des définitions de la démence a retenu, en ce sens, notre attention.

> La démence[45] est une affection neurologique évolutive qui conjugue désastre cognitif et catastrophe existentielle. Aussi l'atteinte cérébrale s'accompagne toujours d'un vécu subjectif qui explique le caractère singulier des réactions que l'on observe. D'abord caractérisée par une défaillance de la mémoire et de l'orientation, la maladie touche rapidement d'autres sphères de la vie cognitive et psychique, notamment

---

[45] Sous le terme de démence, nous entendons toutes les affections neuro-dégénératives telles que la maladie d'Alzheimer et les démences qui lui sont apparentées.

les processus langagiers, allant jusqu'à détruire, selon A. Quaderi, les fondements même de la psyché[46].

La démence est à la fois une affection définie par des caractéristiques retrouvées chez la plupart des personnes dites démentes, et une affection définie par des caractéristiques singulières, c'est-à-dire uniquement retrouvées chez une personne donnée. Dans cette perspective, le cri qui n'est qu'un aspect parmi d'autres aspects au sein de cette affection, possède cette double caractéristique : commune et singulière. Comment une structure comme l'UHR agit, réagit face au cri, face aux cris en particulier de M. B. ? Une ambiguïté voire une ambivalence a pu être décrite : faire cesser les cris et, en même temps, chercher à les reconnaître comme forme d'expression qu'il s'agit de prendre en compte. Mais comment le faire dès lors qu'on poursuit parallèlement l'objectif de faire cesser lesdits cris ? Il est apparu au travers du récit de M. B. que cette ambivalence constituait le moteur même des initiatives susceptibles d'être entreprises auprès de lui, qu'il n'y avait pas de vérité permanente, que cela dépendait des situations, des dispositions des uns et des autres et des contraintes de l'environnement même du lieu de travail. Je voudrais terminer cet écrit en évoquant l'évolution de l'état de M. B. et en repérant en quoi cette situation singulière peut interroger le sens même du projet de fonctionnement de l'UHR.

Depuis quelques semaines, l'état général de M. B. s'est altéré avec notamment des difficultés pour se tenir debout. La toilette corporelle du matin se fait maintenant au lit ou au fauteuil. Tenant à peine sur ses jambes, il perd l'équilibre, rendant la marche quasi impossible, il ne déambule plus. Installé dans son fauteuil, les cris persistent avec toutefois une légère diminution depuis la réintroduction d'un neuroleptique.

---

[46] A. Quaderi, 2009.

Malgré la perte d'autonomie au niveau de la marche, il continue à bien s'alimenter. Je continue les séances avec M. B. Nous sortons toujours à l'extérieur de l'unité mais, cette fois-ci, il est installé dans son fauteuil roulant. Il semble apprécier le fait de prendre son goûter à l'extérieur. Les cris cessent durant ce temps de collation et le temps de lui lire de la poésie. En effet, j'ai choisi d'orienter ma prise en charge dans la lecture de poésies. Il semble être sensible à ma voix et peut-être au contenu du poème. Dans les moments de transition, la fin du goûter, la fin du poème, il se remet à pousser des cris. Je décide alors de le déplacer dans son fauteuil et lui permettant ainsi d'être en mouvement. À nouveau, il semble s'apaiser. De retour au sein de l'unité, il crie à nouveau et je cherche un endroit où il pourrait être le moins « nuisible » au niveau sonore pour son entourage. Cette attitude pose des questions plus générales au niveau de la présence de M. B. au sein de l'UHR.

Lors d'une réunion d'équipe, des soignants ont posé la question du maintien de M. B. au sein de cette unité étant donné qu'il ne déambule plus. En effet, dans le projet de service de l'UHR, il est écrit que la perte d'autonomie dans les déplacements constitue l'un des critères de sortie de cette unité. Un autre critère est de ne pas réussir à apaiser les troubles du comportement par le cadre proposé d'où cette nécessité de comprendre et d'analyser finement l'expression de ces cris et de partager ce qui est mis en place pour accompagner M. B. Le risque serait de décider de manière précipitée de le « déménager » dans un hébergement classique où la prise en charge des troubles du comportement serait moins adaptée et où l'isolement serait plus tentant à réaliser pour ne plus entendre les cris. Pour des raisons d'organisation, d'effectifs, la prise en charge en balnéothérapie qui vient juste de commencer avec M. B. ne pourra pas avoir lieu au sein de l'EHPAD. Or les dernières transmissions de ma collègue psychomotricienne ont déjà montré les effets positifs de cette prise en charge en collaboration avec un aide-soignant de l'UHR :

> Agité en amont avec des cris intenses et des mimiques faciales crispées. Surpris lors de son entrée dans l'eau du bain, il a stoppé les cris et a ouvert en grand ses yeux. Très à l'écoute de la voix, des paroles des soignants, il peut répondre par des « ouais » quand on lui pose des questions. Les cris deviennent moins forts en intensité et en fréquence au fil des minutes. Il parvient à lâcher progressivement la barre de maintien et il met ses mains dans l'eau. M. B. garde les yeux grands ouverts mais ne semble pas réellement focaliser son attention sur les formes ou les couleurs autour de lui. La porte d'entrée est plutôt auditive et tactile. Il prend la main du soignant et la garde dans la sienne à plusieurs reprises, il semble apprécier les touchers contenants. À la fin de cette séance, il semble plus aisé d'habiller M. B. : il est moins crispé.

On pourrait s'interroger au fond sur quel serait véritablement le projet d'une UHR. En effet, nous constatons ici que tout prend une signification particulière chez les soignants en termes de vécus et de réactions par rapport aux cris. Dans la mise en place de projets d'accompagnement, consciemment ou inconsciemment, il semble difficile de ne pas tenir compte de la confrontation à la mort. En effet, les troubles psycho-comportementaux, les dégradations physiques des patients nous affectent d'une manière ou d'une autre et nous poussent à développer des réactions défensives plus ou moins adoptées inconsciemment. Notre rapport à la mort va conditionner beaucoup de choses. À l'UHR, dans les faits, les gens ne remontent pas sur l'EHPAD parce qu'il y a une amélioration de l'état général mais plutôt parce qu'il y a une dégradation de l'état général (plus de déambulation par exemple). On pourrait dire que l'UHR constitue un « sas » avant le retour sur l'EHPAD, et le « départ » final. Il semble important de questionner ce rapport à la mort au sein d'une telle unité. Il faut peut-être s'en souvenir de temps en temps, ce qui permet de faire travailler autrement les esprits et les sensibilités.

CHAPITRE 7

Du désordre psychocorporel au charivari du clown, *Bénédicte Besmond-Saison*

« Ce qui a disparu n'est pas oublié ou perdu à peine parti plus loin »
(EMAZ, *PERSONNE*)

AVC, Accident Vasculaire Cérébral

Voilà ces trois grandes lettres qui surviennent dans la vie de M. P. alors qu'il était en vacances chez sa sœur en province. On peut les prononcer aussi rapidement que cet accident peut se manifester, renverser, déboussoler, percer, surgir, jaillir… Naître. Cet homme de cinquante-huit ans aux cheveux blancs, la moustache hérissée, n'avait que vaguement entendu parler de cette pathologie grâce aux campagnes de publicité à la radio. Mais cela lui paraissait loin. Après avoir passé quelques semaines dans une unité de prise en charge aiguë, M. P. est accueilli en service de rééducation neurologique pour adultes où je travaille depuis quelques années. Une seule chose en tête pour ces patients dont la liberté est entravée : remarcher et reconduire.

État des lieux de cet accident : AVC ischémique avec déficit moteur brutal nécessitant une thrombolyse* puis une thrombectomie* sur un AVC sylvien superficiel et profond droit chez un droitier, sténose serrée post-bulbaire droite. Une aggravation clinique est à noter. Puis à trois jours de son AVC, l'évolution est favorable. Tableau « classique » d'un hémiplégique gauche brachio-faciale : paralysie faciale gauche sans aucune commande du membre supérieur gauche avec limitation de l'épaule sans spasticité. Pas de troubles sensitifs superficiels, pas d'hémianopsie latérale homonyme* ni d'extinction visuelle ou sensitive, pas de négligence corporelle gauche ni d'anosognosie*. La rééducation s'annonce donc avec une prévention de la douleur et d'éventuels troubles de déglutition possibles ; sollicitation, mobilisation et déambulation de l'hémicorps atteint.

7.1. Impact corporel du ramdam dans le cerveau

M. P. a besoin d'aide pour faire sa toilette et s'habiller. Il n'utilise pas du tout son membre supérieur gauche même en main d'appoint, il ne l'intègre pas dans sa mobilité. La notion de négligence corporelle gauche est évoquée. En rééducation, il se déplace grâce à une canne tripode pour de courtes distances : « Je ne marche pas, je déambule. Je ne pourrai pas randonner en montagne comme cela » dit-il. Pour les rééducateurs, M. P. a de bonnes capacités motrices dynamiques générales, même avec sa canne tripode. Cet équilibre précaire est désormais à trouver avec cette canne qui le guide. L'espace environnant devient vertigineux et quelques mètres des exploits à franchir.

M. P. se pose déjà beaucoup de questions concernant une éventuelle retraite anticipée. Le stress monte, il n'est plus comme avant et doit désormais prendre soin de son corps, même abîmé. M. P. va commencer la psychomotricité afin de l'aider à gérer son stress provoqué notamment par un arrêt de tabac. De légères difficultés d'attention et de mémoire le desservent aussi bien dans ses relations avec les autres que pour son quotidien. Seul avantage, il ne sait pas quel énième cigarillo il sort de sa poche. Il demande aux soignants de l'aider à les allumer à l'entrée de l'hôpital, ne pouvant pas le faire avec sa seule main fonctionnelle et leur assurant que c'est son premier de la journée.

Lors de notre première rencontre, nous revenons ensemble sur son histoire. M. P. se confie : « Je n'ai pas compris ce qu'il m'arrivait. J'ai d'abord fait un malaise puis en me déplaçant j'avais uriné sur moi. J'ai eu quelques difficultés à parler, je bavais même. Perdu dans mes sécrétions, je tournais en rond seul comme une tortue retournée. Trois semaines en unité vasculaire, je ressentais mes bras percés de tous les côtés, des maux de tête épouvantables avec des problèmes de vessie et cette morphine qui me rendait fou. » Il se trouve « en vrac dans le lit ». Comme en témoigne par exemple Annie Cohen dans son livre *La dure-mère* : « Un accident vasculaire cérébral, AVC, ça peut arriver à n'importe qui, d'un coup, d'une minute à l'autre, un bombardement, une catastrophe, on peut craindre le pire, le temps et l'espace, chambardement, tête à l'envers » (Cohen, 2001 : 33). M. P. se sent sous le choc, à la fois inquiet et impatient mais « encore de ce monde », d'une certaine manière fier d'avoir résisté à cette agression violente. Il se décrit comme « sacrément bien attaqué ». Habitué au sport collectif, à l'internat puis à l'armée, M. P. n'est pas spécialement pudique. Sa grande frustration est de ne pas parvenir à uriner debout, touché dans sa masculinité. Le corps représente pour lui « la puissance, la force et la validité ». Autant dire que son corps actuel ne lui semble pas réel.

En quelques heures, le corps se révèle insaisissable. D'emblée, il est soigné, certes, mais aussi touché, palpé, piqué, malmené, ballotté… L'équipe médicale se focalise alors sur les parties du corps atteintes, paralysées, endormies, rigides, glacées, boursoufflées… La neurologue, Catherine Morin, explique combien la mémoire corporelle, le Soi corporel[47]et donc l'identité, sont des choses à reconstruire totalement. Elle nous décrit que « le Moi est en changement dans un temps de

[47] Soi corporel : connaissance et assurance en son corps.

transition qui doit l'amener à se reconstruire autre » (Morin, 2013 : 76). Cette reconstruction peut-elle être amorcée en psychomotricité ?

« Coupé en deux »

Lors de la première séance de psychomotricité, M. P. est surpris que je touche son hémicorps « sain » : « Non, celle-là, c'est pas la peine de la toucher, c'est ma jambe qui va bien » me dit-il. Pourquoi la psychomotricité s'intéresse-t-elle aussi à cette partie robuste qui a résisté ? Peut-on se servir de cet hémicorps sain pour aider l'autre ? Est-ce une perte de temps et d'énergie ? M. P. appréhende-t-il d'être touché de la même manière pour chacun de ses hémicorps ? Durant les mobilisations passives, il présente une hypotonie* flasque dans l'hémicorps atteint, l'hémicorps gauche. Il est donc aisé de trouver de la mobilité malgré les précautions de mobilisations de l'épaule gauche douloureuse. De grandes difficultés de relâchement avec de nombreuses paratonies* apparaissent dans l'hémicorps sain. Pourrait-on qualifier ce phénomènene d'hypertonie « réactionnelle » ? La partie valide veut se préserver, vivre encore, elle ! Comment se rassurer après un tel bouleversement ?

À deux mois de son AVC, afin d'éviter la récidive, un shunt* est mis en place à cause du polygone de Willis défaillant de M. P., post-sténose carotidienne droite serrée. Le nettoyage radiologique de l'hématome s'est bien passé. Néanmoins M. P. est très déprimé après la chirurgie. S'agit-il d'une dépression réactionnelle ? Avait-il placé d'autres espoirs dans cette chirurgie ? Une légère spasticité et des douleurs naissantes de type capsulite dans son épaule gauche viennent l'accabler davantage. Des infiltrations seront mises en place pour le soulager.

Un ralentissement idéomoteur important apparaît, associé à une altération des capacités attentionnelles et une fragilité de la mémoire de travail. À cela s'ajoute un syndrome dysexécutif* cognitif associant une altération de la flexibilité mentale, du contrôle inhibiteur, conceptualisation et planification ainsi qu'une négligence spatiale unilatérale gauche. La sphère mnésique est intacte. M. P. a d'autant plus envie de ses cigarillos. Une tentative de réduction de tabac grâce à l'hypnose est un échec complet, son attention est constamment détournée. Il n'exprime pas sa fatigue mais ressent le besoin de dormir et s'autorise des siestes.

Il se décrit comme « coupé en deux ». Mais sa sensation la plus désagréable est celle de perdre son bras, surtout allongé. Il le cherche dans son lit particulièrement au réveil : « Je le perds quand il y a des draps par-dessus. Je le retrouve généralement vers la cuisse. Je sais qu'il est toujours par-là vu qu'il ne bouge pas. » Quelques semaines plus tard il me précise : « Et quand je l'ai vraiment complètement perdu, je repars du point douloureux de mon épaule puis je redescends comme vous me l'avez appris. Parfois, j'ai de la chance, je le retrouve rapidement : il est toujours là, toujours au bout. » Le médecin et neurologue Olivier Sacks décrit également ce sentiment chez l'un de ses patients dans son livre *Sur une jambe* :

> Il n'avait pas eu l'impression d'une perte ordinaire - comme quand on ne sait plus où on a mis quelque chose. Il n'avait pas seulement le sentiment que sa jambe avait été déplacée, mais qu'elle avait perdu sa place. C'était précisément ce qui lui avait paru si horrible. Puisqu'elle n'avait plus de place, il ne voyait pas comment elle aurait pu revenir. C'est pourquoi rien ni personne n'était parvenu à le rassurer » (Sacks, 1987 : 71).

Comment est-ce possible ? Ce bras est parti, est-il introuvable ? Est-ce ces zones postérieures de l'hémisphère droit qui sont perturbées ? S'agit-il d'un refoulement ? Une interruption neurale ? Une importante agnosie* corporelle ? Comment un homme obnubilé par la reprise de motricité de son bras et qui passe son temps à le toucher pour le garder vivant, peut-il le chercher ? Il sait pourtant bien, intellectuellement, qu'il a deux bras, dont l'un est immobile mais bien présent. Il devrait tout de même le ressentir avec la présence de paresthésies que M. P. décrit souvent : « Ça gratte, ça démange ces fourmillements ». Que peut-on sentir de ce qui n'est plus là ? Les puzzles de corps humain sont compliqués à rassembler. En cherchant son pouce les yeux fermés, je lui glisse le mien dans sa main. Il pense que c'est le sien et me répond tout naturellement : « Voilà ». Comment ce patient ne peut-il pas sentir sa peau, la réalité de son corps au point de le confondre avec un autre ? Comment agir s'il ne perçoit pas cette hémiasomatognosie* ? L'anosognosie est-elle installée ? Comment ressentir sans pouvoir bouger ?

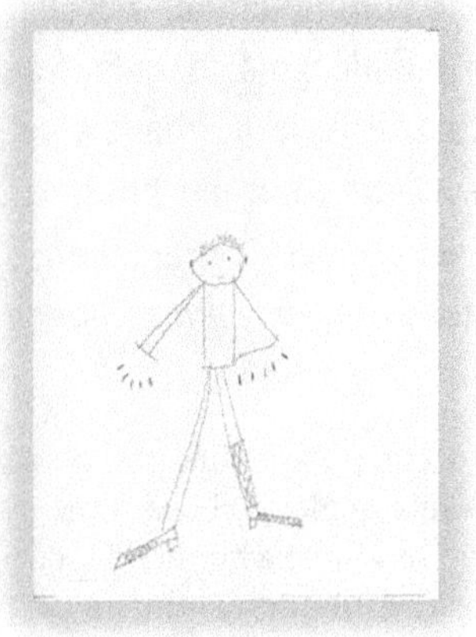

Dessin n°1 *: État des lieux, hémiplégie gauche*

M. P. investit bien l'espace environnant et cherche souvent à utiliser son bras gauche. Faut-il faire une distinction entre une héminégligence corporelle et extracorporelle concernant M. P. ? Comment peut-il intégrer son espace gauche sans son bras ? Son dessin du personnage est marqué par ces différences droite/gauche ainsi qu'une confusion entre le buste et le bras gauche. Il est cependant bien construit mais mal délimité.

Comment aider ce patient à retrouver ses sensations, à se réapproprier son corps ? Faut-il s'inspirer du nouveau-né qui découvre son corps, le touche, le goûte pour le rééduquer ? Comment proposer cette redécouverte à un patient de cinquante-huit ans sans l'infantiliser ?

Réponses psychomotrices : quand le relâchement devient structurant

Il peut paraître culotté de demander à un patient paralysé de ne pas bouger, d'essayer de faire « le pantin tout mou ». Certains patients n'en voient pas l'intérêt. Ils ont besoin de se mouvoir au contraire ! « Le mouvement est indissociable de la vie du corps humain. L'existence de chaque être humain débute par les mouvements de la gamétogénèse. Il se singularise par les mouvements intentionnels et conscients » affirme le docteur Pierre Kamina (2018 : 80), professeur universitaire d'anatomie. C'est donc moi qui vais bouger le corps des patients.

Relaxation

À la suite d'un AVC, beaucoup de patients présentent une hypertonie massive dans l'hémicorps sain. Selon Suzanne Robert-Ouvray, docteur en psychologie, « pour l'hypertonicité massive, le monde interne se mécanise et se diversifie, le monde externe se brouille et se dilue » (Robert-Ouvray, 2004 : 230). À la suite du bouleversement de l'AVC, la tonicité est perturbée. Le tonus du patient varie aussi bien selon sa fatigue, son installation sur le tapis, son état émotionnel, sa douleur, sa motricité, la distance avec son AVC étant dans une période flasque ou spastique. Peut-être que l'hémicorps non atteint garde le contrôle avec cette hypertonie massive, parfois de manière démesurée. C'est alors que le travail de relaxation est intéressant à proposer. Selon Marc Guiose, psychomotricien, psychologue et psychothérapeute, la réaction de lutte est modulée par le système nerveux sympathique contrairement à la relaxation, modulée par le parasympathique. Il écrit que « les techniques de relaxation ont pour objectif d'aider le patient à retrouver cette capacité innée que nous avons tous de ralentir nos fonctions psychophysiologiques, c'est-à-dire de déclencher la réponse de relaxation » (Guiose, 2015 : 247). La médiation de relaxation semble pertinente afin d'aider M. P. à gérer notamment sa fatigue en s'octroyant une pause dans cette course folle qu'est la rééducation.

La comparaison entre ces deux hémicorps est inévitable avec des sensations parfois opposées. Ces états toniques radicalement différents nécessitent un rapprochement afin que le patient retrouve une unité corporelle. Certains patients parlent de « réconciliation » entre les deux hémicorps et même avec leur corps qui les a à moitié lâchés. Cette confrontation des deux hémicorps si distincts peut être déroutante mais également structurante. « Le travail comparatif favorise la reprogrammation neuro-motrice », affirme Nicole Sève-Ferrieu (2005 : 53) qui est ergothérapeute en service de rééducation. Ce travail bilatéral permet une intégration du côté atteint dans le schéma corporel. Pour apaiser le patient, je commence toujours les mobilisations de l'hémicorps plégique afin de ne pas le choquer s'il ne ressent rien par rapport à l'autre jambe. Cela permet également de découvrir les limites articulaires, puisque je reproduirai exactement les mêmes mouvements sur l'autre hémicorps, même s'il présente davantage de possibilités, afin de respecter cette restructuration du schéma corporel. Redécouvrir son corps en s'accordant du relâchement pour mieux se relever ensuite est crucial.

D'après Jean-Bernard Rishi, professeur de yoga qui a introduit la relaxation coréenne en France depuis les années soixante-dix, « vivre, c'est se relier à soi-même autant que se relier à la vie, c'est plonger dans la vie. Et d'abord plonger en soi-même pour ramener dans le vécu la totalité de la conscience. L'acte de vivre implique l'engagement du corps, de la pensée, de l'émotion, du sentiment, de l'instinct le plus profond et le plus sensible » (Rishi, 2006 : 234). La relaxation coréenne, aussi appelée « massage coréen », soumet le corps à différentes stimulations : vibrations, ondulations, pressions. Le toucher est structurant, contenant, enveloppant. Il permet d'éprouver la solidité du corps, sa fluidité et sa souplesse. L'alternance des rythmes des mouvements multiplie les sensations. La rapidité de certaines mobilisations nécessite un relâchement complet du corps, qu'il soit hémiplégique ou non. Certaines pressions calées sur la respiration viennent approfondir la détente en libérant également le souffle. Le relâchement permet ainsi d'apaiser cette méfiance/vigilance après divers bouleversements psychocorporels. Les patients parlent alors de corps vivant.

Concrètement, cette relaxation accorde de l'importance à chaque partie du corps. Chaque articulation sera malaxée, pressée, pétrie, comme un artiste façonnerait sa sculpture. Celui qui pratique la relaxation est appelé le « donneur ». Il explore l'extension, la flexion, la supination, la pronation, la rotation dans l'espace de chaque membre et enfin les remue pour percevoir le lien entre chacun. Cela permet au « receveur » de redécouvrir tous les mouvements possibles. Chaque partie du corps est nommée simultanément à sa stimulation. Le schéma corporel en sort renforcé. Le patient peut ainsi se confronter à ses troubles sensoriels et/ou moteurs, parfois actualiser ses sensations fantasmées, alimentées par ses peurs en lien avec l'AVC. Robert-Ouvray évoque la relaxation de manière générale et décrit que « cette médiation corporelle présente l'enjeu de « la restauration du schéma corporel structurant le corps réel et en relation avec le corps imaginaire [...]. Le changement de niveau tonique s'accompagne d'un changement de niveau de conscience qui permet au sujet de se ressentir, se connaître » (Robert-Ouvray, 2002 : 62). Un sentiment de sécurité au niveau du ressenti peut émerger. Le temps de verbalisation permettra d'acter une redécouverte de son corps et son sentiment d'identité se trouve fortifié.

Chaque partie du corps est donc mobilisée séparément puis ensemble. La dissociation des deux hémicorps perturbe l'axe corporel, augmentant la perte de repères. Passé la comparaison droite/gauche pour chaque jambe par exemple, faire ressentir les deux jambes simultanément permet au patient de ressentir la globalité de son corps. Les mobilisations testent davantage la fluidité du relâchement à travers des mouvements unifiants. Par exemple :

- Pour la « marche », les jambes tendues sont soulevées en alternance de haut en bas variant l'écart et le rythme des enjambées. Les patients qui ne marchent plus retrouvent véritablement cette sensation de marche perdue. Ils ne portent plus leur attention sur la différence des jambes mais sur le mouvement global.

- Le « grand 8 » apporte de la légèreté : les jambes sont toujours soulevées du tapis, jambes tendues dessinant des formes circulaires.

- La position du « fœtus » rassemble le corps autour de l'axe : les jambes fléchies aussi bien au niveau des genoux que du bassin sont réunies vers le buste. Le corps est en position fœtale. Non seulement cette mobilisation soulage les douleurs lombaires mais elle rassemble aussi tout le corps.

- Ou encore le « serpent », nommé ainsi pour son ondulation de l'ensemble du corps, provoque une vague des pieds à la tête et relie chaque partie du corps entre elles.

Ces mobilisations contribuent à cette « sensation d'unité » dont tous les patients parlent. Robert-Ouvray (2002 : 42) nous la décrit également : « La tonicité donne son unité au corps moteur et sert d'outil relationnel, elle affecte toutes les parties et tous les organes du corps par l'intermédiaire des fascias*. Ainsi, chaque variation tonique a un effet sur l'ensemble des organes et les vicissitudes toniques mettent en cause l'unité psychosomatique du sujet. »

Afin de continuer à travailler sur le relâchement et l'unité corporelle, je me suis intéressée à une autre médiation originale permettant une véritable découverte du corps, inédite. Les patients échappent ainsi à la tentation de comparer leurs sensations actuelles de leur vie d'avant.

Sonothérapie par les bols chantants

La médiation par le son amène le patient dans un état proche de la relaxation. Les bols chantants sont des instruments traditionnels tibétains constitués d'un alliage de métaux, que l'on fait résonner autour du corps et sur le corps. L'alliance entre le son quasiment hypnotique et la vibration emmène le patient dans un état de relaxation profonde, modifiant ainsi son tonus. Les vibrations permettent de ressentir l'intérieur du corps. Plus la personne est relâchée, plus la vibration se diffuse dans l'ensemble du corps. Robert-Ouvray (2002 : 42) évoque l'intérêt de la vibration : « La tonicité se définit comme l'ensemble vibratoire corporel qui met le sujet en rapport avec son espace interne et avec l'espace externe. C'est un élément limite entre l'espace corporel et l'espace psychique de l'être humain ! » Grâce aux fascias, la propagation des vibrations débarrasse le corps des tensions internes, voire d'une vigilance corporelle à la suite d'un événement traumatisant. Les bols font parfois émerger les conflits internes même non évoqués en entretien.

Généralement la vibration par le son n'augmente pas les paresthésies* et encore moins les douleurs, dénouant au contraire les tensions. Lorsque certains présentent des troubles de la sensibilité, le son dans son aspect vibratoire enrichit la sphère sensori-motrice du patient et stimule en profondeur la sensorialité. André Bullinger, spécialiste du développement sensori-moteur nous évoque l'intérêt d'un tel travail.

> La coordination des systèmes sensori-moteurs rend possible les conduites spatialement orientées de capture, d'exploration et de manipulation. À cette réification de l'espace environnant correspond une stabilisation de l'image corporelle […]. L'individu maîtrise non seulement ses systèmes sensori-moteurs, mais il fait siens les conduites et les savoirs de son milieu, il se les approprie » (Bullinger, 2004 : 74).

Le schéma corporel est à nouveau renforcé, cette fois par les vibrations sonores.

Le « rituel des bols » ne focalise pas l'attention du patient sur une distinction entre les deux hémicorps mais au contraire sur l'axe, renforçant davantage sa globalité. Les vibrations des bols mobilisent un aspect contenant, une enveloppe tactile et sonore. Ils sont placés tout le long de l'axe corporel et éventuellement de chaque côté des hémicorps. Par ailleurs, les bols chantants stimulent l'attention grâce aux « flux sonores » dont parle Bullinger, permettant une alerte sollicitant une réponse tonique aux frappes sonores, une évaluation des distances et une orientation relative à la stimulation. L'hémi espace parfois négligé à la suite d'un AVC peut ainsi être stimulé par différents canaux.

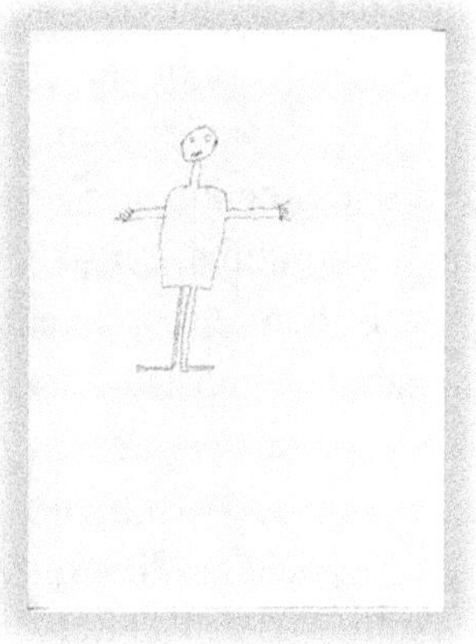

Dessin 2 : *Restructuration du schéma corporel*

Grâce à ces deux médiations entre autres travaux pluridisciplinaires, M. P. est davantage structuré dans sa représentation corporelle. La détente est profonde dans l'instant : acceptation du présent bien réel, sans regret d'un temps passé ni angoisse du futur. À trois mois de son AVC, il se déplace de mieux en mieux, sans canne, son équilibre est beaucoup plus stable. La commande du bras gauche revient un peu, le moral également. Son dessin du personnage est plus structuré avec deux hémicorps similaires. Comment se sent-il alors ?

7.2. Je suis un robot cassé

Au bout de quatre mois de rééducation, des douleurs à l'épaule limitent la récupération et M. P. se sent vite en échec quand il n'arrive pas à faire un exercice. Il bénéficie de quelques permissions chez son frère, évoque des vacances avec son amie… Dont il n'a plus de nouvelles brutalement. L'idée de garder des séquelles est encore insoutenable. Il envisage de reprendre son travail de magasinier à temps partiel dès qu'il le pourra. Une certaine lassitude face à la lenteur de la progression pousse l'équipe à fixer avec le patient un retour chez lui, tout en continuant la rééducation en hôpital de jour.

Son frère passe le voir le surlendemain de son retour à domicile et raconte que M. P. « ne mange pas et ne sait même pas utiliser la télévision ». Ses difficultés dans les activités de la vie quotidienne, entre lenteur ou impossibilité, sont majorées par l'angoisse. M. P. a des difficultés à s'organiser et réalise le besoin d'aides à domicile. À la suite d'une incontinence anale nocturne, des idées suicidaires sans élaboration s'installent accompagnées d'angoisse et de dévalorisation. Le psychiatre Jean-Claude Seznec décrit que « l'anxiété se construit sur la peur du risque [...]. Le cerveau réflexif va observer que l'on ne contrôle pas. Il va stimuler le système émotionnel pour alerter le corps et alimenter la spirale anxieuse » (Seznec, Ouvrier-Buffet, 2014 : 102). Il paraît compliqué d'augmenter les aides à domicile. C'est pourquoi, pendant son séjour en hôpital de jour, une réhospitalisation complète est rediscutée face au caractère anxiodépressif évoluant de M. P. Il rabâche toujours les mêmes réflexions sur son avenir et ses idées suicidaires sont plus régulières. Dans son témoignage sur l'AVC, Cohen évoque aussi ce genre d'idées.

> Les porte-fenêtres empêchent les malades de se jeter par la fenêtre. On me l'a dit, et on y pense, c'est vrai, le soir, la nuit, dans le silence brusquement insupportable de la chambre, on sent qu'on pourrait commettre l'irréparable, tant la peur de vivre diminuée, paralysée, vous prend et ne vous quitte plus, alors pourquoi vivre, pourquoi persister sur cette voie ? Non, pas la vie à tout prix ! (Cohen, 2001 : 63)

Après une quinzaine de jours d'essai chez lui, M. P. part d'urgence en psychiatrie pour une stabilisation thymique. Le travail du retour à domicile avec des permissions thérapeutiques se fera avec le service psychiatrique.

Deux mois plus tard, M. P. revient en rééducation. Il est très affecté par cette tentative de retour à domicile et son passage en psychiatrie. L'éminente psychologue clinicienne en rééducation, Pascale Bruguière, évoque cette découverte progressive grâce à l'anosognosie donnant un espoir jusqu'aux limites de la récupération qui vient redoubler les pertes : « Violence des pertes qui se succèdent, en cascade… L'accident, dans sa brutalité, est d'abord source de mouvements de désorganisation dans la confrontation à une perte si singulière ; perte d'un soi antérieur, de ce que le sujet était, ou du moins pensait être » (Bruguière, 2016 : 172). L'anosognosie semble levée, laissant place à une anosodiaphorie* malgré une anxiété majorant ses troubles cognitifs dysexécutifs.

Une réflexion sur son avenir entre retour à domicile, EHPAD ou FAM est amorcée. M. P. présente une perte des capacités fonctionnelles : diminution du périmètre de marche, négligence à gauche davantage marquée et apraxie d'habillage s'ajoutent au tableau clinique. Au-delà de la perte de confiance, il semble totalement dépassé par le fonctionnement de son corps. L'anxiété devient progressivement somatique et psychologique.

Quand la perte de repères physiques devient psychique

Enfouissement

Après sept mois de rééducation, M. P. semble vaincu par son AVC. Physiquement, il a récupéré une stabilité à la marche et pourtant il est avachi, à tel point qu'il est difficile de croiser son regard. Son axe est flasque. Même lorsque nous échangeons, assis ou debout, son regard est porté vers le sol. Personne n'ose le lui dire. Est-ce un manque d'envie ? Une fatigue assommante ? Sans regard, j'ai vraiment la sensation que le contact ne se fait pas. L'anatomiste évoque le regard et nous dit qu'« il existe des visages sans regard, […] qui sont ouverts en dedans de leur corps, et qui gardent tout leur mystère » (Kamina, 2018 : 100). Veut-il couper le lien ? A-t-il honte de son handicap ? Évite-t-il mon regard pour ne pas être confronté à sa souffrance d'être considéré comme handicapé ? Se sent-il déshumanisé ?

« Comme une tortue retournée »

Dès que M. P. ne se positionne pas bien sur le tapis pour une relaxation, il est incapable de bouger pour se repositionner. Il est perdu. Dans quel sens mettre son pull ? Combien y-a-t-il de trous dans un pull ? « Je ne vais tout de même pas le poser par terre comme à l'école pour essayer d'y comprendre quelque chose ? » dit-il. Comment ordonner son corps avec ce vêtement ? Toute la journée, dès qu'il croise quelqu'un, il réitère sa demande : « S'il vous plaît, pouvez-vous me dire si je suis bien habillé pour être correct ? » Il ne sait plus utiliser son corps, s'habiller, organiser l'espace et donc l'orientation des vêtements par rapport à lui. Cette perte de savoir-faire est-elle la conséquence de l'agnosie de l'image du corps ? Est-ce l'altération du schéma corporel ou bien la production du geste défaillante ? Est-ce cette anosodiaphorie* qui empêche M. P. de porter son attention sur sa réadaptation ? Sa négligence est-elle trop importante ? M. P. se compare à une tortue retournée, totalement désorientée, anéantie.

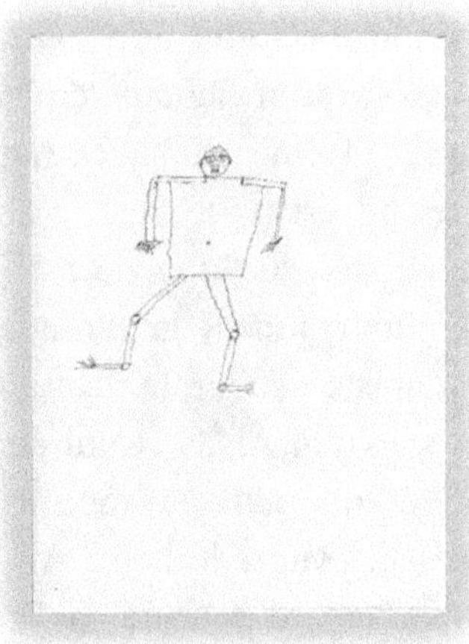

Dessin n°3 : *Robotisation*

À sept mois de son AVC, M. P. est de plus en plus distractible et semble donc moins profiter des relaxations qu'au début de sa rééducation. Afin de dynamiser les séances, j'envisage de le faire danser. Lors d'une séance en psychomotricité, je lui demande de faire un mouvement, n'importe lequel. « Comment ça, faire un geste ? » interroge-t-il.

Cohen évoque cette difficulté à penser :

> Quel choc et quelle peur !…Vous ne serez jamais comme avant, jamais. Apathie, apathie, le mot est dit, je l'ai entendu, j'en suis sûre, c'est un risque, elle l'a dit, je le jure. Le cerveau peut-il ainsi devenir apathique et annihiler toute velléité de bouger, de penser ? » (Cohen, 2001 : 20)

Une multitude d'autres questions jaillissent de la bouche de M. P. : « Où ? Dans quel sens ? Avec quelle partie du corps ? Avec quelle amplitude ? Quelle force ? Pourquoi ? Comment ça… Aucune indication ? » Je lui réponds : « Ce que vous voulez, ce dont vous avez envie ! Tout est possible ! » Il me rétorque : « Je suis un robot cassé ». Il me dessine d'ailleurs un personnage ressemblant davantage à un robot qu'à un homme. [*Annexe 3 - Dessin 3*]

M. P. arrive tant bien que mal à imiter mais toujours à partir d'un modèle. Qu'est-ce que la liberté de mouvement ? M. P. présente-t-il un manque de flexibilité ? Quels sens tous ces gestes souvent répétitifs de rééducation ont-ils s'il ne prend pas part dans l'intention du geste ? Est-ce un manque d'idées pour ses gestes ou un manque de gestes pour ses idées ? Est-ce une perte de spontanéité motrice et/ou émotionnelle ? L'enveloppe motrice serait-elle en surinvestissement défensif ou en désinvestissement ? Une action est consciente, fonctionnelle, flexible et demande une adaptation selon les besoins. Qu'en est-il de la réaction en rééducation ? Est-elle automatique ? Rigide ? Décontextualisée ? D'après Bullinger, « le geste lui-même ne mobilise plus l'activité psychique, sauf si le milieu résiste à l'action automatisée » (Bullinger, 2004 : 46). Insignifiance ? Inconsistance ? Apathie ? D'où vient cette inhibition ? Pourquoi n'ose-t-il pas se lancer : par manque d'idée, d'envie, par peur, par honte vis-à-vis de moi comme peut en témoigner une nouvelle fois Cohen ?

> Dodo avant la météo, toujours cette histoire de ciboulot qui fonctionne au ralenti, qui m'a plombé les méninges. […]

> Plombée comme une momie, ou plombée comme une idiote, une pauvre fille-légume, […] j'avais peur, une fois de plus, j'avais honte, ça commence à me gonfler passablement cette honte. […] Sommeil, sommeil, léthargie, léthargie, apathie, apathie, grands dieux, l'esprit ne suit plus la course folle de leurs intelligences débridées, lumineuses, l'esprit s'embourbe, le cerveau vit au ralenti, doucement, doucement. Allaient-ils se rendre compte de mon état dégradé, allaient-ils penser que j'étais foutue, à jeter dans un hospice ? (Cohen, 2001 : 42-43)

Faut-il que je laisse plus de temps à M. P. ? Est-il fatigué ? Est-ce un travail trop difficile ou inadapté ? Je suis donc également perdue. Nous devons chercher ensemble une reconstruction.

Réponses psychomotrices : du passif à l'actif

Redressement de l'axe par le regard

Les difficultés praxiques, d'équilibre et d'unité corporelle de M. P. ne font que renforcer l'effondrement de son axe, entraînant une coupure dans la relation. D'après le travail de Bullinger, l'effondrement axial de M. P. peut s'interpréter comme une « période d'"enroulement" […] passage nécessaire pour "se retrouver". La reprise d'un mouvement primaire narcissique de préoccupation fondamentale de soi s'accompagne souvent d'un sentiment d'anxiété. […] C'est sur cette base de sécurité corporelle et psychique que l'ouverture de la psyché vers le dehors relationnel s'étayeront » (Bullinger, 2004 : 46). Robert-Ouvray évoque également cet axe comme repère. Elle dit que « l'axe corporel référent de la spatialité : en retire une pré-connaissance corporelle de l'existence d'un axe psychique qui fait loi dans l'organisation et l'orientation des données relationnelles » (Robert-Ouvray, 2002 : 37).

M. P. a donc besoin de son axe pour être en relation. Il regarde son bras qui ne bouge toujours pas ou par terre afin de contrôler son équilibre. Il a besoin d'un appui optimal pour libérer son regard. Bullinger fait d'ailleurs un lien entre regard et posture. Il décrit que : « Si la posture est instable, le déplacement des globes oculaires initie le mouvement du corps. Le mouvement oculaire relève alors du changement de posture et pas de l'activité d'exploration. Cette non-disponibilité du visuel est probablement une des sources des difficultés praxiques » (Bullinger, 2004 : 134). Lors de mes séances, je me mets par terre pour aller chercher son regard en particulier lorsque nous nous rencontrons et lorsque nous nous quittons. D'après le philosophe et journaliste Allain, « rien ne parle plus fortement à l'œil qu'un autre œil, cette chose qui fait voir qu'elle voit » (Allain, 1956 : 95). M. P. se dit assez indifférent au regard de l'autre. Et pourtant il est difficile de le capter.

Puisqu'il me prive de son regard, je lui propose de le dépouiller presque totalement de sa vue dans le jeu théâtral des masques larvaires. Ces masques neutres dénués d'expression, présentent pour la plupart un nez plus ou moins extravagant et seulement deux petits trous à la place des yeux. M. P. accepte l'expérience car à force de lui dire bonjour au ras du sol, il a bien conscience de sa difficulté à positionner son regard dans la relation. Ce masque neutre fixant le sol ne serait qu'un objet désagréable cloué sur le visage. Dans le mouvement, il prend sens et oblige le corps tout entier à s'exprimer, les yeux dirigés à hauteur de visage. Avec ce travail d'axe et de regard, M. P. devient un partenaire actif de la relation. Selon Bullinger (2004 : 143) : « L'axe corporel comme point d'appui représentatif constitue une étape importante dans le processus d'individuation. […] Il fait de l'organisme un lien habité ! » Nous travaillons donc avec les masques neutres sur des mimes concrets de professions à deviner, afin de ne pas trop solliciter son imaginaire dans un premier temps.

L'alliance thérapeutique prend tout son sens. Je m'investis avec lui dans sa recherche. La relation thérapeutique est décrite par Anne Gatecel entre autres : « Sans cesse le thérapeute va inventer une stratégie pour mobiliser le sujet dans la situation où il s'engage. Il le renvoie à ses propres sources et ressources, l'appelant à développer et visualiser son propre film » (Desobeau, Gatecel, Vigne, 2002 : 174). C'est pourquoi je passe du « je » au « nous », tant ce travail corporel nous embarque ensemble.

Afin d'aider M. P. nous poursuivons donc ce travail sur l'adaptation de la posture à l'environnement par la vision. Sensible à la nature, nous avons imaginé que nous suivions du regard chaque déplacement d'animaux : un passage furtif de souris, une envolée de canards, une balade de lapins sauteurs... Il a compris alors la puissance du regard avec lequel nous pouvions même faire le travail inverse : à partir de coups d'œil, deviner quel animal est observé. Progressivement, il prend conscience de l'importance de son corps comme outil relationnel et de l'amélioration de la relation par le regard. Comment se comporter face à l'autre ? Qui est l'autre d'ailleurs ? Et qui suis-je moi-même ?

Identité

Lors d'une séance de relaxation, à sa grande surprise, M. P. reconnaît son médecin au son de ses pas devant la salle de psychomotricité, porte fermée. Tous les deux derrière la porte, nous écoutons le pas de chacun. Devenu familier avec le service depuis une dizaine de mois, il peut identifier les personnes. La reconnaissance ne s'effectue souvent rien qu'au rythme de pas ou de tours de roue de fauteuil de certains. C'est encore plus facile lorsque la voix s'ajoute aux bruits. Pourquoi reconnaissons-nous les personnes qui passent ? Chacun a donc une manière de se mouvoir unique, individuelle ? Les psychologues Gustave-Nicolas Fischer et Cyril Tarquinio montrent que « le corps n'est plus alors considéré comme une simple entité biologique [...]. Il se révèle aussi comme un construit psychique complexe. L'image corporelle demandera une adaptation, sera donc à déconstruire puis reconstruire à la lumière des pertes que le sujet aura subies dans son corps » (Fischer, Tarquinio, 2006 : 49-50). M. P. se reconnaît-il lui-même à la suite de son AVC ? Comment se retrouve-t-il ?

7.3. Une identité à rechercher : de la rééducation vers la thérapie corporelle

Chercher en soi l'inspiration

(Re)trouver le plaisir de bouger

M. P. veut-il être en mouvement ? L'écrivain Michel Bernard explique qu'« il faut, comme dit Ajuriaguerra, réconcilier son "voulu" et son "subi" » (Bernard, 1995 : 68). Comment prendre plaisir à bouger ? Comment ne pas s'arrêter à la frustration de ne pas bouger certaines parties du corps paralysées ? Comment cacher l'inavouable immobilité du corps ? Comment dénouer cette relation bloquée avec son corps ? L'émancipation sous tendue dans l'exploration créatrice du corps permettra peut-être de l'investir différemment ? Comment redécouvrir le corps autrement pour rendre M. P. plus complice de ses actions ? Benoît Lesage, médecin et formateur en danse-thérapie, évoque « l'enfermement dans le banal, où tout semble neutre, ou plutôt neutralisé, l'impossibilité de déployer sa présence, assujettie au temps ou à l'espace d'un autre, confinement qui contrarie l'affirmation créative de soi » (Lesage, 2015 : 39). Je propose de la danse libre mais guidée à M. P. pour travailler cette intentionnalité créative.

Danses psychomotrices

Guidé sur les parties du corps à faire danser, M. P. est allongé, les yeux fermés, entraîné par une musique tzigane. Ce cadre, allongé et les yeux fermés, permet non seulement de ne pas contrôler l'équilibre mais également de ne pas se confronter au regard de l'autre en se sentant parfois jugé. Cela invite juste à se lancer comme le décrit Cohen.

> Je meurs de trouille, et je me répète du matin au soir que rien n'a vraiment changé. Je parle moins qu'avant et je marche avec précaution, sans assurance, inquiète de tous les mouvements, dépendante, instable, tremblante. Il nous faudrait un peu de chance, grands dieux, et je dois me débrouiller toute seule, ne pas craindre de vivre : vivre (Cohen, 2001 : 22).

Le corps offre des propositions infinies de gestes en variant le rythme, le tempo, l'espace symétrique et asymétrique, l'axe, la force, le poids… L'exploration entraîne un usage inédit du corps, un vécu corporel unique dans un ancrage sensori-moteur. Cette expérience peut également susciter l'évocation de souvenirs dans une mémoire consciente ou non. Le corps expérimente ses sensations, ses émotions et sa liberté. Dans sa définition de corps-objet/corps-sujet, la philosophe Michela Marzano dit qu'« au-delà de sujet d'action, le corps devient alors sujet de cognition en général, quelque chose comme une *conscience incarnée* […] comme sujet même de ce vivre et de se connaître, comme *corps qui ressent* » (Marzano, 2007 : 245).

La séance suivante, debout, tenu par les avant-bras, M. P. et moi explorons ensemble des situations de danse les yeux fermés ou ouverts, menant ou suivant l'autre. Le thérapeute assure constamment la sécurité du patient, lui permettant de se sentir sécure et de se défocaliser de son équilibre. Tout le corps entreprend des découvertes, la performance laisse place au mouvement libéré de craintes et libre de tout désir. Le critique d'art, Christophe Kihm décrit l'harmonie qui découle de cette liberté de mouvement qui laisse émerger la création.

> Si la compétence des corps est innée, si l'esprit est un et universel, rien de plus sûr, pour retrouver cette harmonie à l'intérieur de soi, que de défaire les liens de l'apprentissage

> au mimétisme social. Mais laisser une compétence naturelle agir est une exigence qui laisse toutefois entendre une discipline de soi [...] où s'accomplisse l'harmonie des mouvements de l'esprit et du corps (Kihm, 2013 : 63).

Création dans l'improvisation

Propositions décalées

En plus du plaisir à bouger, nous cherchons ensemble à donner une intention dans l'action. Selon Marzano (2002 : 7) « chaque geste corporel, en tant qu'expression, renvoie à ma propre intentionnalité et en même temps à mon propre corps, à l'intentionnalité de mon interlocuteur et en même temps à son corps. [...]. Il n'y a pas d'intentionnalité sans corps humain, ni corps humain sans intentionnalité ». Le but est de s'exprimer corporellement et psychiquement dans un lâcher-prise total. S'exprimer signifie bien exercer une pression pour quelque chose qui va en dehors de soi, demandant une certaine élaboration. L'improvisation n'est autre que « l'imagination en action », selon la sociologue et clown Delphine Cézard dans son livre *Les « nouveaux » Clowns*. Le manque de flexibilité de M. P. entrave-t-il le développement de son imaginaire ? A-t-il la capacité de développer sa créativité ? Parviendra-t-il à se confronter au regard de l'autre pour trouver du jeu et à trouver du jeu à partir de l'autre, avec l'autre ? Laissera-t-il libre court à son inspiration avec plaisir ?

Afin de forcer l'imagination à éclore, un exercice de détournement d'objets invitera M. P. à se décaler de l'ordinaire. Le plumeau peut évoquer les pompons des gardes britanniques, des poils de bête, un sabre d'escrime... ; une fleur devient un micro, une glace... À partir des sensations ressenties dès la découverte d'un objet même très ordinaire, l'imagination surgit. M. P. donne corps à son imagination en faisant vivre ces objets : une pince à pâtes en énorme cigare, une corde en serpent, une raclette de douche/vitre en queue de baleine... ; et même à s'en amuser. Il ne s'agit pas juste de faire deviner ou décrire l'action mais de la mettre en scène par exemple de manière poétique, parfois clownesque.

<u>Propositions clownesques</u>

Afin de poser un cadre à M. P., le nez rouge permettrait une distinction avec la folie, la désinhibition ou encore même l'ivresse. Ce masque est un code social reconnu universellement. Bien qu'il évoque davantage le clown de cirque, il symbolise également l'imprévisibilité, la bienveillance et le mystère. Jacques Lecoq, comédien, chorégraphe, metteur en scène et pédagogue a beaucoup contribué au développement du clown non plus de cirque mais de théâtre.

> Cette découverte de la transformation d'une faiblesse personnelle en force théâtrale fut de la plus grande importance pour la mise au point d'une approche personnalisée des clowns, pour une recherche « de son propre clown » […]. C'est d'abord la recherche de son propre dérisoire. Ils ont la liberté de faire « ce qu'ils veulent » et cette liberté fait surgir des comportements personnels insoupçonnés […]. Ils font alors l'expérience de la liberté et de l'authenticité (Lecoq, 2016 : 196).

Je propose alors à M. P. de faire du clown de théâtre. Il s'agit d'un état de disponibilité et de spontanéité pour une rencontre entre soi et l'autre. Risquer l'inattendu pour se laisser surprendre par ce qui jaillit en nous. Affranchi de l'emprise du regard d'autrui, l'autre devient au contraire complice de ce que l'on vit dans l'instant. Par exemple, un clown s'amusera à ce que quelque chose bouge dans sa poche, l'autre comprendra qu'il se sent mal habillé. C'est ainsi que le deuxième viendra soigner le premier pour qu'il soit plus présentable. Si le premier accepte cette proposition, il en oubliera son intention première et profitera de cet instant où il est mis en valeur et se sentira beau ! Tout est prétexte à jouer. Suite à son AVC, M. P. a perdu sa spontanéité corporelle. Va-t-il accepter la transformation par l'autre et s'emparer de cette proposition clownesque ?

M. P. en clown

Ce patient a souvent de l'humour. Arrivera-t-il à mettre son humour au service du clown afin de retrouver une unité psychocorporelle ? « Les clowns ont de l'esprit avec leur corps » d'après l'écrivain Nysenholc (2002 : 255). Depuis que nous avons évoqué l'aspect mortifère dans le phénomène de répétition en rééducation, M. P. compare son corps à une machine infernale. Il se questionne sur l'efficacité de la répétition notamment dans son cas où les progrès deviennent moindres. Selon Rose Gaetner, « on peut voir dans la répétition un signe de réassurance, d'affirmation de soi, [...] s'améliorer ; répétition de ce qu'on aime [...]. La répétition nous renvoie au plaisir enfantin de jouer indéfiniment le même jeu » (Gaetner, 2000 : 283). Afin de le rassurer et de trouver du jeu, je lui propose un exercice clownesque de répétition, à l'image de la rééducation. À tour de rôle nous allons répéter un mouvement, celui de l'autre et en ajouter un autre, ainsi de suite. Chacun ajoute un geste sans aucune signification au fur et à mesure et nous reprenons le tout ensemble, comme une chorégraphie. M. P. reste très concentré sur sa mémoire pour ne pas se tromper dans l'ordre des gestes et a du mal à faire abstraction de ses limites physiques.

Néanmoins, sans réfléchir, nos gestes finissent par raconter une histoire. Il relève ce défi de création, un son d'abeille est sorti spontanément de sa bouche et nous construisons quelque chose à partir de cet imprévu, selon ce qu'il ressent dans l'instant. Il accepte ce temps de vide où personne ne connaît la suite. Cézard saisit ainsi la grande différence entre le clown et un personnage de théâtre, en effet le clown va : « Transformer le "ne rien savoir faire" par un "savoir ne rien faire" […] par conséquence, savoir être. Juste être là » (Cézard, 2014 : 116). Il n'y a souvent rien à chercher d'original puisque notre existence même est unique et fait de chacun un être à part entière. Selon le sociologue Pierre-Michel Menger cité dans *Les « nouveaux » clowns* de Delphine Cézard, « l'expression délibérée de la singularité individuelle constitue le vecteur de la recherche d'originalité créatrice » (Menger, 2014 : 90). Même un mime exécuté parfaitement rendra le geste différent d'une personne à l'autre laissant une place unique pour exister auprès des autres.

Se reconnaître grâce à l'autre

Comment trouver davantage de jeu à travers cette consigne de répétition de gestes ? Nous construisons ensemble mais il reste complexe pour M. P. d'utiliser son regard pour aller encore plus loin dans le partage de notre création. Le regard est particulièrement mis en avant en clown de théâtre car c'est en regardant l'autre, en se rendant présent et accueillant que naît la rencontre. Cette expérience nécessite le regard de l'autre. Par exemple, c'est en montrant à son partenaire ou au public que le clown qui a peur peut jouer avec cette émotion, notamment pour la mettre à distance et s'en libérer. C'est donc précisément à travers l'autre que le clown existe. Selon Bullinger, « l'appui sur le corps de l'autre fournit aussi, par le jeu des synchronies et des échanges, les moyens de forger sa propre image » (Bullinger, 2004 : 167). Il faut donc à la fois se distinguer des autres et se relier aux autres. Ce jeu d'écoute relève donc de l'art autant que de l'épreuve car cette mise à nu peut déranger.

M. P. est-il prêt à cette rencontre ? A-t-il honte de son existence actuelle ? Selon Serge Tisseron, psychiatre et psychanalyste, « nous ressentons la honte quand nous courons le risque de nous déshumaniser. Elle peut aussi être le point de départ de réaménagements importants de la personnalité [...]. De signal d'alarme, la honte devient signal de résistance » (Tisseron, 2012 : 40). Il décrit que la première phase de la honte est une expérience catastrophique dans l'angoisse d'une perte d'intérêt de la part des autres. Puis la phase de confusion protège de cette expérience catastrophique : « Ne pas savoir où on est, qui on est, et à quel moment on est, permet de savoir qu'on est celui qui ne sait pas où il est, qui il est, et avec qui il est, et assure en même temps de ne rien savoir d'autre » (Tisseron, 2012 : 42). Enfin, la dernière phase consiste en une « distanciation par rapport à ses éprouvés en se sentant exister en tant que sujet capable de repérer sa propre réalité psychique » (*Ibidem*). La fulgurance de son AVC et le désordre psychocorporel qui en découle a entraîné M. P. dans une remise en cause et mise en jeu de son existence corporelle et psychique. Cette distanciation psychique et clownesque nécessite un travail en psychomotricité.

Clown comme médiation psychomotrice

La médiation clown en psychomotricité offre un cadre possible à cette distanciation. Elle permet un approfondissement de l'identité et de l'affirmation de soi par ce décalage entre la perception de soi et ce que pense l'autre. « Les clowns se trouvent en proie à une transition identitaire qui est à mettre en lien avec la création de la notion d'identité et d'individualité » (Cézard, 2014 : 89). La médiation clown permet également de se laisser surprendre par l'imaginaire de l'autre et son propre imaginaire. L'autre va réagir avec ses émotions en fonction de ce qu'il perçoit de nous avec beaucoup de bienveillance. Selon le psychiatre Jean-Christophe Seznec et la comédienne clown Élise Ouvrier-Buffet, « en riant, il n'est plus nécessaire de lutter pour être » (Seznec, Ouvrier-Buffet, 2014 : 13). Par exemple, dans un contexte où un clown assis ne contrôle pas son genou plégique, tombant sur la jambe de l'autre, il peut s'en agacer ou accepter de s'en amuser en faisant de l'œil à l'autre d'un air amoureux. C'est une drôle d'aubaine. Baudelaire décrit le rire comme « essentiellement humain, il est essentiellement contradictoire, c'est-à-dire qu'il est à la fois signe d'une grandeur infinie et d'une misère infinie [...]. C'est du choix perpétuel de ces deux infinis que se dégage le rire » (Baudelaire, 1868 : 694). Ainsi, les clowns vont mettre en valeur des parties du corps cabossé, des mouvements désarticulés, des attitudes inavouables, des sons révélés lors d'un jeu. Cézard dit que « l'acceptation de sa propre faiblesse permet au clown d'explorer sa richesse d'être humain » (Cézard, 2014 : 117).

Le clown fait rire souvent mais il peut également être poétique ou révélateur de souffrances inavouées quand la verbalisation est trop compliquée. C'est à l'occasion d'un jeu clownesque que, sans aucune préméditation, certaines expériences douloureuses corporelles ou psychiques peuvent être évacuées. Les images du corps entre vécu, idéal et éprouvé peuvent se rapprocher. L'acceptation du handicap peut ainsi s'amorcer. Le clown Giovanni Fusetti dit que « le lâcher-prise fondamental, la suprême humilité du clown est de reconnaître que tout va bien comme il est » (Seznec, Ouvrier-Buffet, 2014 : 4).

M. P. a acquis une bien meilleure écoute de son corps, même en relation. Ne trouvant pas de place en FAM** ni en EHPAD**, une dernière tentative de retour à domicile au bout de quatorze mois d'hospitalisation a montré à M. P. que tout était possible (avec téléassistance, davantage d'aides, un suivi en kinésithérapie, orthophonie et psychiatrie). Il reste obsédé par son désir de retrouver sa main gauche hémiplégique, négligée, mais libre.

Le patient a choisi deux thèmes pour marquer la fin des soins psychomoteurs :

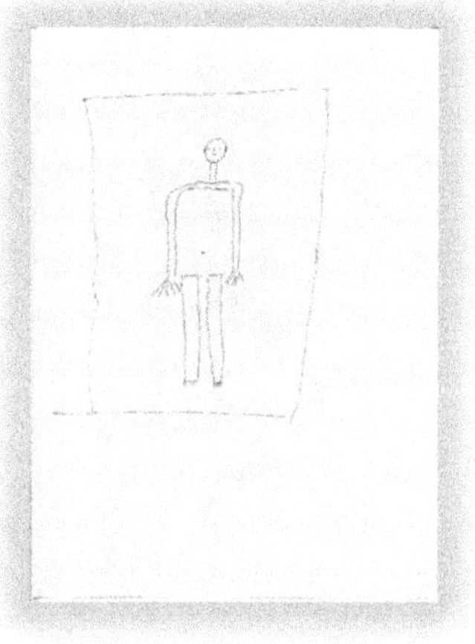

Dessin n°4 : *Corps libre*

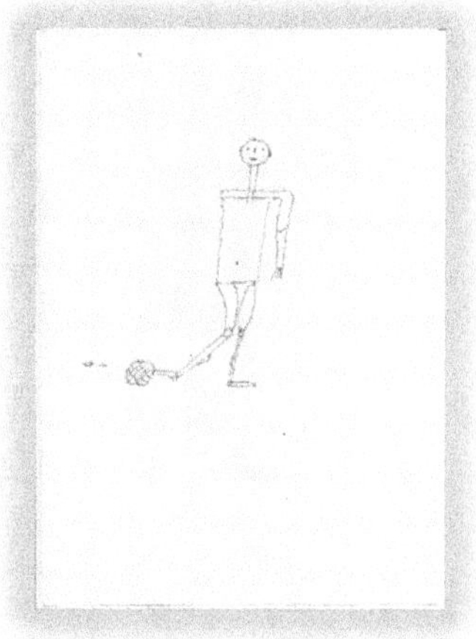

Dessin n°4 bis : *Identité retrouvée*

Selon Seznec et Ouvrier-Buffet, « le clown offre […] la possibilité de prendre de la distance et de gagner en flexibilité Il révèle et libère les peurs. Le clown confronte le soignant comme le patient au "bide" malgré tout le professionnalisme engagé ce qui lui permet de mieux accepter l'impermanence et de renoncer à une toute puissance impossible » (Seznec, Ouvrier-Buffet, 2014 : 177). L'AVC est un tel bouleversement que l'apport de la psychomotricité dans sa dimension psychocorporelle soigne l'être en profondeur. Bruguière conseille de « ne pas se perdre soi-même, de vue, s'apprivoiser, se conquérir… Expérience étrange qui mène aux confins de l'identité, aux confins de la continuité d'être et du sentiment d'existence » (Bruguière, 2016 : 173).

CHAPITRE 8

Esprit du soin psychomoteur et esprit d'équipe en gériatrie, *Christophe Burgoni*

Le corps est trempé de sueur, tout dans le visage exprime l'incompréhension. L'agitation ; se couvrir, se découvrir, arracher sa protection, s'agripper aux ridelles, égarer ses jambes dans un nœud, l'entremêlement du corps et du matériel. Il y a soi et il y a l'autre. L'autre qui existe comme une chance, comme un danger. Décrypter les signes ; naturellement, rapidement, se laisser guider dans une valse à trois. La proximité, le toucher ; le bercement qui favorise la présence à soi, à l'autre. L'instant d'après, un besoin impérieux de distanciation, une intrusion, un danger, ne pas faire les mêmes choses, laisser de l'espace, laisser du temps, pour pouvoir revenir. Sentir l'invitation. « Je suis méchante ? », « je ne suis pas méchante non ? » Le corps qui bouge, terrifiant, une chute abyssale. L'insupportable, lutter par l'immobilité, ne plus bouger, se souder au matelas. « Vos yeux dans les miens, ça soutient, c'est comme un socle, il y a une intention, il y a une force. »

Le regard est figé au plafond, rien d'autre n'existe, la raideur, le corps d'un bloc, rentrer à l'intérieur de soi, les choses vont passer. Une inclination particulière du corps, dans sa forme, dans sa potentialité. Le rythme, le soutien, sentir la voie naturelle du mouvement. Le corps s'articule par un relâchement, avec souplesse ; alors, rester un peu plus longtemps à ce lavage du dos qui se transforme peu à peu en massage. Le regard se libère, il circule. « On se voit ». La respiration est rapide, vite s'agripper, serrer quelque chose, j'étouffe. Un bras qui soutient et enlace, une main qui accompagne la respiration. La présence, le poids de la main qui accueille, qui guide. Soi, l'autre ? Quelque chose change. « Merci beaucoup, je croyais que j'allai mourir ».

L'accompagnement des troubles du comportement lors des soins d'hygiène est une indication majeure du travail du psychomotricien en gériatrie. Le psychomotricien est souvent convoqué lorsque le soin est « compliqué » ou « impossible ». « Ce patient, il tord les doigts, il crache, il mord », « cette dame, elle est mauvaise ! Elle enfonce les ongles, elle m'a tordu le poignet, elle le fait exprès ! » « elle nous insulte, elle refuse tout, on peut rien faire… » (Paroles de soignantes).

Dans un premier mouvement, les médecins prescrivent le soin psychomoteur un peu intuitivement. Ils sentent que « ça colle bien » : il y a du comportemental (un mélange de corporel et de psychologique), quelque chose de l'entre-deux, on pense naturellement au psychomotricien. On me sollicite donc pour intervenir en psychomotricité auprès du patient par une co-prise en soin à l'aide de mes collègues aides-soignants. Le travail d'équipe est une chance formidable. C'est aussi une difficulté dans un contexte de normalisation des soins où chaque métier se doit de démontrer son efficacité et son efficience, j'y reviendrai plus loin. Pouvoir croiser des regards différents afin d'appréhender le patient autrement est une richesse et une aide considérable dans la justesse des soins proposés. Cette pratique est généralisée à l'ensemble de l'hôpital car, historiquement, chacun observe « des résultats » suite au travail du psychomotricien.

Je présenterai dans un premier temps le contexte, les difficultés et les enjeux de ce type de soin. Je formulerai ensuite la question centrale de ce travail qui se propose d'étudier les liens entre le soin psychomoteur et le travail d'équipe. Je présenterai dans les grandes lignes la méthodologie utilisée et le cadre conceptuel. J'analyserai ensuite les situations de travail qui m'ont permis de monter en généralité. Je finirai en exposant deux axes principaux de mon travail auprès des équipes soignantes. Je précise que les situations de travail décrites se déroulent à l'hôpital gériatrique dans différentes unités de soin (Soins de suite et de réadaptation et Unité de soins de longue durée).

8.1. Enjeux du soin psychomoteur auprès du patient hospitalisé en gériatrie

Il n'est pas rare pour un psychomotricien d'être rattaché à différents secteurs ou services de soin. Bien que le budget hospitalier limite les recrutements, les besoins en psychomotricité doivent être pourvus sur l'ensemble de l'établissement. Ainsi un psychomotricien peut facilement intervenir dans quatre à cinq unités de soin différentes. Dans ce contexte, et compte tenu du nombre de patients, c'est la course à la priorité ! « Il faut prioriser les urgences ». Il faut travailler efficacement avec différentes équipes de soin et être extrêmement vigilant au risque de discontinuités dans le soin psychomoteur. À l'hôpital la demande est médicale. Pour des raisons d'hygiène évidentes et dans un contexte d'accompagnement des activités de la vie quotidienne, le patient doit « avoir sa toilette ».

Les troubles du comportement sont d'origine multiple. Bien que situationnels, ils dépendent largement de l'intrication de facteurs neurovasculaires, neurodégénératifs et psychiatriques. Facteurs qui vont venir impacter le sujet dans sa capacité à se connaître, à se reconnaître, à identifier l'autre et à percevoir son expressivité. C'est une crise de l'identité individuelle qui questionne le sens même de la relation. La relation qui peut alors révéler l'image du malaise et de la souffrance. Beaucoup de patients sont confrontés aux déficits sensoriels, aux apraxies*, aux aphasies*, aux troubles des représentations corporelles et spatiales, à la désorientation, aux troubles de la mémoire, aux troubles du tonus, à la douleur. La personne humaine, prise dans une catastrophe surnaturelle, subit inexorablement par paliers, tsunamis, séismes et effondrements identitaires : « Vous savez… Je suis terrifiée… Il y a moi, il y a la maladie et en permanence il y a quelque chose d'autre qui m'empêche d'être moi… »

Évidemment, l'individu résiste aux métamorphoses. Il lutte contre le vieillissement, les atteintes neurodégénératives, les levées d'inhibition de certains comportements, le retour de souvenirs qui par leur analogie symbolisent parfaitement l'état de grande difficulté dans lequel ils se trouvent. Que ce soit à l'initiative de processus endogènes ou relationnels, l'individu par son unicité réagit par une constellation d'états : l'insécurité, la solitude, la méfiance, la souffrance, l'angoisse, la culpabilité, le ressentiment, le mépris, l'indifférence, l'abattement, la prostration, la perplexité, le mécontentement mais aussi le confort, la confiance, l'ardeur, la tranquillité, l'opiniâtreté, l'exubérance, la mise en scène, le désir, l'envie, le plaisir.

Pour beaucoup de patients dépendants, le moment des soins d'hygiène est vécu négativement. Il est fréquent que des troubles du comportement apparaissent ou se majorent lors des soins paramédicaux. Le vécu de passivité, d'impuissance et de perte, le rapport au corps et à l'intimité sont quelques premières pistes explicatives. Faire le soin peut alors s'apparenter à un combat, un passage en force, un « soin musclé » où chacun perd quelque chose de son identité individuelle comme personnelle. Le patient est sur tous les fronts, il se bat à l'intérieur et se défend de l'extérieur.

Pour les soignants, la difficulté d'accompagnement est multiple et protéiforme. Une forme de catégorisation peut être ébauchée en prenant en compte les états de fatigue très particuliers que les soignants distinguent naturellement : « Ça y est ! Émotionnellement je suis à plat, malheureusement il me reste encore trois toilettes » ; « tous ces changements ce matin… Ça me fatigue avant même d'avoir commencé ! » ; « non mais cette patiente elle me prend trop la tête !... J'y ai même pensé hier soir... » ; « tu sais en peu de temps, nous, on a le dos en compote ! » On retrouve évidemment une surcharge physique dans des situations de travail qui nécessitent des mobilisations et manipulations corporelles. Il y a aussi toute la dimension du travail émotionnel et psychique que je développerai. Il est en effet troublant de constater que c'est aujourd'hui encore une dimension du travail qui est largement déniée au sein même des équipes de soin.

Que veut dire éviter ou prendre un coup ? Avoir un hématome ou des traces de griffures sur le bras ? Ce sont des situations de soin où le patient se dresse, attaque pour se défendre, avec vivacité, les mâchoires fermées, montrant les dents, les yeux exorbités. Qu'il s'agisse d'une intention d'attaque, d'un coup, d'un crachat, d'une morsure. Pour le soignant qui vit une situation d'intrusion et de danger « c'est dans le ventre que ça se passe ». Action d'une peur circulaire et contagieuse dans l'interaction soignant-soigné où, *in fine*, la mise à distance et l'essentialisation font office de vaccin imparfait. Le soignant est fortement impacté par les nombreuses facettes du corps en relation dans des situations aussi variées que le nombre de personnes rencontrées : en exemple le corps malade, souffrant, amaigri à l'extrême ; la peau, tel un rideau de cuir détendu qui recouvre les os saillants du bassin et délimite les organes génitaux ; anatomie du corps mort chez une personne pourtant bien vivante.

Les soignants sont dans la réalité du corps âgé : « Avec les vêtements c'est une chose » mais dans la nudité il y a la vieillesse, les rides, l'affaissement, l'histoire du corps, les cicatrices de guerre, les cicatrices chirurgicales, le corps béant. La vision, l'odeur, le nettoyage des fluides corporels, mais aussi le corps humain dans sa beauté, le corps sexué, possiblement érotisé, acteur, mis à disposition, rien de neutre dans les rapports humains. Il y a un désir fort de neutralité et une volonté de mise à distance. Pour Mercadier (2015), la dévotion du soignant lui interdit la « défaillance ». Nous croisons le chemin de soignants « performants », qui « assurent », qui « assument », imperturbables. La neutralité émotionnelle est de rigueur dans un contexte culturel dominant où la vision moderne de l'homme-machine impose un être subdivisé en autant de fonctions qu'il faut traiter, réparer, améliorer.

Nous savons pourtant le travail psychique de fond qui se déroule en souterrain et à la discrétion des collègues. Le contact quotidien avec ce corps symboliquement dangereux qui renvoie aux risques d'incapacité, de perte, d'impuissance, de contamination, de mort (Mercadier, 2015). Évoquons aussi les nombreuses difficultés de communication dans le soin. Il y a beaucoup de patients qui ne sont plus en mesure de communiquer par la parole. Il y a une absence du discours ou une difficulté à décrire l'expérience personnelle. Il faut alors adosser sa compréhension du vécu d'autrui sur les nombreux signes reflétant ses émotions et ses sentiments. Il s'agit d'interpréter, de proposer une hypothèse du vécu de l'autre, essentiellement par des processus intuitifs et subjectifs. La communication en situation de soin est d'une grande subtilité. Les soignants doivent appréhender les manifestations corporelles, émotionnelles, psychologiques et expressionnelles, afin de soutenir l'individu dans sa permanence et sa singularité.

Il apparaît que « la toilette » est une situation de travail d'une grande complexité. La partie visible de ce moment où on se lave, s'habille, s'apprête, dissimule un continent entier implicite qui soutient l'humanisation des acteurs en présence. Le professionnel, souvent sans s'en rendre compte, renforce la base de sécurité du sujet. Il le soutient dans sa consistance, dans sa permanence et dans son identité. Il s'agit d'un moment d'accueil, de partage, de portage, un moment de dignité ou l'autre nous renvoie quelque chose de nous-mêmes. Les enjeux ainsi posés donnent du sens à ce type de prise en soin. Ils nous mettent également en garde face au risque de déshumanisation du soignant et du patient. L'ensemble des acteurs hospitaliers ont la conviction que le facteur humain est crucial dans les prises en charge « comportementales ». Le soignant développe une capacité à sentir, à penser et à moduler la relation.

Dans un contexte de réduction des dépenses en santé, de standardisation du soin et du souci de l'efficience, il y a une tendance à la disparition des espaces et des temps de réflexion et de questionnement. Que vit le patient, que ressent-t-il ? Que pense-t-il ? Pourquoi fait-il ce qu'il fait ? Pourquoi se défend-il dans une situation où il semble être en totale sécurité ? Quelle est la nature du danger ? Comment comprendre que pour certains soins qui se passent « sans trop de difficultés », le vécu du patient soit parfois loin des évidences, éloigné de ce qui nous paraîtrait être le bon sens : « J'ai été insulté, blâmé, diminué, accusé, dévalorisé, ignoré, intimidé, trompé, jugé, rabaissé, battu, violé ». Comment parler de la complexité de ces situations de travail travesties par l'apparence factuelle du « récurage » des corps ? « La toilette a-t-elle été faite ? », demande insistante en réunion d'équipe. « Comment s'est passée la toilette ? », pragmatique du langage où l'on cherche non pas à savoir comment elle s'est passée mais plutôt si elle a bien eu lieu.

Après avoir présenté le contexte, les difficultés et les enjeux de ce type de prise en charge, je vais essayer, par l'analyse des situations de travail, de comprendre en quoi le contexte structurel et le fonctionnement institutionnel limitent l'efficacité thérapeutique, et en quoi l'approche psychomotrice est une piste intéressante à suivre.

8.2. Place du psychomotricien en contexte institutionnel gériatrique : équipes et soins

Comme dit plus haut, le soin psychomoteur prescrit pour l'accompagnement des troubles du comportement lors des soins d'hygiène est considéré comme « efficace ». Avant d'analyser ce qui est mis derrière ce mot, prenons le temps de décrire la situation de départ qui se répète inexorablement, quelle que soit l'unité de soin, quel que soit le chef de service, quel que soit le prescripteur, quelles que soient les équipes. Lors de la réunion d'équipe hebdomadaire, il va être fait mention des « cas problématiques ». On a un problème de comportement avec un patient, il faut trouver une solution. On convoque alors le psychomotricien pour son statut d'expert. Il est attendu pour amener une solution, si possible rapide et efficace. Ce type de demande conditionne largement la suite des événements.

Nous nous retrouvons avec deux situations habituelles. Une solution est trouvée validant le schéma problème-spécialiste-solution et cela n'est pas sans conséquences comme nous le verrons. Aucune solution n'est trouvée en une à deux séances, le cas est considéré comme trop difficile. L'équipe, par souci d'économie psychique et de fonctionnement, passe à d'autres préoccupations qui réagiront mieux à son action. Nous rencontrons dans la deuxième situation un problème éthique central. Comme l'écrit Pham Quang (2019), la psychomotricité est un projet pour le patient ! Elle mise sur ses capacités d'émergence et de transformation. La « résistance » fait partie intégrante du soin et elle n'est pas un motif d'arrêt de la prise en charge. Nous verrons qu'une partie de mon travail consistera à questionner la demande médicale.

Comment faire évoluer cette problématique ? C'est-à-dire modifier la manière d'interroger le problème afin que les actions qui en découlent soient conformes à l'éthique des soins psychomoteurs ? Est-il raisonnable dans des situations visiblement complexes de chercher l'astuce, la technique efficace, la solution rapide ? Ce qui contribue à brouiller les pistes, c'est qu'en effet, en une séance parfois, on constate un mieux voire une franche différence. Le patient est moins opposant, moins hypertonique, présentant de meilleures amplitudes dans ses mouvements, avec un meilleur contact visuel, avec moins de mimiques évoquant la peur, l'anxiété, la douleur, se laissant aller à des sourires, des paroles, des remerciements.

Ce constat nous ramène à notre première situation. Il semble que suite à la venue du « spécialiste » et par un travail d'équipe de qualité, le patient aille mieux et soit plus confortable. Une difficulté émerge alors, nous sommes confrontés à un problème de « reproductibilité ». Alors même que des évolutions significatives sont constatées, elles semblent être dépendantes de la présence du psychomotricien. Alors que nous arrivons à réaliser de belles séances qui profitent à l'ensemble des parties en présence, quelque chose empêche l'équipe de se saisir de ces mieux afin de les reproduire en mon absence. Premier réflexe explicatif : C'est normal, le psychomotricien sait faire ! C'est sa spécificité et sa compétence ! Quand il n'est pas là ça ne marche plus !

Là où le bât blesse, c'est que j'observe tout autre chose en clinique. Certes, le psychomotricien est un professionnel très spécialisé et compétent, mais il n'amène pas de solution ou de technique miracle à reproduire. Il amène une vision du soin qui lui permet de mobiliser des techniques au cas par cas selon des procédés intuitifs. En situation de soin, force est de constater que des adaptations très fines sont trouvées sans que l'on sache toujours si elles étaient purement à l'initiative du psychomotricien ou de l'aide-soignante. Il y a quelque chose de l'émergence par l'action dans le travail d'équipe.

Néanmoins, dans un contexte où ce sont les experts qui fournissent les solutions, ma venue va avoir de fâcheuses conséquences. Si le mieux ne se pérennise pas, cela valide *de facto* le fantasme d'incompétence des aides-soignants. Cette nouvelle situation est catastrophique sur le plan de l'équipe avec comme conséquence directe, le renforcement du fonctionnement par clans, avec les besoins habituels que l'on connaît de solidarité, de contenance, de protection, de confrontation, de lutte, de ressentiment, de mépris. Mes collègues sont d'ailleurs en bon droit de dénoncer : « Eh bien oui, ça marche mieux quand tu es là parce qu'on prend plus de temps ! » ; « on n'a pas le temps nous de toute façon » ; ou encore : « Non mais aujourd'hui c'était un bon jour ! »

Lorsque j'observe la charge de travail de mes collègues aides-soignants, plus de quinze toilettes dans la matinée, quinze à vingt minutes par patient… Je comprends évidemment leurs réponses. Il y a une tension quotidienne pour tout personnel de santé entre quantité de travail à effectuer dans un temps donné et représentation personnelle d'une certaine qualité des soins. Malgré tout, il est pertinent de questionner les justifications que les collègues avancent… On se rend compte que les arguments présentés sont rapidement mis en défaut. Donnons quelques exemples : « Ça marche mieux quand tu es là parce qu'on prend plus de temps ! » Si l'on mesure la durée moyenne des soins, on constate que le temps subjectivement perçu d'une séance avec le psychomotricien se porte à trente-cinq/quarante-cinq minutes, alors qu'on observe plutôt un temps réel de vingt à vingt-cinq minutes. Autres exemples : « Non mais aujourd'hui c'était un bon jour ! » Alors qu'il existe clairement des fluctuations dans le comportement des patients, une collègue peut tout à fait me dire, coup sur coup et à cinq reprises, « non mais aujourd'hui elle était dans un bon jour ». Sacré coup de bol ! On connaît la réalité et les conséquences du manque de moyens à l'hôpital, comme dit plus haut, j'y suis aussi largement confronté. Pour autant, il échoue ici à expliquer pleinement les difficultés rencontrées dans le passage d'une bonne séance à plusieurs bonnes séances.

C'est pourtant cet argument qui revient sans cesse comme une ritournelle. Il y a bien un pressentiment tragique chez les soignants tel un *Storytelling* mettant en scène une institution perverse qui, dans un souci d'économies et de rentabilité, solliciterait sans scrupules un faible nombre de professionnels « rustines » dont la fonction serait de colmater les dégâts causés par une politique plus large de restriction massive de postes. C'est aussi l'idée que, si nous avions les moyens, il n'y aurait pas de problèmes. Ce scénario séduisant auquel j'ai cru un temps ne tient pas face aux observations ici décrites. Mais, alors d'où vient cette résistance ? Qu'est-ce qui fait barrière à la pérennisation de soins plus satisfaisants ? Quel statut donner aux troubles du comportement ? D'où vient l'idée d'un soin ciblé qui consiste à traiter de manière fragmentaire et par la technique le dérèglement d'une sous-fonction psychique ? Est-ce la meilleure manière de s'adapter aux personnes avec leurs difficultés ? Si le succès du soin ne dépend pas de la réalisation de la bonne technique, d'où vient alors le processus thérapeutique à l'œuvre ?

Il y a bien le regard spécifique du psychomotricien. Il ramène une dimension supplémentaire dans le soin en envisageant comment l'expérience du corps impacte l'individu à un niveau émotionnel et psychique. Mais avec le temps et, à écouter nos collègues, il y a surtout quelque chose dans la présence du psychomotricien qui vient modifier le cadre de travail habituel : « Quand tu viens y a quelque chose qui change » ; « j'aime bien quand on bosse ensemble, on se recentre sur le patient » ; « le patient se comporte différemment » ; « c'est bizarre, j'ai l'impression qu'on prend le temps. » Nous avons-là une piste intéressante qu'il nous faut suivre et j'essayerais de rendre visibles certains des obstacles qui entravent la qualité des soins. Il me faudra également comprendre d'où vient le processus thérapeutique en lien avec l'approche psychomotrice dans ce type de co-prise en charge. Il faudra enfin appréhender les différents niveaux d'action possibles pour le psychomotricien. En clair, plus qu'une mise en concept de la clinique psychomotrice, je me propose de clarifier en quoi le soin psychomoteur rejoint nécessairement le travail d'équipe.

Sans quoi, ce type même de prise en charge est à interroger dans sa cohérence. Quel est l'intérêt d'avoir une action présentielle, ponctuelle, non reproductible ? Action qui, par ailleurs, peut produire des effets délétères sur le plan de l'équipe. Si l'on considère que l'état de santé de l'équipe conditionne la qualité du soin au patient… Ce type de prise en charge est tout sauf « efficace ».

Représentations, expertises, compétences : description et analyses de cinq situations de travail

Ce travail s'inscrit dans une perspective compréhensive. Il est clair que les soignants « réagissent par rapport aux déterminismes qui pèsent sur eux » mais qu'ils sont aussi « les propres créateurs d'une partie de ces déterminismes » (Schurmans, 2003 : 57). Le cadre conceptuel dans ce travail en psychomotricité est transdisciplinaire et convoque des notions issues des sciences humaines et sociales. J'ai choisi ici une posture subjective. Je fais le pari que c'est au contact des situations de travail, par l'analyse des récurrences, par l'analyse du discours des professionnels, qu'il va être possible d'acquérir une compréhension théorique de certains éléments relatifs aux questions que je me pose. Pour ce faire, avec toutes les limites que cela implique, il me faut être le plus objectif possible dans mon ressenti. J'ai consigné dans un cahier toutes les situations en lien avec mon sujet. J'y ai inscrit mon vécu et la manière dont j'ai perçu les situations. J'ai également consigné le ressenti que les collègues m'ont confié lors des multiples situations de travail, en soins, en réunion, dans les couloirs.

Un autre dispositif important a été une activité de « mise en mots » par le discours au contact d'un tiers dans le cadre d'analyses de la pratique professionnelle. Il s'agit d'un retour sur expérience précieux, qui permet souvent de faire surgir une « connaissance » latente. Ce qui m'a permis de mettre en jeu de nouveaux éléments sur le terrain et possiblement d'avancer dans ma réflexion. Évidemment, mon travail se confronte à de nombreuses limites et présente plusieurs biais. Beaucoup de paramètres n'ont pas été pris en compte. Les situations observées s'étendent sur plusieurs années. Les verbalisations et leurs contenus dépendent du degré de confiance de l'interlocuteur et fluctuent nécessairement au fil du temps. Je vais présenter et analyser cinq situations choisies pour leur caractère répétitif et interpellant. Je vais à chaque fois les décrire brièvement, en donner une interprétation et extraire quelques axes de réflexion. Je vais également les organiser selon des thématiques servant une logique compréhensive.

<u>Première situation : légitimité et critique de l'expertise</u>

Je me trouve en réunion d'équipe où nous débutons une discussion à propos d'une patiente « très problématique ». Il faut entendre par là que les équipes sont en difficulté pour réaliser les soins. Assez vite, le chef de service intervient : « Bon, c'est compliqué avec cette patiente, on fait appel au psychomotricien, il va venir vous aider ! » À cette phrase... Silence d'église. Le chef de service est dans son rôle : il cherche une solution, il justifie la présence d'un professionnel et il valorise l'expertise. Mais dans cette situation, comment se sent l'équipe soignante ? L'implicite dans ce message c'est tout de même : « C'est trop compliqué, on appelle quelqu'un de mieux formé, de plus compétent ! » On imagine bien comment peuvent se sentir les aides-soignantes à ce moment-là.

Au sortir d'une chambre, le médecin me rencontre dans le couloir. Des collègues aides-soignantes sont également présentes à distance d'écoute : « Ah tu tombes bien ! Tu sais pas ce que je viens d'apprendre ? Mme Machin, ça fait un mois qu'elle n'a pas eu sa douche ! Tu te rends compte ? Tu te doutes bien que j'étais pas au courant ! Il faut que tu fasses quelque chose ! » Le médecin très surpris, un brin accusateur, cherche la bonne action à mettre en œuvre pour son patient, il prescrit le soin psychomoteur. On constate aussi que l'information circule mal. Rétention d'information ? Volonté de dissimulation ? Quoi qu'il en soit, le message reçu tourne encore autour du clivage : bon soignant, mauvais soignant.

Deuxième situation : faire équipe est-ce choisir son camp, un modèle de fonctionnement ?

Voici la retranscription d'un appel téléphonique reçu d'une collègue médecin : « Salut Christophe, tu sais pour Mme Truc, les soignants me tannent pour que je lui mette de l'Hypnovel® [Midazolam*]. Mais je suis sûre que c'est pas indispensable ! La prise en charge comportementale doit suffire. Vois ce que tu peux faire. » Le médecin a son propre schéma décisionnel : bien faire son travail c'est ne pas rajouter, ne pas alourdir la médication. Les aides-soignantes, quant à elles, sont en demande car elles estiment ne pas pouvoir faire leur travail sans la mise en place d'un psychotrope adapté. Le psychomotricien est positionné dans un statut de tiers, d'intermédiaire. Que devient-il ? Un allié ? Un négociateur ? Un diplomate ? La psychomotricité, un acte politique ?

En réunion d'équipe, le médecin et la cadre de service se solidarisent en tant que responsables de la qualité des soins et interpellent les aides-soignantes : « Nous venons d'apprendre que Mme Machin n'a pas eu sa toilette depuis plusieurs semaines ! Christophe, que peux-tu nous dire au sujet de cette patiente ? » À nouveau la question du tiers. Il semble bien que faire équipe c'est avant tout choisir son camp...

Les deux descriptifs présentés montrent que l'on recherche l'action d'un spécialiste qui serait seul détenteur d'une bonne pratique. Le psychomotricien va devoir amener et transmettre ce qui fait le soin. On sollicite parfois successivement ou conjointement le psychomotricien, le psychiatre, le service mobile de psychogériatrie. Véritable ode à la spécialisation. Mais d'où vient cette vision du soin où la solution envisagée se situe dans un système professionnel qui cherche à faire travailler et à valoriser des experts ? Le paradigme qui sous-tend cette manière d'envisager le soin est celui de « l'évaluation et du contrôle qualité dans le monde de la santé » (Dumesnil, 2009 : 29). Un des postulats centraux est que « parmi les différentes stratégies de soin, certaines sont meilleures que d'autres ».

Historiquement, c'est à l'aide des statistiques et par une démarche méthodologique rigoureuse que l'épidémiologie clinique va permettre l'élaboration de connaissances médicales pratiques de haut niveau. C'est dans une démarche critique que ces connaissances vont pouvoir être opposées aux savoirs des praticiens d'un domaine. On constate d'ailleurs aujourd'hui dans les gradations de niveaux de preuve que l'avis des praticiens d'un domaine est très loin derrière le « gold standard ». C'est à partir de l'*Evidence based medecine* (EBM) ou l'*Evidence based practice* (EBP) que l'on va produire le standard de la bonne pratique. Dans le schéma décisionnel biomédical, il y a bien la bonne pratique, la bonne décision, le bon protocole. Dit autrement, dans une situation de soin donnée, il y a une action connue *a priori* pour sa supériorité par rapport à d'autres.

On assiste bien à une standardisation des pratiques dans un contexte d'assurance qualité ou les gestionnaires sont garants de la qualité des soins et des établissements. C'est d'ailleurs dans ce cadre que l'autorité et les établissements de santé veillent à la diffusion des pratiques standardisées par la formation des soignants. En découle la labellisation et l'accréditation des services de soins et des établissements de santé. Le sésame est décerné lorsque l'évaluation régulière démontre la réalisation par les soignants des bonnes pratiques et procédures. Malgré les apports considérables de cette approche, un des effets pervers rappelé par Dumesnil (2009 : 56) est la dévalorisation de « l'expérience clinique au profit du résultat statistique "scientifiquement prouvé" ». Il y a là une victoire du standard sur la singularité. Aujourd'hui l'expertise a changé de bord. L'expert est moins celui qui exprime son art dans le sur-mesure, il est davantage celui qui applique les recommandations de bonnes pratiques issues de l'EBM.

On constate néanmoins que de nombreux patients « résistent » à cette organisation du travail en process. Comme évoqué plus haut, on connaît des difficultés à « trouver une solution » rapide et dans les situations où celle-ci se dessine facilement, on peine à pérenniser les améliorations.

Troisième situation : standardisation des pratiques et déliaisons

Trois descriptifs permettent d'illustrer cette troisième situation. 1) À mon arrivée dans l'unité de soin, je me dirige vers mes collègues aides-soignantes. Je cherche à rencontrer la collègue avec qui je vais travailler pour les soins d'un patient. Nous nous voyons, je la salue. Elle répond en regardant ses collègues : « Désolé les filles ! Je dois y aller, c'est le jour de mon évaluation ! » 2) Nous entrons avec une collègue aide-soignante dans la chambre d'un patient. Elle m'annonce tout de suite avec insistance et autorité : « Non ! Tu ne fais pas avec moi, te tu mets en retrait, tu regardes comment je fais ! » 3) Avant d'entrer dans la chambre et de commencer le soin, ma collègue me dit : « Tu dois trouver une solution, c'est toi l'expert ! On a besoin de solutions tous les jours nous ! »

Un des problèmes de fond apparaît avec plus de clarté. Malgré le recours aux procédures et aux experts il y a un échec thérapeutique. Alors que chacun souhaite le meilleur soin, alors que chacun met en place les bonnes actions selon sa fonction et son rôle, on échoue. Il y a quelque chose qui cloche. À qui la faute ? Face à cette situation qui échappe à l'action normalisée, les individus doivent justifier de leur compétence. Dans le même temps, il faut trouver le bon spécialiste… Qui aura *a priori* la bonne pratique. Dans cette situation qui n'est plus sous contrôle, chacun peut être convoqué dans différents rôles : le bon professionnel, le mauvais professionnel, le garant du bon soin, le bon spécialiste, etc. Vaut-il mieux être dans le camp des bons ou des mauvais soignants ?

L'ensemble des situations présentées montrent la prégnance du sentiment de culpabilité de l'équipe, où chacun se défend du procès de l'échec de la prise en charge. La compétence individuelle est au premier plan et on observe deux postures principales : l'une plutôt active où je justifie ma compétence. L'autre, plutôt passive basée sur le renoncement par rapport auquel c'est à l'expert de justifier sa compétence. Dans ce contexte, certains professionnels se laissent même prendre au jeu. Ils peuvent tout à fait déclarer en réunion d'équipe : « Cette patiente ? Avec moi y'a aucun problème ». Message implicite à l'attention des collègues qui ne seraient pas au niveau ou simple justification personnelle qui produira pourtant les mêmes effets. Magnifique confirmation des enjeux inter et intra-professionnels en contexte hospitalier.

Il y a bien une lutte où chaque corporation reproche à l'autre son incompétence. Illustrons à nouveau : « Les médecins ! Ils ne savent pas s'occuper des patients, d'ailleurs c'est à peine s'ils les touchent, ils sont tout le temps dans leur bureau ! Après ils nous reprochent des trucs, c'est injuste ! Nous on s'occupe bien des patients, sans nous, ils seraient dans la merde » ; « les aides-soignants, ils ne font pas ce qu'on leur demande, ils notent rien, ils veulent se faciliter la vie, ils font tout vite fait, ils ne savent pas faire ! » Certes, la compétence individuelle a son importance, mais qu'en est-il de la compétence d'équipe ?

Nous pouvons à ce stade synthétiser un certain nombre d'éléments issus de nos constats. La description du contexte, des difficultés et des enjeux de l'accompagnement des troubles du comportement lors des soins d'hygiène du patient, me permet d'avancer l'idée selon laquelle une logique paradoxale est à l'œuvre. En effet et en situation d'échec thérapeutique, malgré la complexité de ce type de prise en charge, sur le terrain, on s'évertue à : justifier *sa* compétence, chercher une solution *simple* à un problème complexe, recourir aux *spécialistes* en guise de solution. J'ai décrit plus haut les logiques qui sous-tendent ce schéma de résolution de problèmes. Il me faut maintenant analyser les limites de ce modèle.

Le recours au spécialiste, comme l'As caché dans une manche, présente certains risques. Il y a une tendance générale à associer le spécialiste à la solution. Le spécialiste est prié de résoudre les problèmes. Si le professionnel endosse ce rôle dans ces conditions, il s'accapare les succès et doit se justifier face aux échecs : *bis repetita*, solution et responsabilité restent individuelles. Cela va même plus loin, car étant le sachant, il y a une possibilité d'enlever à l'autre sa puissance d'agir : posture stérile du renoncement et de l'attente. Cela pose avec force la question de l'autonomie du professionnel de santé. Comme le dit Dumesnil (2009), la logique de standardisation des pratiques contribue à renforcer la perception du facteur humain davantage sous l'angle de la défaillance que de la ressource. Il faut trouver le praticien qui connaît la bonne technique, la bonne procédure que l'équipe pourra reproduire. C'est une vision ou la théorie précède une action qui sera individuelle et reproductible.

À nouveau, nous sommes en bon droit de nous demander : où est la compétence d'équipe ? Nous ne sommes pas en terrain inconnu, il y a pourtant un bon et un mauvais soignant. On qualifie ce qui existe. Il y a effectivement des soignants à l'hôpital. Pourquoi alors, n'entend-on que rarement parler de bonne ou de mauvaise équipe ? Le risque majeur réside dans le fait d'être tous ensemble à l'hôpital mais chacun dans son coin, isolé dans son domaine, sa fonction, son champ de compétences, sa spécificité, sa technique. Cette situation professionnelle nous donne une « impression psychomotrice » : ça manque de liens, il y a des difficultés d'expression, de coordination, on observe des mouvements disharmonieux… Oui ! Ça ressemble bel et bien à un trouble psychomoteur. Après avoir décrit ce qui m'apparaît comme certains freins structurels, il me faut maintenant comprendre et décrire ce qui fait soin dans l'action du psychomotricien.

Quatrième situation : le soin psychomoteur, une technique au service du patient

En réunion d'équipe, dans un contexte d'amélioration clinique, chacun essaie de comprendre ce qui fait soin pour pouvoir le reproduire. Les questions fusent à l'attention du psychomotricien : « Le toucher ça marche alors ? Il faut la toucher plutôt à un endroit en premier ? » ; « le chant ça fonctionne ? » Quelle est la technique comportementale qui fonctionne ? Que faut-il faire ? On cherche « la » ou « les » bonnes techniques dans un modèle très médico-centré. On est à nouveau confronté à l'idée de la technique ou du protocole à suivre. Le plus perturbant c'est que dans le même temps, il me semble que tout le monde a bien intégré que les situations de travail dont nous parlons sont par nature extrêmement changeantes et imprévisibles. Malgré tout, on cherche la bonne recette. Évidemment, le psychomotricien peut avoir recours à de nombreuses techniques. Il peut notamment conscientiser et utiliser à dessein des éléments de communication non verbale.

Par exemple, je peux tout à fait moduler mon propre état de relâchement. Je peux ainsi faire varier la sensation du poids ressenti par le patient lors du toucher. Si je me synchronise avec son rythme respiratoire, il m'est possible d'augmenter le poids ressenti lors de son expiration par mon propre relâchement. Je peux aussi « retirer » un peu de la sensation du poids lors de son inspiration tout en gardant le contact au niveau du toucher. Il y a là un bercement qui aide l'individu à être confortable avec ce canal sensoriel à « se poser », à favoriser un contexte émotionnel positif et sécurisant.

« Le toucher est-ce que ça marche ? » Une patiente peut tout à fait se sentir contenue et apaisée par un type de toucher et dans le même soin, à un moment différent, se sentir envahie et en danger au point que ce type de toucher soit inenvisageable.

« Cette patiente, elle est anxieuse, le toucher ça calme l'anxiété non ? Ça devrait l'aider ! » De nombreux facteurs vont être déterminants, les fluctuations comportementales, l'histoire du corps, l'histoire de vie, la problématique psychologique actuelle. Il ne s'agit donc pas d'appliquer ou de ne pas appliquer une technique pour un symptôme ou un patient donné. Il s'agit de sentir ce qu'il se passe. Il s'agit d'être intuitif. « Est-ce que le chant ça marche ? » Si je réponds « oui », les collègues mal à l'aise avec cette technique vont-elles se mettre à chanter ? Que va donner le soin dans ces conditions ? Tous les gens à l'aise avec le chant vont-ils se mettre à chanter à chaque fois qu'ils vont aller voir cette patiente ? Vivre dans un monde de chants ? La vraie question c'est : qui chante ? Pourquoi la personne à ce moment-là s'est-elle autorisée à chanter ? Pourquoi a-t-elle spontanément choisi cette chanson et pas à une autre ?

On voit bien les limites presque absurdes d'un schéma de résolution de problèmes trop médico-centrés, là où la problématique est plus humaine que biomédicale. Nous nous trouvons dans un contexte où l'idée dominante est que c'est la technique qui fait le soin. Quel que soit le professionnel, s'il fait la bonne technique pour le bon patient, la qualité du travail est assurée. Ici, il semble plutôt que ce qui fasse soin, ce soit la personne du soignant. Personne qui, selon son histoire, selon ses ressources, sa créativité, va amener quelque chose d'unique et d'incarné. Cela n'empêche d'ailleurs aucunement de tenir compte des connaissances issues de la démarche scientifique. Rien d'opposable bien entendu ici. Tout au contraire, il s'agit même d'une dialectique indispensable. Rien n'empêche d'articuler les savoirs empiriques issus de l'expérience et les savoirs scientifiques issus de la recherche. Ce qui est déterminant, c'est que l'intention du soignant n'est pas placée dans le « faire » mais dans « l'être ». Avec pour conséquence de faire tout de même mais en étant davantage guidé par des processus intuitifs. Bien souvent, le soignant se rend compte qu'il est en train de faire quelque chose qu'il n'avait pas programmé *a priori*. L'action a simplement émergé d'une manière appropriée ! Je le redis, pour moi, ce qui fait soin passe par de la technique mais n'est pas la technique. La technique est au service du soignant qui convoque des possibles par des processus inconscients dans un état de disponibilité et de présence de qualité.

Bien faire son travail, est-ce avoir des résultats ? Problématique contemporaine et voie d'épanouissement dans le travail humain. On voit bien dans cette situation que tout le monde cherche à savoir « qu'est-ce qu'il faut faire ? » On s'attend à une action individuelle qui va provoquer une rupture avec un mieux significatif et mesurable. Évidemment, le résultat est d'une importance fondamentale. La qualité de vie du patient, l'attente des familles, les attentes professionnelles, le tout baigné d'enjeux socio-économiques, éthiques, spirituels et moraux. Nous retrouvons ici, ce qui a déjà été décrit plus haut. L'obligation de moyens ne suffit plus, il y a une tendance à « il faut réussir ! » Quelque chose se cristallise autour de l'attente du résultat. Quelque chose qui peut figer ou agiter comme nous l'avons vu.

Il me semble pourtant que, bien souvent, on a de très bons résultats quand on ne cherche pas à en avoir. Ne pas avoir d'attentes facilite grandement les facultés d'ouverture, d'écoute et de disponibilité. Plutôt que de chercher des solutions, il faut trouver une alternative. Là où la vision médicale envisage le trouble du comportement comme une entité extérieure à l'individu, corrigeable chimiquement ou rééducable par la technique, le psychomotricien cherche avant tout à rencontrer la personne. Au lieu de chercher à régler le trouble du comportement qui pose problème, il faut s'intéresser à l'existence du sujet. Il s'agit alors de rencontrer le patient, faire sa découverte, de comprendre la personne qu'il est. C'est d'ailleurs par l'adaptation que la découverte est possible. Il faut inventer le soin à chaque moment en utilisant et en développant l'intelligence stratégique au sens de Morin (1990 : 178) : « La complexité appelle la stratégie » et il faut développer « l'art d'utiliser les informations qui surviennent dans l'action ».

C'est dans des situations où le soignant « doit faire » le soin que le vécu chez le patient peut être fortement dégradé. Lorsque le soignant cherche à co-inventer le soin, les choses prennent une toute autre tournure. Avec la réalisation du protocole, c'est au patient, alors qu'il n'en a pas les moyens, de s'adapter au soignant. Mais alors, qu'est-ce qui empêche le soignant de s'autoriser à créer son propre savoir au contact de la situation de travail ? Autrement dit, comment développer son intelligence stratégique, s'adapter à l'autre en étant intuitif et créatif ? Pour s'adapter à l'autre, il faut être en mesure de percevoir ce qu'il ressent afin de répondre à ses besoins, notamment ses besoins de sécurité.

Évidemment, il est connu que selon la qualité d'attachement du soignant, il peut être difficile de prendre soin d'une personne en détresse. Le sentiment interne de sécurité peut faire défaut. C'est alors le besoin de se protéger qui prédomine et les capacités d'empathie s'en trouvent fortement réduites (Mikulincer, 2005). Mais au-delà du style d'attachement, il semble que le caractère stressant d'une situation puisse largement impacter les capacités d'empathie des individus (McPherson, *et al.*, 2016 ; Fabi, *et al.,* 2019). J'ai déjà décrit les contraintes en situation de travail (physiques, psychiques, émotionnelles, organisationnelles) dans un contexte institutionnel où il faut être performant, « ne pas s'écouter », « gérer ses émotions ». Nous sommes dans une contradiction, c'est comme s'il était possible d'agir sans être agi en retour. Il est évident que le professionnel en situation de stress, cherche d'abord à consolider sa base de sécurité. Et comment percevoir l'état de l'autre si tout est organisé pour ne surtout pas favoriser la conscientisation de son propre état ? Le soignant n'est pas invité à ressentir mais à agir. Or démonstration est faite que se positionner en sujet c'est positionner l'autre en sujet (Pham Quang, 2019).

Cinquième situation : les effets de présence du psychomotricien, la sécurité et le possible

Revenons sur ce que disent les collègues : « Quand tu viens y a quelque chose qui change » ; « j'aime quand t'es là, il y a quelque chose de calme et de reposant » ; « c'est bizarre, j'ai l'impression que le patient est différent » ; « toute façon quand t'es là, ça se passe bien pour nous aussi ». Mais aussi sur ce que disent certains des patients capables de communiquer verbalement : « Votre sourire, votre regard, votre manière de vous tenir et de bouger, on se sent bien » ; « vous me délassez, c'est votre manière d'être » ; « d'habitude on doit se forcer pour être bien avec les autres, avec vous c'est naturel ». La venue du psychomotricien provoque quelque chose qui est de l'ordre de la rupture. Il y a bien quelque chose qui change. C'est essentiellement par des processus mimétiques qu'un type de relation a pu s'installer entre l'équipe de soins et le patient. La venue du psychomotricien peut permettre une alternative. Il y a là une fonction d'inhibition et de désamorçage permettant au soignant et au patient de se voir sous un nouveau jour. Permettre au patient de se comporter autrement c'est sortir d'un schéma relationnel qui s'auto-entretient. Beaucoup de verbalisations évoquent l'idée que la présence du psychomotricien ramène quelque chose de la confiance, de la familiarité et de la sécurité.

La présence est quelque chose de fondamental en psychomotricité. Le psychomotricien y est sensibilisé dès sa formation initiale. Il développe moins sa qualité thérapeutique par la lecture de traités que par les nombreuses expériences vécues auxquelles il se livre dans la thérapeutique psychomotrice auprès de patients. C'est par la mise en question de sa personne, par la mise en jeu de son expressivité qu'il développe une disponibilité, une ouverture et une intention : trois forces considérables qui permettent de travailler sereinement dans n'importe quelle situation de soin. L'état de présence est difficile à décrire. Cet état permet calme, relâchement, réactivité, vivacité, clarté, précision et lisibilité. Autant d'éléments de communication non-verbale qui vont modifier la couleur de la relation. Il y a quelque chose qui est mis au travail dans la relation qui est de l'ordre du semi-conscient : « Je ne sais pas pourquoi, mais votre présence m'apaise, pourtant je suis très anxieuse avec les gens. »

Quand je vais en séance, j'amène et je dois préserver mon dispositif de soin. Je pose d'emblée quelque chose autour de la confiance en moi, en mon collègue et en le patient. Il y a une conviction dans le fait que « ça va bien se passer » : en moi, dans ce lieu, dans ce que l'on y fait, dans ce que l'on va y faire ensemble. Y compris la non réalisation du soin, parce qu'elle est une option tout à fait envisagée, mais n'intervient quasiment jamais dans les faits. Rencontrer la personne c'est se laisser le choix de ne pas faire, de ne pas « tout faire » et de défendre cette situation comme souhaitable. On laisse du temps au patient. On ne vient pas pour faire la toilette. On vient pour le rencontrer, pour comprendre qui il est et ce qui le meut, tout en l'aidant, dans ce moment de la journée, où il doit se laver et s'habiller. À nouveau, plus que dans des enjeux biomédicaux, le psychomotricien s'inscrit dans des enjeux globaux.

Dimitroff (2017) et Buchanan (2011) s'intéressent à la contagion émotionnelle, physique et psychique en présence de personnes stressées. Comme la peur, une solide base de sécurité a la faculté d'être contagieuse. Comme évoqué plus haut, en situation de sécurité, les professionnels sont beaucoup plus intuitifs, ils sont davantage dans une présence lucide. Ils ont de plus grandes capacités d'attention et perçoivent avec plus d'acuité l'état et les besoins de l'autre. Ce cadre de travail permet de redevenir intuitif, d'être plus créatif et de trouver des adaptations relationnelles extrêmement fines et innovantes. C'est certainement de là que vient le processus thérapeutique. C'est pourquoi le soin se déroule beaucoup mieux. Pour être créatif et innover en situation de travail, il faut être sujet, ce qui nécessite parmi d'autres choses, une solide base de sécurité.

Après avoir présenté et commenté différentes situations de travail, je vais maintenant présenter des hypothèses explicatives qui vont orienter mon action auprès des équipes de soin.

Éléments de synthèse des situations de travail présentées

J'avance l'hypothèse selon laquelle que ce qui limite l'efficacité du soin est double. Une partie du problème vient de croyances induites par le paradigme de la normalisation du soin et de l'efficience en santé : bien travailler c'est appliquer le bon protocole, le bon process ; il y a forcément quelqu'un qui *a priori* détient *la* solution ; la solution est individuelle, uniforme, d'effet rapide ; quelle que soit la complexité de la situation, il suffit de trouver le bon expert. Or, nous nous trouvons dans une situation professionnelle qui présente une extrême variabilité. Cette vision ou la théorie précède l'action provoque un fort décalage avec le réel. Face à ces croyances, une situation d'échec thérapeutique semble réactiver le jugement des compétences et des responsabilités individuelles dans un procès où le juge n'est pas défini. Ce face à quoi, des réactions corporatistes et de rivalités intra et interprofessionnelles fleurissent. Cet engrenage constitue le deuxième relais d'un cercle vicieux qui prive les soignants de leur plus grande chance : le travail d'équipe.

L'action de l'aide-soignant et du psychomotricien amène une amélioration circonscrite dans le temps. Amélioration qui dépend de la présence de ce dernier. Dans la situation thérapeutique, ce qui semble faire soin peut être résumé ainsi : il n'y a pas de protocole ; il faut créer le soin en étant intuitif, innovant et créatif ; la solution semble se construire en situation de travail et par l'action ; la solution semble se co-construire par l'interaction entre les soignants et avec le patient ; plus que traiter un trouble, il y a une recherche de rencontre de l'autre par l'adaptation. Il est intéressant de constater une opposition franche entre la vision institutionnelle et la vision psychomotrice. Je continue donc de soutenir l'idée qu'en situation complexe, il faut en permanence créer, inventer, innover le soin. Et que pour réaliser cette action « sur-mesure » il faut être subjectif et se sentir suffisamment en sécurité pour être créatif.

Il semble bien que l'échec thérapeutique ne soit pas dû à un manque de compétences individuelles, à un manque de techniques, à une erreur d'indication au bon spécialiste. Si ce qui limite les soins est structurel, il est intéressant d'envisager une action à un niveau structurel en parallèle de l'action de soin auprès du patient. Ainsi, il me faut déployer une action auprès des équipes dans l'optique suivante : la solution va venir du savoir-faire de l'équipe ; elle se construit collectivement dans un processus parfois long, elle peut être changeante et protéiforme ; le spécialiste y a toute sa place[48] ; il faut favoriser les conditions permettant l'adaptation, l'intuition, la créativité et l'innovation en situation de travail.

Il me faut absolument faire se rejoindre le soin psychomoteur et le travail d'équipe. Les conclusions que je présente mettent en lumière une opposition structurelle entre le soin psychomoteur tel que j'ai appris à le pratiquer et le fonctionnement institutionnel. Je vais maintenant décrire mes actions à un niveau plus global, avec pour objectif, de tenter de ramener l'équipe au centre du processus de soin.

8.3. Conditions de possibilité de l'exercice du soin psychomoteur en contexte d'activité hospitalière standardisée

Il me semble que le système médical n'est pas aveugle. Peut-être une forme de cécité corticale : il voit sans conscience. Il sollicite un des seuls professionnels qui fonctionne différemment pour prendre en charge des patients qui répondent très mal à l'action institutionnelle. Je ressens donc des injonctions contradictoires. Également une tension en lien avec le souhait d'une plus grande lisibilité de ce que fait le psychomotricien. Qu'il ressemble, dans son fonctionnement, davantage à ses autres collègues « rééducateurs ». Qu'il annonce *a priori* le nombre de séances qui doivent lui permettre de « régler » un trouble. Qu'il puisse travailler comme les autres, en open space, en prenant à sa charge une partie de la rééducation, l'équilibre d'un patient par exemple. Qu'il puisse s'occuper de plusieurs prises en charge individuelles en même temps car il pourrait comme les autres entraîner une fonction

48 Je crois fortement dans la diversité et la complémentarité des formations et des professionnels. Cependant, il faut découpler le spécialiste de la solution. Le spécialiste doit être là pour aider à penser le patient. Il prend sa part dans le travail d'équipe. Souvent, son regard n'amène pas la solution, mais il permet à l'équipe d'avancer à nouveau dans la réflexion et la pratique.

plutôt que de se centrer sur le champ du psychocorporel. Qu'il puisse voir plus de patients dans la journée, etc.

Et dans le même temps, comme déjà évoqué, on recourt au psychomotricien de manière valorisée et quasi instinctive dans les situations où on ne comprend pas le patient. Où on ne sait pas quoi faire quand la situation échappe à l'organisation habituelle du soin. Et par « magie », la situation s'améliore par cette action particulière, par le pas de côté que constitue la psychomotricité dans l'univers hospitalier. Il faut pouvoir se trouver suffisamment à l'aise dans ce flux continu d'ambivalence. Je ne pense pas qu'il soit souhaitable que tous les professionnels de santé travaillent avec le même dispositif de soin. Je pense plutôt qu'il faut résister aux injonctions institutionnelles pour des raisons d'identité, de complémentarité et d'autonomie professionnelle dans l'intérêt des patients et des professionnels.

Je voudrais partager ici, ce qu'une collègue gériatre m'a écrit après plusieurs années de collaboration : « Je n'ai toujours pas compris en quoi consistait la formation d'un psychomotricien mais ton aide nous a été précieuse pour toutes nos prises en charge complexes ». Je la remercie pour cette phrase que l'on pourrait commenter longuement. J'ai déjà synthétisé ce qui, selon moi, fait soin pour ces patients dans le dispositif de travail du psychomotricien. Pour ramener les conditions d'un soin durablement thérapeutique, il faut changer de paradigme au moins localement. En étant très provocateur, je dirais que ce n'est pas au psychomotricien de s'adapter aux demandes institutionnelles mais à l'institution de s'adapter à la vision psychomotrice. Je sais qu'il est évidemment impossible de lutter face un ensemble de contraintes structurelles. Il est impossible pour un seul professionnel de changer le paradigme de travail à l'échelle de l'institution.

A minima, il faudrait favoriser, dans ce service, pour ce type de patients, qu'il faille travailler différemment. C'est l'objectif que je me donne. Et qui d'autres que les professionnels qui font pour dire ce qu'il faut faire ? Or, nous sommes dans une situation d'équipe où la communication est difficile. De nombreux aides-soignantes viennent en réunion avec une posture défensive ou d'opposition. Le meilleur exemple étant le refus systématique de s'asseoir à la même table que l'ensemble des autres professionnels. Une ribambelle d'aides-soignantes sont assises sur leur chaise dos contre un des murs de la pièce, en retrait, alors même que les places autour de la table sont libres. Il y a un véritable problème de communication.

Parmi d'autres choses, pour communiquer, il faudrait probablement : avoir suffisamment confiance en son identité professionnelle et dans la pertinence de ses observations et de son action ; avoir suffisamment d'intérêt pour l'autre pour partager avec lui ce que l'on a découvert en situation de travail. Je vais développer ici, les actions mises en place afin de favoriser un travail d'équipe qui m'apparaît être la seule véritable force vive à exploiter dans l'intérêt des patients et des soignants.

Travailler en équipe, la mise en mots de compétences

Pour avoir un soin de qualité durable dans le temps, il faut favoriser l'intuition, la créativité et l'adaptation nécessitant un sentiment suffisant de sécurité. Évidemment, le psychomotricien ne peut pas transmettre sa qualité de présence, sa base de sécurité, la manière dont il mobilise ses techniques, etc. Il s'agit là de savoir-faire incorporés au sens de Barel (1977) qu'il a pris du temps à développer et qui ne s'acquièrent pas par la lecture d'un livre, d'un traité, d'une fiche d'instruction. Néanmoins, quand il est présent, il va pouvoir être au travail avec l'aide-soignant afin de s'interroger sur ce qui fonctionne, qu'elles sont les conditions pour que « ça marche » ? Analysons une situation de travail afin de comprendre le dispositif de mise en mots des savoirs professionnels. Nous faisons le choix d'une situation où nous pouvons observer des résultats en une séance.

Le médecin gériatre me sollicite pour une patiente, Mme Tellà, qui refuse les soins d'hygiène depuis plusieurs semaines et qui peut répondre aux sollicitations relationnelles par de la violence physique et verbale. Il s'agit d'une patiente ayant des troubles visuels très importants et qui souhaite rester allongée la plupart du temps. Des troubles cognitifs sont également décrits, particulièrement des troubles du jugement. Ce matin, je suis en binôme avec ma collègue Liana qui me dit « avoir un peu l'habitude avec cette patiente ». Nous avons prévu de voir la patiente en cours de matinée. Je me présente à elle, je fais un peu sa connaissance et je lui propose de revenir la voir avec Liana plus tard dans la matinée pour le soin. Pendant que nous travaillons dans le service, je vois Liana qui rend spontanément visite à Mme Tellà en passant rapidement le seuil de la porte. Je jette un œil. Ma collègue s'adresse à la patiente : « Mme Tellà, qui est là d'après-vous ? La patiente lui répond : « Fichez-moi la paix ». Ma collègue s'approche alors de la dame allongée qui lui tourne le dos. Elle lui caresse le dessous du pied et lui dit : « Alors c'est qui ? », et réponse immédiate : « Ah ! Liana c'est vous ? Ça va ? Me gonflez pas ! Revenez me voir plus tard ! »

Notre matinée respective de travail se poursuit, je vais pour ma part à la rencontre d'un autre patient que je vois en individuel en psychomotricité. Une fois ma séance terminée, je retrouve ma collègue et lui propose de retourner voir Mme Tellà. Nous entrons, Liana répète son approche : « Mme Tellà, qui est là d'après-vous ? La patiente lui répond : « Foutez le camp ». Ma collègue s'approche et caresse la voûte plantaire :

« Alors c'est qui ? ». « Ah Liana c'est vous ? Ça va ? Quand est-ce que vous venez me voir, ça fait des jours que je ne vous ai pas vue ! » Je prends également contact avec la patiente et nous décidons de proposer le soin à ce moment-là. Nous arrivons assez facilement à accompagner ses refus. Mme sent finalement l'envie du déplacement. Malgré les difficultés visuelles elle souhaite se déplacer toute seule. Évidemment, ce n'est pas sans risques mais nous observons à son aisance qu'elle a l'habitude de se déplacer dans sa chambre. Elle trouve facilement la salle de bain. Voici un élément nouveau pour cette patiente décrite comme ne se levant quasiment pas.

Amener, induire, provoquer une situation de passivité provoque la colère. Son choix sera de se laver assez énergiquement et de manière rapide : « Moi j'aime bien frotter fort et que ça dure pas trois heures ». Elle demandera à Liana de lui laver les cheveux. Une fois terminé, elle s'habille et retourne s'asseoir sur le lit. Enfin, elle nous remercie à plusieurs reprises et nous invite à revenir la voir un autre jour. À la sortie du soin, le travail continue sur mon initiative. Il s'agit d'un temps où nous évoquons nos ressentis et où nous essayons de comprendre ce qui s'est déroulé pendant le soin. Passé le moment de la surprise, ce dispositif est maintenant perçu par mes collègues pour ce qu'il est, c'est-à-dire un temps de « travail » par l'échange professionnel. Restituons ici, le type d'entretien que nous pouvons avoir :

> Christophe (C) : Alors tu en as pensé quoi ? Liana (L) : Ça c'est super bien passé ! (C) : Oui c'est clair, mais il faut qu'on arrive à savoir pourquoi. (L) : Ben, on l'a laissée assez libre. (C) : Oui ! C'est vrai. Moi je pense que si on lui fait ressentir par notre comportement qu'elle n'est pas capable, elle se braque direct, ça la met super en colère. (L) : Ben oui voilà, d'ailleurs elle dit souvent qu'elle n'est qu'une veille chose, qu'on a qu'à la laisser tranquille. Elle parle aussi beaucoup de son mari, elle a peur qu'il la délaisse, qu'il la trompe. (C) : D'accord, en effet, il y a de

> bonnes chances pour que tout ça soit lié. Il faudra qu'on parle de ça en réunion. Et j'ai vu que tu es allée la voir plusieurs fois dans la matinée ? (L) : Ouais, mais c'est rien ça, c'est juste que j'aime bien aller la taquiner un peu. (C) : Non... Moi je pense que c'est important. Je dirais que ça nous a aidés pour le soin. (L) : Tu crois ? (C) : Ouais. (L) : Ben… Je sais pas trop… Je crois que… Cette dame… Il suffit de la prendre au bon moment, c'est tout ! (C) : Tu penses que de l'avoir sollicitée plusieurs fois dans la matinée ça a aidé ? (L) : Oui... En fait... Je pense que ça ne peut être le bon moment que quand on y a été déjà plusieurs fois. (C) : C'est très intéressant ! Il faut que tu parles de ça en réunion. Tu devrais déjà en parler aux médecins et on en discutera avec les collègues, il faudra essayer de leur dire ce que l'on a compris.

Nous sommes ici précisément dans ce que rappelle Barbier (2004 : 85) en se référant tour à tour à Clot et Vygotski : « La verbalisation n'est pas la mise en mots de l'action passée. C'est une activité langagière à part entière au cours de laquelle le ou les sujets redécouvrent l'activité analysée et la transforment » et « le langage n'exprime pas la pensée, il la réalise. » On se trouve ici dans l'émergence de savoirs d'action (Barbier et Galatanu, 2004 : 24). Nous sommes dans une situation de communication par les praticiens. Ils en viennent d'ailleurs à énoncer ce qu'il convient de faire pour atteindre un résultat satisfaisant. Ils considèrent leurs énoncés comme inédits et efficaces.

Ici le travailleur a découvert et construit un savoir professionnel. Il l'a exposé en présence d'un collègue qui y attribue du sens et une valeur. Ce sont des situations fondatrices pour le sentiment de confiance, d'expertise, d'identité et d'autonomie professionnelle.

Soins au patient et travail réflexif institutionnel

Comme déjà évoqué, les temps de réunion font la part belle aux spécialistes. Il faut y mener tout un travail de positionnement. Typiquement, au moment de discuter de la patiente pour laquelle le soin psychomoteur a été prescrit, le médecin qui dirige la réunion dit : « Bon pour Mme Tellà, j'ai appris que grâce à la venue du psychomotricien ça s'est super bien passé. Christophe, tu veux bien nous expliquer comment faire avec cette patiente ? » Il serait sans doute facile de discourir, s'aidant du jargon professionnel, jouant le jeu de l'expert qui sait. Découvrant, extrêmement surpris la semaine suivante, les difficultés persistantes des équipes dans la prise en charge de cette dame. Nous avons déjà évoqué ces questions. Bien sûr, on nous donne le micro ! Évidemment, il ne faut pas le garder. Si l'on reprend l'exemple précédent, cela pourrait donner une discussion de ce type : Oui le soin s'est bien déroulé. C'est Liana et moi qui avons travaillé hier avec cette dame. Nous avons remarqué que ce jour-là il fallait éviter de vouloir trop l'aider. Ça a eu tendance à la mettre en colère. D'ailleurs Liana tu m'as dit que cette dame avait beaucoup de propos de dévalorisation ? Liana prend la parole, donne des exemples cliniques puis s'arrête. Je continue : J'ai aussi observé qu'elle s'orientait très bien dans sa chambre. Cette dame doit certainement se lever et se déplacer plus souvent qu'on le pense. Mais à mon avis, ce qui a vraiment facilité le soin c'est les moments de sollicitation que tu as eus avant la toilette, Liana. Il faut que tu nous parles de ça. Liana développe l'idée qu'il est possible qu'aller solliciter plusieurs fois la patiente dans la matinée soit une condition nécessaire pour qu'elle soit disponible pour le soin. Autrement dit, ce n'est pas la question du moment qui compte : y aller plutôt en début, milieu, ou fin de matinée. C'est plutôt l'idée que la sollicitation répétée est la condition pour que le bon moment existe.

Il est indispensable de laisser de la place pour que l'autre advienne ! Si l'on veut ramener l'équipe au centre, il faut laisser une place à chacun. Dans un système qui recherche à faire fonctionner l'expertise, il nous suffit d'œuvrer à généraliser le statut. Il y a ici un rôle de coordination d'expertise.

On se rend bien compte par cet exemple que l'aide-soignante peut tout à fait endosser ce rôle d'expert. Ainsi, chacun expert dans son domaine, la solution peut commencer à s'élaborer collectivement par des processus davantage participatifs. Le cadre de travail en psychomotricité permet de favoriser l'adaptation relationnelle, l'innovation et la créativité professionnelle. La réflexion et l'analyse sur la pratique permettent de conscientiser et de découvrir ce qui a été efficace pour un patient en situation de travail. La diversité des situations cliniques et l'analyse des trouvailles professionnelles permettent de mettre en valeur la créativité par l'action sur-mesure. Il est alors possible, à partir d'une répétition d'observations, de monter en généralité afin d'argumenter et d'assumer une manière particulière de travailler avec ces patients. Ce double travail d'étayage par la réflexion sur la pratique et de positionnement en réunion produit des effets tout à fait mesurables. On introduit en équipe l'idée que la solution peut être changeante, qu'elle n'est pas uniforme. On introduit aussi fortement l'idée qu'elle se construit, à plusieurs, qu'elle n'existe pas *a priori* et a besoin de temps pour se structurer. On voit aussi comment le patient est au centre de la description. Nous n'évoquons pas le « comment corriger ses troubles ? », mais plutôt « comment lui permettre de les vivre avec le moins de souffrance possible ? »

Le temps de parole partagé permet aux acteurs de pointer l'importance de l'adaptation, de la relation et de la connaissance de la personne du patient. L'équipe, par un discours qui se centre moins sur la technique, « construit » le patient différemment et en a une vision plus globale. Ce qui permet un meilleur investissement psychique et une plus grande motivation à être en relation et à travailler avec ce patient. Dès lors que plusieurs professionnels (aide-soignant, psychologue, médecin, infirmier, psychomotricien) conscientisent ces dimensions du soin comme pertinentes, qu'ils y voient un intérêt, il semble que l'organisation et le travail des soins évoluent. *In fine*, les professionnels qui sont davantage autonomes, deviennent capables de défendre une organisation du travail et des conditions nécessaires au bon soin. De mon expérience, le curseur « efficacité » peut largement évoluer selon la trajectoire du travail d'équipe et son niveau de maturité. Dans certains services ou le turn-over n'était pas excessif, j'ai pu constater que les demandes médicales ont considérablement évolué dans leur logique au fil du temps.

8.4. Le soin psychomoteur, une singularité contributive au travail d'équipe : mises en perspective

Dans ce travail, j'ai fait l'hypothèse que parmi d'autres facteurs sociaux et économiques, la politique de normalisation des soins modifie l'organisation du travail en ce sens qu'elle est susceptible de couper les individus de la relation de soin et du travail d'équipe. Chacun est de plus en plus enfermé dans ses tâches, dans sa technique et dans une vision binaire et simpliste du soin. Dans ces conditions, la prise en charge des patients dit complexes est mise en échec. Le psychomotricien arrive à l'hôpital gériatrique comme une sorte d'anthropologue curieux. Tout ce qui constitue son approche semble se situer à l'autre pôle magnétique du fonctionnement institutionnel.

Là où je pensais que mon travail se limitait à la relation avec le patient en séance de psychomotricité, j'ai découvert des enjeux structurels dont il m'était impossible d'ignorer l'impact majeur. Me faisant entrevoir certains résultats, la vision psychomotrice m'a ouvert des possibles. J'ai cherché par mon travail, et à mon niveau, à favoriser, de l'intérieur, les conditions structurelles permettant des soins plus satisfaisants.

Il m'a fallu comprendre et prendre conscience du rôle que l'on m'attribuait. Il faut être lucide sur ces questions et ne pas s'identifier à son rôle social, professionnel et institutionnel. Il ne faut évidemment pas le refuser mais il faut le jouer de manière satisfaisante dans l'intérêt du patient, le sien et celui de l'équipe.

Pour ce faire, j'ai cherché à favoriser l'autonomie professionnelle par le développement des facultés d'adaptation et de créativité en situation de travail. Au-delà de l'action individuelle en soin, c'est par des actions extérieures à l'espace-temps du patient qu'il a été possible d'avancer. J'ai utilisé un dispositif de mise en mots des compétences, j'ai également eu recours à des actions ciblées lors des temps de réunion à partir d'une réflexion clinique sur le fonctionnement d'équipe. Ces situations n'ont pas toujours été perçues par mes collègues comme étant du « vrai » travail. Elles sont néanmoins celles qui ont constitué mon plus gros levier d'action pour favoriser une prise en soin plus satisfaisante.

J'ai essayé de faire se rejoindre autant que possible la vision psychomotrice et le travail d'équipe. Il a fallu expérimenter à plusieurs une autre manière d'envisager les soins et le travail par une recherche professionnelle continue en situation d'incertitude. Envisager le soin avec une vision psychomotrice permet une action dans le temps moyen et long. Cela permet aussi de faciliter un travail d'équipe de qualité qui redonne du sens au travail prescrit. Parce que l'acte psychomoteur amène un mieux, parce qu'il est accueilli avec curiosité, j'ai cherché à le faire vivre dans le respect du métier, du champ de compétence et de l'identité professionnelle de chacun. Le psychomotricien s'intéresse à la personne humaine historisée dans sa globalité car il se vit lui-même dans cette posture.

Je garde aussi à l'esprit la difficulté et les risques d'être sujet. S'intéresser à ce que l'autre ressent implique d'avoir expérimenté ce que moi je ressens. Autrement dit, l'injonction ou l'encouragement à être sujet, créatif, autonome, peut être vécu comme angoissant par certains de nos collègues. Il est beaucoup moins engageant d'appliquer un protocole. Le travail structurel que je décris prend beaucoup de temps et se fait différemment selon les collaborateurs. Paradoxalement, au fil du temps, le recours au soin psychomoteur est moins systématique. Il est davantage ciblé, il s'affine. C'est d'ailleurs un très bon indicateur de la qualité et du niveau de maturité de l'équipe.

Pour conclure, je dirais que l'acte psychomoteur, par nature, a de bonnes chances d'être « séditieux » et « subversif » en contexte hospitalier. Charge à nous de pouvoir le faire vivre à nos collègues de la même manière qu'ils nous interpellent à partir de la spécificité de leurs propres pratiques.

CHAPITRE 9

D'un corps à l'être, *Gaël Anne Raoul-Gilardin*

> « Le corps est un être ambigu. C'est une chose, mais une chose qui est mienne ou plutôt que je suis. »
> (JAQUET, *LE CORPS*)
>
> « *[...] C'est une vie tout entière qui se trouve emprisonnée dans une chambre et pas seulement un corps malade.* »
> (DE HENNEZEL, *LA MORT INTIME*)
>
> « Il n'y a pas de néant […]. Tout est quelque chose. Rien n'est rien. »
> (HUGO, *LES MISÉRABLES*)

Cher M. O., notre rencontre m'aura marquée. Comme bien d'autres. Mais il en est qui interpellent quelques fois davantage, qui illustrent avec force cette expression sophistiquée de l'Être.

Si l'on se réfère succinctement au dictionnaire usuel, le nom masculin être réfère à l'existence, au vivant et l'animé. Il désigne encore l'être humain, comme si l'un procédait de l'autre de façon non seulement évidente mais nécessaire. À l'article près, le nom désigne aussi l'âme (« l'être », « son être »). La conscience en serait un synonyme, la personne également. En somme, il n'y aurait d'individu, sans âme. Quelques expressions interpellent telles « de tout son être », renvoyant à « de tout son cœur », « de toutes ses forces », « de toute son âme ». Un lien sous-jacent entre véridique, vitalité et présence d'une âme semble ici apparaître.

Le verbe être évoque pour sa part le fait d'exister, de présenter une réalité. En illustration, il est asséné le fameux Je pense donc je suis de Descartes… Pour la littérature, être c'est vivre. Il est LE verbe qui relie l'attribut au sujet. Il constitue, représente. Dans ses différentes spécificités grammaticales, il est celui qui désigne, caractérise. Il précise l'état, la manière… D'être. En résumé, il est verbe d'existence, voire de respiration, de venue au monde. Bref, il incarne.

9.1. La porte s'ouvre

La porte s'ouvre sur une chambre incroyablement vide. Il y a bien là un homme assis dans son fauteuil roulant, mais je ne vois âme qui vive. M. O. reste impassible à mon entrée. Aucun mouvement, pas un seul sourcillement à cette visite impromptue. Je ne perçois de lui qu'un dos vouté, une tête plongeante, un corps en surpoids engoncé. Fardeau, poids mort, désolation me viennent à l'esprit. Je le rejoins et remarque ses jambes ballantes, comme négligemment entreposées. Les bras croisés sur le ventre, ses yeux se perdent dans le vide. Un bonjour dynamique le sort de sa torpeur et se pose alors sur moi un regard écarquillé. Je me présente, lui indique la raison de ma venue et demande l'autorisation de passer un moment avec lui. Re-écarquillement. Ses yeux s'arrondissent à mesure qu'il semble découvrir la raison de ma présence et ma personne postée devant lui. La moue songeuse, il accepte somme toute que nous engagions la conversation.

Nous sommes au mois de février. Un mois auparavant M. O. était admis en neurochirurgie après un court passage aux urgences. Quinze jours s'écoulent et une aggravation clinique nécessite son transfert en USINV**. Son état stabilisé, l'homme d'une soixantaine d'années vient d'être transféré dans notre unité, COVID** oblige. La situation dramatique s'accompagne d'une réorganisation des services, de déplacements d'équipes et de patients. Il nous est adressé pour rééducation d'une paraparésie* secondaire à un hématome médullaire. Une prescription m'est adressée, rien d'explicite, monsieur est là pour rééducation, point.

M. O. semble peu loquace au premier abord et des réactions de prestance truffent nos échanges. Très défensif, il reste prudent, dans une observation discrète mais inquiète, à l'affût du jugement. Quelques mots étouffés, quelques tirades interrompues par des rires intempestifs font office de réponses aux questions : « Qu'est-ce qui m'arrive ? Oh c'est que… (il s'interrompt et pouffe de rire le regard fuyant). Je, je… enfin… qu'est-ce que… qu'on… dire… (il s'arrête de nouveau, couvre ses yeux d'une main et part dans un éclat de rire). C'est, c'est… heu… la Bérézina ! » Ses phrases hésitent, elles paraissent se méfier de moi. Elles prennent un chemin, s'arrêtent brusquement, repartent ou font volte-face dans une impression de désorganisation et de difficulté d'élaboration. Elles s'éteignent régulièrement sans aboutir, dévient… Je peine à le suivre. Dans cette confusion, je me surprends légèrement fébrile à l'écoute de ces paroles tortueuses (torturées ?). Ses évocations primesautières sont celles de souvenirs d'enfance, un sentiment d'humiliation y prédomine[49]. L'histoire est jalonnée d'évènements dépréciatifs, son aspect en ligne de mire. L'homme a essuyé des plâtres, l'humain l'a déçu, il en revient… Des propos acerbes et ironiques, voire brutaux sont égrainés de-ci de-là à son endroit. La colère louvoie. La représentation de soi verse dans la mésestime et le manque de confiance en soi. Visage et mimiques, attitude posturale, surpoids, tout y passe. Il

[49] M. O. m'a autorisée à évoquer son parcours mais par respect de l'anonymat j'ai fait le choix de ne pas être plus précise lorsqu'il est question de sa vie privée.

évoque quelques amis sûrs, peu. L'homme paraît assez isolé et solitaire. Le dossier évoque effectivement peu d'entourage, il vit seul, est sans enfant.

Tout au long de l'entrevue, le regard furtif, M. O. s'adresse à une tierce personne dans la pièce. Obstinément tourné vers elle, il reste figé dans un large sourire et darde sur cet interlocuteur des yeux pétillants, ouverts démesurément. Les mains à présent agrippées aux accoudoirs, il conserve à l'inverse une raideur résolument fixée. Une hypertonie* de fond s'exprime clairement, à la mobilisation, elle est d'opposition. Seuls ses éclats de rire inopinés ou ses railleries animent cette imposante inertie. En somme, la mobilité de M. O. se résume à des soubresauts, des tressautements et des rictus.

L'étrange impression de pétrification va peu à peu contraster avec la verve déliée de mon interlocuteur. Au-fur-et-à-mesure de nos rencontres, la qualité d'élaboration devient frappante, pleine de pertinence et de discernement. Les mots virevoltent dans la pièce, l'emplissent. Ils ont une incroyable aisance, sont d'une remarquable richesse. À défaut de se mouvoir librement, les mots font acte. D'une solide présence. Métaphores, métonymies, aphorismes, autonymes, jeux de mots, références littéraires et cinématographiques sont savamment disséminés au gré des propos. Chaque nouvelle séance avec M. O. confirme cette propension à aimer les mots, à en jouer, user délicieusement, tandis que le corps se voit officiellement baptisé « terre inconnue », en particulier à partir de « là », me dira-t-il en plaçant sa main au-dessus du bassin (il ajoutera à cette occasion : « C'est *persona non grata* ! »).

L'évocation du corps vécu est effectivement accueillie par un long silence ou se solde en quelques allusions évasives avant de digresser rapidement. Mes questions le laissent dubitatif, il n'y trouve aucune réponse. Le temps faisant, M. O. finit par rapporter un sentiment de défaillance corporelle, d'impermanence. À la clé, un sentiment continu d'exister altéré, un trouble identitaire et l'exacerbation d'une vive blessure narcissique déjà présente. Le corps ne joue plus son rôle d'assise, n'est plus un support suffisant à l'étayage du Moi. L'axe est remis en question, il ne tient plus d'après l'homme. Il relate à cette occasion une colonne vertébrale prête à rompre dans la région de l'hématome. L'autograndissement n'est pas envisageable, assis comme en table de verticalisation, la douleur et l'appréhension le taraudent. L'axe, point d'appui aux fonctions instrumentales mais aussi aux élaborations psychiques, est globalement mis à mal.

Une perte de reconnaissance de soi est alimentée par de nombreuses paresthésies* fluctuantes : sentiment de peau cartonnée en bout de pied droit, courant électrique dès mobilisation ou encore fourmillements et engourdissements aléatoires dans l'ensemble du membre inférieur droit. Le membre inférieur gauche est pour sa part décrit comme un « bas rempli de sang » ou « vide », sans substance. Le contenant n'est plus ressenti, ni le contenu d'ailleurs. Une perte de contact et des sensations fantômes compliquent encore l'appréhension de soi. La jambe gauche peut être perdue dans le lit, imaginée tombée au cours de la nuit ou encore dans une position erronée. Il mentionne ainsi qu'« elle ne fait plus partie de l'ensemble [...]. C'est une patte folle, elle vit sa vie de son côté, [...] elle batifole. Elle se laisse porter, dans le genre, d...-toi ! Je ne sais pas trop ce qu'elle fait ». Pour parfaire le tout, la faiblesse musculaire et le trouble proprioceptif y sont majeurs. Entre altération de l'unité, troubles perceptifs, douleur et détérioration de l'image du corps, c'est toute la sécurité interne de M. O. qui s'avère profondément fragilisée.

L'homme s'évoque finalement un jour comme réduit à « [n'être] plus qu'un esprit » et se considère en exil de ce corps à la réalité insoutenable et fracassante. C'est une véritable somatophobie* qui s'exprime chez lui, le corps est condamné et désinvesti. Pour lui il y a inanité à tenter quoi que ce soit. Il explique progressivement avoir abandonné, perdu au milieu de tout « ça » et achoppant chaque matin sur « ça ». Les quelques tentatives aidées de transferts se sont soldées par des échecs. L'impulsivité les caractérise, dans une désorganisation et une tentative infructueuse de domptage du corps. Les essais auxquels j'assiste illustrent une peur substantielle de ce corps autre, non reconnu, immaîtrisable (« Il est complétement désarticulé [...], il n'en fait qu'à sa tête »). M. O. désinvestit tout autant la rééducation. Les séances qui peuvent lui être proposées par mes collègues le laissent de marbre. Perdu dans l'étrangeté de son corps, il les refuse très régulièrement et ce, depuis des mois. En résumé, tout devient épreuve insurmontable pour lui.

Particulièrement blessé, M. O. me fait comprendre que s'il a abdiqué, c'est qu'il s'estime dépouillé de son Être. L'homme se vit dans un corps subi et expose des incidents quotidiens relationnels avec le personnel. Ce corps qui l'a trahi (« Il m'a fait un sale coup, on peut le dire... ») ne le soutient plus à présent, dans tous les sens du terme. Perte de support et d'appui, de la faculté de se tenir debout, de ne pas défaillir, de se défendre ou de subir sans fléchir, jusqu'à la possibilité de soutenir le regard des autres. Il affirme avoir perdu la possibilité de rivaliser avec les « bipèdes », comme il les nomme. Il n'a plus cette marche qui permet de décider, de donner le pouvoir de dire non en s'éloignant ou bien d'accepter en se rapprochant. Dans une impression de réification, de perte d'humanité, il exprime n'être qu'un poids et pour les autres et pour le porte-malade employé les longs premiers mois d'hospitalisation. M. O. se sent en deuil d'être, comme tout le monde.

L'effraction aura eu pour origine l'épanchement médullaire, évènement abrupt et inconcevable. Irreprésentable.

La tristesse, les réguliers élans de colère ou d'abattement attestent également de sa difficulté à surmonter la situation. Un fond dépressif très présent, il désinvestit le monde et va parfois jusqu'à évoquer la mort, en issue. M. O. ne fait plus de projets et reste figé dans l'instant de sa détresse, allant de déceptions en désespoirs.

Le tout écouté, observé et ressenti, il me semblait finalement m'adresser à un homme de manière et d'esprit fort agréable mais au souffle (de vie, *Psukhê*) coupé. Un fort honnête homme certes mais surtout un *non-être* homme. M. O. renonçait au corps, à soi, à la vie, figé dans un non-sens. Toutes les acceptions du mot sens pouvaient justement relater ces pertes. Absence d'éprouvés, perte de la « faculté de connaître d'une manière immédiate et intuitive », le soi. Il n'y avait plus de bon sens à tout cela. Plus de possibilité de juger, jauger, rien n'allait plus de *Soi*. M. O. se vivait dans un grand désarroi de corps, il n'était plus que « je ne peux » *dixit*, et ne trouvait plus la direction à suivre... Sa pensée, fort élaborée, paraissait incarner le dernier recours. Seuls les jeux d'esprit faisaient sa substance, intime, consolidée, sûre et prévisible. L'accroche résiduelle semblait siéger à cet endroit, en substitut de l'axe. Ce reliquat d'appui interne paraissait garant d'une survie psychique mise à rude épreuve.

Monsieur est là pour rééducation. Point. Je crois qu'il s'agit d'un peu plus que cela...

Pour Paul Valery « un homme qui renonce au monde se met dans la condition de le comprendre » (Valéry, 1931 : 621). Si M. O. a renoncé, c'est avant tout à lui-même. Au-delà d'un étayage du schéma corporel, d'un renforcement des appuis bipodaux, du réinvestissement de l'hémicorps gauche et autres évidences, voilà un homme qui doit renouer avec un Soi. Autrement dit, M. O. doit advenir, dans des perspectives que sa racine latine *venire* commune à d'autres mots laisse entrevoir :

avenir, aventure, évènement, venue, avènement… La réconciliation suppose une re-connaissance, une re-présentation du corps vivant en actes, de soi à soi, de soi avec l'autre. Représenter c'est rendre présent à nouveau ce qui se dérobe à nous, mettre en représentation et en perspective. La représentation de l'image suppose aussi présentation aux sens, substrat d'une conscience d'être, être de corps et de langage. En cela réside la reconquête de l'Être.

Se réunir en un soi cohérent ouvre indéniablement au réinvestissement de la vie et à la reprise de cette inextinguible velléité d'exploration motrice, relationnelle, émotionnelle qui fait que nous sommes. Nous, les « bipèdes ». Si le Soi est interface au monde, il est également primat à la construction du monde. Mon monde interne comme externe. Celui-là même que je construis et habite en même temps qu'il me construit. M. O. sait peut-être brillamment réfléchir, mais il va devoir se *réfléchir* à présent, dans un saisissement de corps et de pensées. La démarche est personnelle, les ressources immanentes à l'individu. François Roustang le souligne à l'instar de la pratique hypnotique, il est question de « faire surgir dans le présent des potentialités jusqu'alors insoupçonnées » (Roustang, 2013 : 10). Charge au thérapeute de mettre à sa disposition et de susciter un espace de se repenser. C'est ici que se situe la thérapie psychomotrice, dans cette possibilité de remettre en mouvement la pensée, l'âme, la respiration, le souffle… De vie. *Psukhê*-movere. Psychomotricité.

Dès les premiers instants, en chaque séance, un fil d'Ariane est alors déroulé, dont inconsciemment M. O. se saisira, se sentant créateur, dans un créé-trouvé. Un fil doté d'outils implicites tel le regard, biais de la rencontre, d'un saisissement de soi-même, d'un subjectivement.

9.2. Au matin de la vie, il y avait l'Autre et son regard

Dans M. O. se qualifie en réifiant l'insupportable d'un corps blessé. Il l'assène d'un « ça » méprisant et lui attribue régulièrement les adjectifs des plus péjoratifs (« Ce machin-là »). Son identité reste circonscrite à la perte, que ce corps méconnaissable et jugé inapte incarne (« Tout fout le camp, c'est fini… » affirme-t-il). Il semble « réduit à n'être plus que ce qu'il n'a plus » (Griffon, 1995 : 85), comme le porteur de handicap, et paraît devenir détenteur de ce qu'Ervin Goffman définit comme une identité virtuelle sociale mortifère. Il s'estime apparemment déchu d'un statut respectable, humain, et tient parfois des propos vindicatifs à l'égard des patients qui recouvrent la marche : « Je les envie les autres… Je ne supporte pas de les voir, là à pavaner dans le couloir, ceux qui marchent ! J'ai des envies de meurtres ! » De son image, M. O. ne retient qu'incapacités, impossibilités de se mouvoir comme « à la normale ».

Jean-Christian Poutiers rappelle que « l'image individualise mais elle signe également l'appartenance au groupe ou bien l'exclusion » (Poutiers, 2004 : 149). Olivier Grim estime de son côté que le « statut d'être humain ne va pas de soi, il s'apparenterait davantage à une conquête » (Grim, 2000 : 95). Tel semble le cas. D'après ce même auteur, le rapport au handicap quel qu'il soit serait en ligne directe avec la mort ou l'idée que l'on s'en fait. Il décrit ainsi une confrontation à la finitude humaine, collective comme individuelle. La différence ou « transformation monstrueuse » (Grim, 2000 : 102) ferait écho à la tragédie de Méduse. Elle traduirait « l'altérité extrême, l'horreur terrifiante de ce qui est absolument autre » (Grim, 2000 : 102) et en substance, une confrontation à la mort. Méduse serait une métaphore de l'être handicapé qui, lorsque l'on croise son regard, pétrifie ou fait se détourner. Miroir brisé (Simone Korff-Sausse) pour celui qui le regarde, ou se regarde, la vision de l'infirmité confronte à la part d'étrangeté présente en chacun de nous, déniée. « Ça » vaudrait pour reflet réducteur et défiguré de soi, mettant M. O. en présence de cette fragilité de la condition humaine de façon terriblement angoissante et paralysante.

Telle l'*imago* évoquée au sujet des moulages antiques par Serge Tisseron, le patient entreprendrait également un deuil, celui d'une image défunte avec laquelle il tenterait de maintenir le contact malgré la disparition, ici de façon douloureuse, improductive. Annexé à la perte du sentiment continu d'exister et la capacité de mêmeté d'être (Françoise Dolto), le même corporel et psychique vacille. Ainsi « la souffrance identitaire se traduit concrètement par une blessure de l'être qui entrave la réflexivité interne. [Il] ne parvient plus à se relier à son miroir interne, à se sentir ou s'éprouver lui-même vivant » (Jung, Roussillon, 2013 : 1045). L'atteinte corporelle menace ce qui soutient en permanence la certitude d'être un individu unique et cohérent (M. O. me précise : « C'est fini tout ça, […] c'était avant, […] ce ne sera plus jamais comme avant »). L'équilibre (nous y reviendrons un peu plus loin) psychique est rompu, comme l'illustre la perte d'axe de M. O., fixé dans une attitude effondrée (à mettre en corrélation avec l'état psycho-affectif du moment), une perte de verticalité et la crainte de voir cette colonne se briser (il mime à différentes occasions une section du rachis en deux, une cassure à angle droit imminente en cas de verticalisation). La souffrance s'enracine et prend son essor dans une angoisse d'effondrement psychocorporelle. Une forme de souffrance qui « [engage] les profondeurs de l'être et de la subjectivité » (Jung, Roussillon, 2013 : 1043).

Or « nous pouvons d'un regard, d'un geste, confirmer l'autre dans la permanence de son identité » (De Hennezel, 1995 : 77). Dès les premiers instants, il s'agit de resituer l'homme dans sa dimension tout simplement humaine. Dans la rencontre d'un double. Un double de soi, comme évoqué par René Roussillon à l'endroit de la relation première, un autre Sujet, un autre mais semblable. L'autre est semblable parce qu'il « *se veut* semblable en ce qu'il se *fait* semblable à soi, en ce qu'il accepte de devenir semblable, qu'il accepte de *réfléchir* et de *partager* les mêmes états d'être, les mêmes états d'âme » (Roussillon, 2004 : 425). Ainsi traiter de l'adulte renvoie indéniablement à l'enfant. Les rouages et nouages des enjeux premiers se réactivent, s'actualisent sur fond de menace du Moi et de saisissement d'un soi le plus identifiable et acceptable possible. Le sujet se « trouve/crée lui-même là où il est reflété par l'objet, l'investissement de l'objet coïncide [...] avec l'investissement de soi » (Jung, 2014 : 82).

Chez l'enfant, la pensée prend forme par le corps parlé, touché, interprété. Pour se lancer dans le monde, il doit trouver des appuis dans le corps (se porter soi-même) et dans le regard de l'autre. Celui de l'Autre à l'origine, mais également de tous ces autres, ce groupe auquel il appartient, notamment humain. Le regard est et reste fondateur. Il offre ce réfléchissement de chaque instant et permet de se saisir soi-même, de se re-présenter un soi à soi, à la manière du tout-petit qui fait l'expérience d'être lui-même à travers l'autre. Le regard amène à se reconnaître en autrui, il enracine l'être dans le milieu humain. Dans ce contact d'un soi à son propre soi, le regard se pense et se veut alors non pas sidérant, autant qu'aura pu l'être cette expérience de finitude intrinsèque à l'atteinte de l'intégrité corporelle, mais bien *saisissant*. Le jeu du miroir, en lien avec l'existence, se renouvelle là encore. Je suis là, et dans ce regard c'est une accession à l'identification sans se perdre, au sentiment d'être/Être, existant, rassemblé et non éparpillé. Si « l'enfant ne devient un être humain qu'au prix de cette aliénation (le miroir, l'image) qui le constitue "comme un autre" » (Coste, 1994 : 26), il en va de même de l'adulte blessé, sidéré par la violence de l'image que lui renvoie le miroir. Celui de la salle de bain, de l'ascenseur, mais aussi « ce miroir vivant [winnicottien], caractérisé par la fonction réflexive du visage maternel » (Jung, 2015 : 81), et retrouvé dans tous les regards de *ces autres*.

À défaut d'un axe, garant d'un ancrage corporel comme psychique, M. O. nécessite un appui externe. Ce que le regard procure également. Il devient portage précoce, appui au sentiment d'être, support de ce Moi « "être de frontières" (Federn), [...] qui est à la psyché ce que la peau est au corps (Anzieu), une enveloppe qui contient et protège [...] » (André, 2009 : 78). Si l'on fait ce parallèle avec l'intériorisation du *holding*, il devient progressivement « arrière-plan de sécurité » (Ciccone, 2001 : 89), appui interne. Une sécurité suffisante et une stabilité psychique sur lesquelles s'appuyer enfin pour non seulement se réconcilier mais ensuite se redresser, s'ouvrir à l'espace proche puis éloigné (le monde), le réinvestir assis avant de repousser le sol et de se dresser enfin sur ses pieds. Comme le souligne Geneviève Haag relativement au nourrisson, cette intériorisation de la présence d'arrière-plan s'effectue essentiellement à travers le regard : « C'est par l'échange pénétrant des regards que s'intériorise [...] la tenue du dos, et que se construit la sécurité du dos » (Ciccone, 2001 : 89). Aussi de façon concomitante, l'axe étayé prend forme, tandis que la force musculaire de M. O. se renforce, les troubles perceptifs se réduisent et l'image du corps s'améliore. Tenu *de l'intérieur*, un réengagement de l'exploration du monde peut s'amorcer.

Cette notion d'étayage de la stabilité psychique fait écho à la notion d'équilibre, rompu comme évoqué précédemment (cf. *supra* p. 7). Marcher suppose une conciliation entre stabilité et mobilité. Une stabilité du corps dans un constant déséquilibre dynamique et une stabilité psychique au regard de sa dimension emblématique. Par définition, l'équilibre est la « juste proportion entre des choses opposées. Un état de stabilité ou d'harmonie en résulte ». Le sujet stable, n'est pas sujet à changer ou disparaître, il demeure dans le même état. Il est même. Travailler l'équilibre, la marche ne s'entendent donc pas sous un abord dit rééducatif, abord purement somatique que le psychomotricien ne conçoit pas. Dans cette approche tronquée, où l'on projette de ré-éduquer une personne qui à en croire le terme, aurait perdu toute civilité, elle peut sembler avoir recouvré ses facultés à tenir debout et se déplacer. Il n'en est rien. Elle ne deviendra pas pour autant un être capable de marche. Elle restera claudicante. Une claudication de l'esprit insidieuse. La capacité de se redresser, de tenir en équilibre assis puis debout exprime d'une assise suffisamment consolidée, d'une image du corps *repansée*. Renarcissisée. La marche peut alors reprendre sa dimension identitaire, conférant le statut d'être semblable et différent à la fois, et instrumentale, permettant de s'organiser dans le rapport au monde. Le patient peut aller de l'avant, s'inscrivant dans une motivation, un devenir.

Le regard du thérapeute procure ainsi un habillage, dans ce qu'il a d'enveloppant et de protecteur. Une enveloppe *suffisamment bonne*, en étoffe du Moi. Il est parure, attribut de qualités ou de vertus. Il « pare à », pour aller vers. Le regard posé dès la première rencontre se veut ainsi reconstituant, validant. Pour Henri-Jacques Stickers, le « regard d'autrui construit le regard que l'on porte sur soi mais en résulte également » (Stickers, 1997 : 259). Il jalonne le processus de construction identitaire de l'individu lambda mais aussi celui mené par le patient au cours de ce périple si particulier de la convalescence. Si l'expérience du regard peut être particulièrement blessante, entraîner une fragilisation de la personnalité, elle peut également devenir vertueuse et soutenir l'effort de réappropriation de soi, debout, dans un équilibre le plus consolidé possible. L'enveloppe et le sentiment d'enveloppe s'intériorise. Ainsi gardons à l'esprit comme Jacques André le souligne, que « s'aimer a pour préalable un se regarder […]. Pour en arriver là, un simple miroir ne suffit pas. Pour *se voir*, […] il faut d'abord apprendre du regard maternel que l'on est "la prunelle de ses yeux" » (André, 2009 : 126).

En cette période de COVID, l'hôpital en première ligne, nous serons tous durablement masqués. Le confinement passé et les mesures d'hygiène réduites, j'aborde un jour M. O. sans porter le masque d'emblée. M. O. s'arrête stupéfait sur ce visage qu'il découvre pour la première fois après des mois de collaboration, un sourire en coin de lèvres. Je m'excuse auprès de lui de ne pas avoir pensé le découvrir avant, imprégnée des consignes strictes du moment. Il me répondra qu'il n'en aura pas été gêné, il aurait pu ne pas le voir même aujourd'hui, mon regard ayant suffi à lui seul : « C'est tellement vous, […] il est tellement là, vivant ». Peut-être peut-on y entendre également cette inconditionnalité du regard positif inhérente à l'approche centrée sur la personne de Carl Rogers.

Rappelons pour clore ce paragraphe que « multiples sont les voies qui mènent à faire disparaître cet autre qui me dérange. De l'oublier, de l'exclure. Il suffit de détourner le regard. […] Ou de le mettre à l'écart derrière les murs […]. Or il existe des murs qui ne sont pas construits en briques mais édifiés à l'aide de paroles ou de regards. Il y a des regards qui tuent » (Korff-Sausse, 1996 : 190).

9.3. Le retour au corps, le retour du Je

« Le corps humain ne se définit pas comme une matière simple, mais comme une matière unie jointe à une nature pensante. […] Concevoir leur union en l'homme, c'est se représenter une seule personne qui a ensemble un corps et une pensée » (Jaquet, 2001 : 40). Mais Éric Fiat pointe une certaine dualité circonstancielle. Il décrit l'être humain dans un rapport au corps en double. Il oscillerait entre l'avoir, dans les moments où le réel du corps affecté fait irruption dans la vie de l'individu et « *l'oubliabilité* du corps » (Fiat, 2015 : 51), « fils de son âme », en dehors. *Effracté*, M. O. se positionne dans cet avoir d'un corps déchu auquel il se heurte à chaque instant, menaçant. Pour illustration, si l'on isole le trouble proprioceptif de tous ceux qu'il dénombre, M. O. déduit avec cynisme à ce sujet être un « propriosceptique ». Désabusé, il rapporte ne plus savoir « s'y prendre avec lui (ce corps) ». Olivier Sacks le rappelle, en l'absence de ce sens primordial, le patient affronte une perte de capacité à habiter le monde. Alors pour survivre, M. O. se détache, se vit dans un dédoublement. Si le corps réel est partenaire actif du développement du tout-petit, il entrave et fige ici l'identité comme les volitions dans le mortifère.

Penser se fait à partir d'une idée et pour qu'une idée se forme il faut un objet à cette idée. Bernard Meurin rappelle que le corps en est un mais ici l'homme ne « [l'appréhende] plus dans sa dimension intrinsèque comme être pour soi » (Busschaert, Meurin, Vandewalle, 2007 : 2). L'espace du corps n'est plus celui d'un se penser harmonieux et de « propriosceptique » il s'agirait de passer à « aproprioceptif ». L'approprioception, Benoît Lesage le précise, est capacité à percevoir l'unité corporelle sur la base de moyens dits autocentriques. Ils informent le sujet de ce qu'il perçoit et qu'il est lui-même en train de percevoir. Erwin Strauss fait de la perception et de la motricité, une seule entité, « le sentir ». Il est le mode de communication sensible avec le monde ou intentionnalité. Meurin souligne à cet égard que si le sentir est un *se mouvoir* il est aussi un éprouver et un *s'émouvoir*. « Le sensible est le fond d'où la conscience émerge et dont elle ne se détache jamais complètement. […]. Être conscient pour un être incarné c'est être présent à soi, c'est-à-dire présent au monde » (Busschaert, Meurin, Vandewalle, 2007 : 3). Il faut pour cela que l'être/l'Être s'éprouve, dans un plaisir partagé (en écho ici, les relations premières décrites par Roussillon, relativement à l'échoïsation polyesthésique entre mère et enfant). De l'émergence d'éprouvés dépend le plaisir d'exister. La sensation fait sens. Elle est donnée première de la connaissance et peut devenir celle de la re-connaissance.

Oui « le récit [du patient] est un acte, en particulier [...] pour celui dont l'autonomie est souvent réduite » (De Hennezel, 1995 : 147). Mais le corps est là, les sensations le font exister et font exister le sujet. Être perceptif, je deviens Être car « à partir de l'être comme corps, travaillé par les mouvements et affects corporels, se construit l'être comme conscience, qui ressent et perçoit, puis l'être comme savoir, qui conçoit et pense » (Lesage, 2000 : 96). Se réaliser (dans tous les sens du terme), se subjectiver, s'objective dans un perçu mais aussi dans un achoppement. Françoise Giromini le rappelle : « La conscience du corps va s'éprouver avec l'autre, par l'autre et pour l'autre. C'est avec l'autre [...] que va se constituer petit à petit le dialogue tonico-émotionnel » (Giromini, 2012 : 257). Dialogue par lequel la subjectivité d'un interlocuteur suscite celle de l'autre. Le corps de M. O., jusqu'ici relégué au statut d'hôte bavard, indélicat et indésirable, peut redevenir sien, allant de Soi. Reparler ET revivre le corps c'est l'oublier enfin, en substrat silencieux mais permanent d'une mise en forme de l'esprit. Autrement dit, au-delà du proto-soi « tout jute nécessaire pour la survie du vivant » (Ganoczy, 2008 : 19), la conscience étendue (Antonio Damasio) participe de l'image du corps dans cette conception d'être perçu percevant. Elle serait « Soi humain », qui « [seule] habilite un vivant à parler *à la première personne* » (Ganoczy, 2008 : 19). C'est de ce retour sensoriel de mon corps à mon corps, de mon corps à moi-même que naît et se développe la pensée. Il me permet de me penser, pensant.

Pour clôturer ces propos, posons dans l'idée du Moi-peau, que si les mots formulés à l'endroit des éprouvés, échangés avec l'autre, peuvent se concevoir enveloppement de la face externe, soulignement du dehors, la face interne serait, elle, étoffée d'une relecture du corps, d'une reprise de la perception de soi, qui fait sens.

Roustang ne considère pas le patient comme un malade mais comme un « maladroit [...] qui ne sait pas s'y prendre » (Roustang, 2004 : 99). Charge au thérapeute d'engager une dynamique permettant à la personne de résoudre par elle-même ses difficultés précise-t-il. Elle se conçoit proposition que M. O. a la liberté de refuser, modifier ou explorer. Il est seul décideur. En position de premier de cordée il devient acteur de sa reconquête. Ainsi, si la première rencontre, liminaire, initie et s'entend amorçage, toute séance se veut aiguillon d'une mobilisation active de l'individu. Rogers évoque ainsi une approche thérapeutique à même de libérer « l'élan vital » (Daval, 2008 : 8). C'est dans le moindre détail que réside ce souhait d'impulsion, à l'image de ce bonjour et de cette présence dynamique que j'adresse à M. O. et qui se veulent à eux seuls, éveil. Comme le suggère Roustang il s'agit de gagner en disponibilité à l'existence et d'y prendre part. La surprise et l'impromptu s'invitent également dans cette visite inattendue et surprenante. Le jeu s'emploie en saupoudrage subtil et à point nommé, il porte des qualités indispensables, pourvoyeuses d'une « incertitude indispensable pour penser le monde » (Vacher-Neill, 2001 : 152). C'est aussi là l'occasion d'un décalage, espace de mise en mouvement des affects, des représentations, des actions. Selon Daniel Marcelli, les jeux de surprise et de chatouille entre mère et enfant sont des révélateurs de soi et d'autrui. Mais la surprise reste « la condition même d'une rencontre clinique » (Vacher-Neill, 2001 : 153), elle « donne au sujet la conscience de ses propres limites et de son quant-à-soi. Sans surprise pas de rencontre, nulle rencontre sans surprise » (Vacher-Neill, 2001 : 152), pas plus que la rencontre de son propre Soi.

Une et des rencontres avec le souci d'opérer l'épochè. La suspension de tout jugement se veut possibilité de s'adresser à un « moi, vivant dans le monde » (Husserl, 2007 : 403), l'attitude naturelle devient dans tout moment intersubjectif, espace précoce d'élaboration, de vécu en conscience d'un soi, corps expressif en relation au monde. Mais si elle veille ainsi au retour du et au corps, elle en espère également un retour du Je. Le ramener en conscience paraît une gageure, mais c'est pourtant bien l'enjeu. Il y réside la clé de cet advenir précité. Position, attitude, langage infra-verbal, distance, écoute, mots et regards posés sur M. O., tout se pense et s'élabore en ouverture totale à l'autre. Tout se pense et se place à l'instant juste, déclencheur et catalyseur inconscient chez l'interlocuteur de l'initiative en *corps parlé*. L'intervention porte probablement une dimension de « reprise réflexive » après l'énaction[50], cette « mise en corps progressive de l'émotion, comme préalable à la compréhension empathique et intuitive d'une situation clinique » (Golse, Potel, 2015 : 17). Comme Bernard Golse le précise, l'action devient possible dans l'instant « car elle a été préparée par toute une maturation émotionnelle et corporelle qui la rend possible » (Golse, Potel, 2015 : 17). Je m'engage pour qu'il s'engage, j'observe et ressens/pressens les réactions corporelles et émotionnelles émergentes, j'étaye la relation, les échanges, je suscite un espace de déploiement d'un soi contrit (qui se cache d'être, en dernière acception de l'adjectif) dans un corps contraint.

---

[50] Bernard Golse détaille le concept d'enactment ou enaction (Serge Lebovici) en abordant la notion de contre-transfert corporel (Catherine Potel).

En résumé, « nous sommes nous-mêmes et en devenir… Il va falloir se rassembler, dépasser le morcellement. […] l'histoire du processus d'identification se résout dans la verticalité et la faculté de dire « je », de se poser différencié face à autrui » (Lesage, 2000 : 94). De cette intention thérapeutique, peut-être perçue mais vécue, M. O. en dira quelques mois plus tard : « Vous êtes la première à écouter, vous êtes vraiment là. Il y a quelqu'un ! » avec force de gestes, insistant sur ce quelqu'un, là, devant lui.

9.4. Interlude

Peut-être y aurait-il intérêt à marquer ici un léger temps d'arrêt pour évoquer la notion de médiation. Car le lecteur pourrait s'étonner de n'en voir apparemment aucune trace jusqu'ici. Après tout, psychomotricité et médiation sont couramment évoquées de concert. D'après nos collègues, certains de nos confrères, ou encore à la lecture des enseignements et publications diverses, la médiation serait un primat, visiblement conçue en quasi acception du métier. Certes elle peut prendre des aspects très variés et reste inhérente à la pratique thérapeutique. Mais elle l'est, *a fortiori*, dès mise en œuvre d'une thérapie... Si la médiation fait tiers, qu'elle sépare et relie en même temps, permet un faire avec, elle n'est et ne sera jamais avant tout que le thérapeute lui-même, dans un positionnement *psychocorporel engagé.* La proposition de l'expérience corporelle au travers de médiations identifiées, qu'elles soient techniques Feldenkraïs*, Mindfulness*, hypnose, respiration, relaxation coréenne*, auxquelles je peux notamment recourir, ne sont qu'emphases. Elles peuvent être considérées comme moyen de mettre en exergue ce qui se joue/noue déjà dans la « simple » relation mais dont le patient n'a pas assez de retours *significatifs* pour apposer encore des signifiants. L'expérience de l'éprouvé est un vivre réel, flagrant et saisissable, plus aisément symbolisable au départ pour se réinvestir.

Le thérapeute tend par ailleurs, autant que l'environnement proposé, vers les caractéristiques du médium malléable (Roussillon), dans sa disponibilité inconditionnelle, sa prévisibilité et constance, son adaptabilité, sa sensibilité et son indestructibilité. À la manière de l'habituel exemple de la pâte à modeler de l'enfant, il permet l'expérimentation et l'exploration de ses capacités à mettre en forme, en représentation et ce indéfiniment. Il est vecteur d'une activité représentative et symboligène. Poussons jusqu'à l'idée que le jeu du *for da* s'immisce dans la thérapeutique. Je peux avoir une action sur l'autre à mon bénéfice, je suis acteur, capable seul. L'illusion de l'enfant à maîtriser l'environnement se veut suscitée (ressuscitée ?) dans une dialectique tonico-émotionnelle et symbolique entre thérapeute et patient. Un *je/jeu* interactionnel au contact de l'autre où je peux ramener de l'autre pour ramener de moi-même, à moi-même. Émettons l'idée que la question du corps émotionnel s'y retrouve impliquée, dans ce corps que je re-jette puis ramène à moi. Ce qu'il en revient, de ce corps rejeté ou de cette émotion lancée contre (colère, tristesse ponctuellement présentes dans les séances avec M. O.), est « transformé » puis restitué. À l'instar de la fonction maternelle alpha (Wilfred Bion), le psychomotricien permettrait une réappropriation de soi dans des attributs cette fois plus digestes, intégrables. Ainsi, dans l'expérience des éprouvés, jusqu'à la fiabilité et rythmicité des séances, je peux pallier l'angoisse de voir mon corps méconnaissable, détruit, de me sentir abandonné de lui. Je le ressaisis bien mien.

Le squiggle s'invite également, avec ou sans ce qui serait objectivable en termes de médiations là encore. À cette présence habitée, cette posture de médium précitée, s'ajoute une dimension relationnelle de co-construction dans un espace partagé. Un espace de création, transformation, représentation et d'appropriation, un espace qui participe à une « trouvaille qui se loge dans un espace transitionnel » (Cassan Toesca, 2014 : 53). La dynamique aboutit ici à la co-construction d'un objet pensé pensant, prenant sens pour l'un comme pour l'autre. La contribution est double, chacun laisse trace d'un soi, tantôt créateur, tantôt observateur, dans une association de l'engagement corporel, alternativement passive ou active L'appropriation subjective du monde, de l'autre et de soi-même naît de la rencontre.

9.5. À la fin de l'envoi, je touche

Assailli de doutes, M. O. questionne au départ la réalité de ce qu'il voit ou vit au cours des séances, jusqu'à ses progrès (un transfert réussi devient un coup de chance, même renouvelé il est remis en doute, une prise d'appui bipodal et un début de lever n'a peut-être pas existé…). Mais il évoque rapidement que « la tête et le corps, tout va ensemble » et nos rencontres deviennent florilège de mots choisis à l'endroit des vécus du corps qu'il accueille peu à peu rasséréné. Dans une écoute curieuse et attentive, il émet le souhait de se retrouver uni et semblable, une légitimité du corps et de soi recouvrée. Il est particulièrement réceptif aux stimulations basales (vestibulaires, vibratoires et haptiques*) qui vont enrichir, alimenter et consolider au départ le Moi-corporel, il retrouve peu à peu la capacité de s'orienter vers les flux, de s'organiser dans le corps et l'espace (les NEM** sont retraversés). Le corps devient bientôt un réel lieu d'intérêt et d'explorations, vécu à soi et reconnu Soi. M. O. constate stupéfait n'avoir jamais imaginé, « même avant, […] pouvoir vivre ça » avec celui sur lequel il ne se sera jamais arrêté. Sa jambe gauche reprend sa place « comme l'autre » malgré la persistance de paresthésies à la mobilisation. Les sensations fantômes, les lourdeurs intempestives s'amoindrissent, le trouble proprioceptif diminue. Il confirme une présence claire, une place retrouvée du membre qui de « bas de sang », devient « polystyrène » (il ajoute : « Ma jambe est un peu plus légère mais pas encore de chair... ») avant de se raffermir davantage et se voir un jour attribuer le mot « cnémide ». L'expérience corporelle lui permet d'exprimer un vécu « de jambières de soutien » comme il le paraphrase, bipodales. Malgré la persistance de troubles résiduels, il finit enfin par confirmer son corps entier retrouvé : « C'est bien mon corps, ça y est. »

La posture s'ouvre autant que M. O. s'ouvre aux autres, tenu par son axe. La porte de sa chambre reste à présent la plupart du temps grande ouverte et l'homme ne lui tourne plus le dos. Il soutient les regards, maintient le sien, franc. La labilité émotionnelle et les déclamations confuses ou intempestives ont laissé la place à des échanges posés et structurés. Le visage détendu, M. O. se présente plus affable et calme. Les transferts ne sont plus un pari mais appréhendés avec davantage d'organisation. Il conserve quelques velléités à l'empressement mais ne se jette plus à corps perdu... Premiers levers en bout de lit après deux mois d'accompagnement. Ému, son regard tourné vers la fenêtre se pose sur la cime des arbres. Il soupire et reste sans mot dire pour la première fois quelques minutes. Redressé, debout, il fait l'expérience du réel, confronté à la gravité, à l'espace et au temps. Il éprouve enfin la solidité du sol mais surtout la sienne. Il se porte seul. Il réalise ses premiers pas entre les barres en kinésithérapie et assène avec esprit et non plus cynisme : « Il paraît que je marche ! » (Jugés maladroits et coûteux, il en dira également avec humour : « J'ai fait mes premiers "faux-pas" ! »). La phrase devient « je marche » même si la tâche reste encore coûteuse et complexe pour lui. La marche combine le faire et l'être, elle est « la joie simple d'éprouver son corps dans l'activité la plus archaïquement naturelle » (Gros, 2009 : 194). Une nouvelle étape essentielle est ainsi franchie et de façon optimiste, il concède enfin : « Ce n'est pas évident, mais j'y crois ». La psychologue souligne de réels éléments de mieux-être, une ouverture, une estime de soi, une confiance en soi retrouvés. La colère semble être passée, l'image désastreuse, réhabilitée. La collaboration pluridisciplinaire sera estimée fructueuse, les progrès de M. O. relevés par l'ensemble de l'équipe avant son retour dans son ancienne unité. Un chemin certain reste à parcourir mais l'homme n'est plus le même. Il Est.

Lors de nos derniers échanges, M. O. évoque sa rencontre avec la psychomotricité. Il résume l'idée qu'il s'en est faite avec son habituelle élégance. Il lui confère une grande subtilité et un optimisme inébranlable à l'endroit du sujet qui peut parce qu'il Est malgré l'adversité. Il rapporte une démarche où le thérapeute, faussement discret, « ressuscite » l'individu en l'abordant comme Sujet, non pas envers et contre tous, mais envers et contre ses propres doutes d'existence. Il finit par illustrer la pratique par cette tirade emblématique de Cyrano de Bergerac : « À la fin de l'envoi, je touche ». Quelques jours avant son départ, M. O. prononce le mot de la fin, « exuvie » et précise pour qui ne le sait pas, qu'il s'agit de la peau laissée par l'animal lors de la mue…

9.6. En somme

Si M. O. emploie le mot « exuvie » pour décrire le résultat de son cheminement, j'affectionne celui de palimpseste pour évoquer la teneur de la thérapie psychomotrice. Littéralement, le palimpseste est ce parchemin dont on a enlevé la première inscription pour lui en substituer une autre. Mais sur ce support persiste l'originel, ineffaçable, que l'on peut encore deviner en filigrane. Confronté à l'épreuve, il n'y a ni transformation ni suppression de ce qui définit l'être auquel nous nous adressons. La psychomotricité est rencontre qui confirme l'autre. Elle suscite le développement d'un regard intérieur, encourage un retour sur soi et à soi, en révélateur de potentialités et de ressources intrinsèques. C'est du côté du patient que se situe le moteur du progrès, qui de « pas contrés » à « pas comptés » (jeu de mots extrait des propos de M. O.) accède progressivement au rétablissement de soi. Un rétablissement qui peut s'entendre cicatrisation, en réparation parfois partielle des blessures, mais également capacité à retrouver *l'équilibre* après cette épreuve qu'il aura traversée et surmontée. La psychomotricité serait en somme un Être avec, une thérapeutique d'un soi en contact avec un soi où la réflexivité suscitée cherche, tout comme il en est question au sujet du trouble identitaire abordé par Johann Jung et Roussillon, « [l'émulation d'un] retour sur soi en même temps qu'un détour par l'autre, un mouvement qui ouvre le sujet à un rapport à soi autant qu'un rapport à l'autre […] » (Jung, Roussillon, 2013 : 1043).

Exister c'est avoir une réalité. On peut en substituts parler de continuer, durer, persister[51]. Mais *qui* nous fait ainsi exister, nous le permet, qui alimente et soutient cet état d'Être ? Ou plutôt de qui manque-t-on pour subsister, lorsque nous traversons l'épreuve de la maladie qui à bas bruit, vient perturber le déroulé de vie ? Êtres de langage, où trouver la place du corps qui l'aura précédé, comment et où voir en lui cette autre expression de la mise en forme de l'expérience subjective ? Si la rencontre avec M. O. aura été notable, c'est qu'elle fait partie de celles qui participent aux prémices d'une réponse à ces questions. M. O. aura éclairé et remarquablement illustré cette permanente expression de l'être dans une modalité double de soi, entre précieux du *signifiant* mot, et de cet autre, corps. Messagère de la pensée, l'expression corporelle s'adresse

[51] La racine latine *ex[s]isitere* partage une origine commune avec « station », « se tenir debout ».

tout autant que le langage verbal à l'autre, au double. Elle est tout autant constitutive et constituante d'un soi, elle est forme d'expression de l'activité psychique. M. O. aura manqué un temps de corps, absent, tronqué, méconnaissable. Littéralement, le corps n'aura plus eu son mot à dire et l'homme, amputé d'une capacité d'être. Mais il n'est pas de corps sans pensée, ni de pensée sans corps, « l'esprit et le corps sont une seule et même chose » (Damasio, 2005 : 19).

Dans cette quête de connaissances, d'apprentissages et de compréhension, M. O. m'aura enseigné la psychomotricité, mais au-delà, me l'aura fait vivre et humblement toucher du bout des doigts. Je l'en remercie infiniment pour cela.

CHAPITRE 10

Ce que le soin psychomoteur fait à l'identité du psychomotricien : crises et transformations, *Long Pham Quang*

> *« La présence [...] dans les métiers de l'humain, notre agir et notre relation à l'autre exigent, bel et bien notre présence, une incarnation du corps et de l'esprit. L'efficace de la clinique pourrait être dans ce registre un surcroît de présence, c'est ce que je voudrais croire. Un surcroît d'une humaine présence : présence à soi, à l'autre et au contexte dans l'action comme dans la pensée. »*
> (MIREILLE CIFALI, *FORMATION CLINIQUE ET TRAVAIL DE LA PENSÉE*)

Le philosophe Ricœur[52], écrivant quelque part que « le plus court chemin de soi à soi passe par autrui », nous propose une dialectique entre identité pour soi et identité pour un autre que soi. Cette dialectique identitaire résonne tout particulièrement en regard de l'objet traité de ce texte : la part de l'autre dans la construction identitaire du psychomotricien[53]. Les termes de notre intuition peuvent être formulés de la manière suivante : le malade, ici cet autre, participerait de la construction identitaire du psychomotricien. Cette construction trouverait sa pleine fécondité de compréhension et d'actions thérapeutiques lorsque la part du malade peut être acceptée, reconnue et mise en pensée par ce thérapeute. Pour cela, ce

[52] *Soi-même comme un autre* (Ricœur, 1999).
[53] Lire partout : psychomotriciens et psychomotriciennes.

dernier serait amené à renoncer temporairement à l'application de ses savoirs sur le malade afin qu'il puisse advenir au sein de l'interaction. Il serait alors possible de penser que la manière d'envisager la part de l'autre transforme les savoirs du psychomotricien et, ce faisant, sa construction identitaire professionnelle.

Les savoirs, les connaissances, l'approfondissement progressif du corpus théorique et des techniques du soin psychomoteur sont, certes, fondamentaux. Ils sont des appuis nécessaires pour analyser une situation thérapeutique, le patient, la pathologie, le parcours et les environnements de soin, les médiations à mettre en place et leur réajustement lors de l'élaboration de projets thérapeutiques dits déductifs. Connaissances et techniques constituent, dans cette perspective, des repères et des guides pour comprendre un contexte, s'y déployer à partir d'une prescription, d'un attendu institutionnel, contribuant à assurer sécurité et qualité des soins comme cela est écrit un peu partout. Pour autant, et j'ai eu l'occasion de le dire ailleurs (Dozoul, Pham Quang, 2018), la nécessité des connaissances et des techniques s'avèrent néanmoins insuffisantes si elles empêchent d'accompagner, d'être avec l'autre. Instrumentalisées, elles servent alors à anticiper, maîtriser la rencontre avec la personne se retrouvant privée de parole puisque l'on sait à sa place.

En appui sur les écrits de cet ouvrage, sont interrogés les processus à l'œuvre dans cette dynamique de transformation identitaire : la forme et l'évolution des interactions situées à dominante corporelle ; les phénomènes de crises, de renoncements, de résonances et de créativité. Sont dessinés les contours d'une épistémologie de la rencontre à partir de cet autre foncièrement autre que moi-même, mais qui n'en est pas moins un autre comme moi-même pour rester dans les mots de Ricœur. Or comment cet autre si proche de moi peut-il devenir un autre pour lui-même à l'occasion de son hospitalisation, véritable épreuve d'arrachement identitaire. Plus encore, les morsures infligées dans son sentiment identitaire sont susceptibles de l'aliéner, de le rendre véritablement autre que lui-même. Il s'agit dans un premier temps de décrire cette entrée en terre étrangère, douloureuse, l'hôpital, pour mieux situer ensuite la part prise par le patient dans la construction identitaire du psychomotricien.

10.1. Être hospitalisé, un sentiment d'identité dépouillé, vulnérabilisé

S'il est un lieu de perte d'identité pour le sujet, comme le souligne Dutems (dans cet ouvrage), c'est bien l'hôpital : « Dès mon arrivée on m'a pris mes papiers » ; « d'un seul coup je me suis retrouvé déshabillé » ; « me voilà derrière les barrières du lit et je n'ai même pas le droit de me lever » ; « tout un tas de personnes rentrent dans "ma" chambre et je ne sais même pas pourquoi ». Il est écrit, de plus en plus fréquemment aujourd'hui, que l'hôpital fonctionne sous pression normative[54] : standardisation de l'activité, application stricte des protocoles et des procédures. L'institution hospitalière, mue par cette logique gestionnaire, ne contraint-elle pas l'autre à devenir le même ?

> Lors de son hospitalisation, la personne passe par un moment de dépossession d'elle-même [...]. Être dépouillé de ses vêtements revêt une valeur symbolique incontestable. Le personnage que l'on incarne au quotidien est remis en cause, le passage de la position verticale à la position horizontale consacre la perte d'autonomie. Cette dernière n'est pas sans occasionner souffrance et angoisse. D'un seul coup, il faut sans cesse envisager des compromis avec son identité. En effet, les signes de sa transformation en « patient » par l'environnement médical ne manquent

[54] Outre de nombreux rapports et plusieurs recherches publiés sur ce sujet, il est intéressant de reprendre les discours et les déclarations prononcés par les responsables institutionnels référents sur la thématique de l'hôpital et les hospitaliers eux-mêmes à l'occasion de la crise épidémique de la Covid-19.

> pas. L'institution hospitalière impose un emploi du temps, des rythmes et des interactions dont on n'a plus la maîtrise [...]. Il lui est demandé de décrire continuellement ses symptômes à des interlocuteurs différents. Il doit se prêter à une série d'examens, tout en faisant usage d'un langage gauche eu égard à la technicité de son environnement (Le Breton, 2008).

Le psychomotricien, bien que faisant partie de cet environnement, opère le plus souvent un pas de côté : difficile pour lui de faire autrement en regard de sa formation théorico-pratique basée sur une conception holiste du sujet en interaction sensible avec l'environnement matériel, humain et symbolique. La manière dont sont exprimées certaines prescriptions médicales l'illustre : « Les médecins prescrivent le soin psychomoteur un peu intuitivement. Ils sentent que "ça colle bien" : il y a du comportemental (un mélange de corporel et de psychologique), quelque chose de l'entre-deux, on pense naturellement au psychomotricien » (Burgoni, dans cet ouvrage). La spécificité de la prescription psychomotrice est parfois davantage relevée par le patient qui en bénéficie que par le médecin :

> Les médecins ont le réflexe pour prescrire de la kinésithérapie lors de déficits moteurs ou de l'orthophonie pour des troubles du langage, mais pensent encore trop rarement à la psychomotricité lorsqu'il s'agit du vécu corporel et de la souffrance des patients qui sentent leurs capacités diminuer, voir disparaître, en cas de déficit moteur post accident vasculaire cérébral (AVC). Ce sont bien les patients qui font rapidement la différence entre le soin psychomoteur et toute autre approche rééducative (Dutems, dans cet ouvrage).

Cette technicité de l'environnement hospitalier décrite plus haut (Le Breton, 2008) est analysée par Burgoni (dans cet ouvrage) à travers une dialectique mettant en regard la valorisation de l'expertise pour les uns et, son pendant délétère, la dépréciation voire la disqualification pour les autres. Les conséquences concernant l'exercice psychomoteur hospitalier affectent directement le corps du patient dans sa globalité comme l'exprime un autre psychomotricien :

> L'hôpital se veut un lieu où l'on prodigue des soins à la personne. Cependant, la spécialisation des services, la division des tâches entre soignants, rééducateurs, médecins, ou encore une vision mécaniciste et dualiste encore trop répandue font qu'il est souvent difficile de maintenir une vision globale de la personne [...]. Ces [...] patients, jouant en apparence le jeu de la vision médicale, demeurent les plus difficiles à « soigner », car cette vision en collection de symptômes laisse dans l'ombre des pans entiers de la personnalité : ceux-là même dont le patient aurait besoin pour mettre en branle ses potentialités créatrices (Delaroche, dans cet ouvrage).

Il appartient théoriquement aux soignants, au sens générique du terme, de pouvoir restituer la globalité du patient[55] dans une démarche de personnalisation des soins :

> À travers la conception d'un sujet global et unitaire, il s'agit pour le psychomotricien de suivre ses intuitions et de se faire confiance. En effet, à force d'être imprégné par une approche globale et unitaire, il se forme dans l'esprit du psychomotricien des sensations, des pensées et des images qui permettent d'aller à la découverte, à la rencontre de l'autre. Pour vraiment tenter de comprendre l'autre en tant que fondamentalement autre il est important de se décoller de son histoire personnelle. Ce chemin vers l'altérité ne va pas sans provoquer des dilemmes éthiques qui peuvent faire conflit entre soi et soi-même, soi et un autre ou soi avec l'institution. Il me semble important de questionner ses propres résonances corporelles mais aussi ses propres valeurs, son implication personnelle physique et mentale lorsque nous accompagnons des personnes vulnérables (Jacquens, dans cet ouvrage).

La contribution du psychomotricien semble évidente pour qui connaît sa spécificité, ancrée dans la manière de faire vivre

[55] Lire partout : patients et patientes.

l'articulation sensible du corps et du psychisme par le mouvement. Outre les effets délétères de l'hospitalisation conduisant au dépouillement du sentiment d'identité du patient, le psychomotricien est tout aussi confronté à ce que la maladie fait au malade, lui faisant vivre de douloureuses discontinuités de son sentiment d'identité.

10.2. Être malade, un sentiment d'identité en rupture, en déhiscence

L'accident, la maladie, constitue une rupture dans le cours de l'existence du sujet, une rupture qui s'installe au cœur même de son être tant individuel que social. Le cours de l'existence nous est bien souvent silencieux. Il se déploie dans ses hauts et ses bas, sur la tonalité de l'évidence d'un vécu qui n'a aucune raison apparente d'être remise en question. Nous prenons conscience du cours de notre existence quand il vient à s'interrompre plus ou moins rapidement, plus ou moins intensément. C'est le cas de l'accident, traumatisme crânien ou vasculaire cérébral par exemple, et de la maladie, scléroses en plaques, Huntington, Alzheimer, qui viennent faire rupture avec ce qui était là, en cours, avant, sous la forme de discontinuités. Lesquelles, de natures diverses, effritent douloureusement la construction identitaire du sujet qui, en le déconstruisant, lui fait vivre une profonde crise identitaire : « Dans leur intériorité cependant, ils [deux patients] sont tous deux emmurés dans un mal-être, en prise avec leur histoire dans laquelle je reconnais la douleur, la souffrance et la détresse. Sans aucun trouble neurologique visible, ils sont confrontés à ce que leur corps leur donne à vivre : un vécu corporel sidérant » (Fradet, dans cet ouvrage). Autres paroles :

> Je n'ai pas compris ce qu'il m'arrivait. J'ai d'abord fait un malaise puis en me déplaçant j'avais uriné sur moi. J'ai eu quelques difficultés à parler, je bavais même. Perdu dans mes sécrétions, je tournais en rond seul comme une tortue

> retournée. Trois semaines en unité vasculaire, je ressentais mes bras percés de tous les côtés, des maux de tête épouvantables avec des problèmes de vessie et cette morphine qui me rendait fou [...] (Besmond-Saison, dans cet ouvrage). Les patients ont souvent tendance à s'en vouloir, à en vouloir à leur corps qui ne répond plus à leurs besoins, ce corps qui au fil des années était devenu « outil » au service de leur ambition et qu'il va falloir reconsidérer, remettre en action, accepter de « réapprendre » (Dutems, dans cet ouvrage).

Cette crise identitaire est susceptible de ne toucher qu'une partie du corps en une sensation désagréable, celle de perdre son bras surtout allongé. Le sujet le cherche dans son lit au réveil : « Je le perds quand il y a des draps par-dessus. Je le retrouve généralement vers la cuisse. Je sais qu'il est toujours par-là vu qu'il ne bouge pas » (Besmond-Saison, dans cet ouvrage). Les métaphores, souvent utilisées par les malades, semblent pouvoir les aider à exprimer ce qu'ils ressentent confusément dans leur intériorité :

> Une perte de reconnaissance de soi est alimentée par de nombreuses paresthésies fluctuantes : sentiment de peau cartonnée en bout de pied droit, courant électrique dès mobilisation ou encore fourmillements et engourdissements aléatoires dans l'ensemble du membre inférieur droit. Le membre inférieur gauche est pour sa part décrit comme un « bas rempli de sang » ou « vide », sans substance. Le contenant n'est plus ressenti, ni le contenu d'ailleurs. Une perte de contact et des sensations fantômes compliquent encore l'appréhension de soi. La jambe gauche peut être perdue dans le lit, imaginée tombée au cours de la nuit ou encore dans une position erronée. Il mentionne ainsi qu'« elle ne fait plus partie de l'ensemble [...]. C'est une patte folle, elle vit sa vie de son côté, [...] elle batifole. Elle se laisse porter, dans le genre, d...-toi ! Je ne sais pas trop ce qu'elle fait ». Pour parfaire le tout, la faiblesse musculaire et le trouble proprioceptif y sont majeurs. Entre altération de l'unité, troubles perceptifs, douleur et détérioration de l'image du corps, c'est toute la sécurité

interne de M. O. qui s'avère profondément fragilisée (Raoul-Gilardin, dans cet ouvrage).

Le patient est ainsi amené à vivre une double crise identitaire, celle liée à son hospitalisation qui le dépouille littéralement, et celle liée à sa maladie qui fait rupture dans la continuité de son sentiment identitaire s'éprouvant comme frappé de déhiscences. Comment le psychomotricien écoute, fait face, vit cette double crise identitaire qui touche profondément le patient ? Dans quelle mesure ce double arrachement identitaire vient-il interroger la propre construction identitaire du psychomotricien ?

10.3. Construction identitaire bousculée, le psychomotricien entre tensions et crises

Les situations cliniques choisies, les patients rencontrés par les coauteurs[56] ne sont pas anodins. Loin s'en faut : « Le récit de l'accompagnement de Mme F. […] a nourri de façon importante ma réflexion quant à mon rôle de psychomotricienne » (Jacquemin, dans cet ouvrage) *; «* Cher M. O., notre rencontre m'aura marquée. Comme bien d'autres. Mais il en est qui interpellent quelques fois davantage, qui illustrent avec force cette expression sophistiquée de l'Être » (Raoul-Gilardin, dans cet ouvrage) ; ou encore : « Mme S. m'a amenée à faire un pas de côté dans ma pratique pour la réinventer et la rendre plus sensible. J'ai découvert de nouveaux horizons de soin » (Tracol, dans cet ouvrage). Tout se passe comme si le patient participait à construire l'identité professionnelle du psychomotricien au cœur même de leur interaction. Comment cela se passe-t-il, quelles en sont les modalités ? En quoi la médiation corporelle à visée psychique, spécifiant la thérapeutique psychomotrice, permet-elle de mieux

[56] Lire partout : coauteurs et coauteures.

comprendre ce que l'on pourrait désigner par une dynamique de codétermination identitaire du patient et du psychomotricien ?

Dans cette perspective, la focale, davantage placée ici sur le thérapeute, saisira toutefois l'interaction comme unité d'analyse. Pourquoi interroger la part contributive du patient dans la construction identitaire du psychomotricien ? Une l'hypothèse : l'émergence de tensions identitaires professionnelles est suivie d'une recherche de leur résolution susceptible d'ouvrir sur des champs inédits de possibles identitaires.

Loin d'être figée, la construction identitaire professionnelle du psychomotricien se déploie dans le changement l'autorisant à s'ajuster au plus près du patient. Plus encore, sa construction identitaire se loge dans sa capacité au changement, dans sa capacité à entrer en résonance corporellement et psychiquement avec celui ou celle qu'il accompagne : ni trop devant, ni trop derrière, mais à ses côtés, parfois dans ses pas. Ce processus ne se fait pas sans heurts, il oblige le thérapeute en soin psychomoteur à remettre en cause son savoir, ses connaissances et par conséquent son pouvoir. Des tensions émergent de la relation interpersonnelle mais qu'en faire, les exprimer, dans quel but et pourquoi ?

Les tensions ressenties par le psychomotricien sont liées à une situation qu'il vit comme une impasse, une impossibilité voire un échec ressenti dans la poursuite souhaitée ou espérée de l'activité thérapeutique en cours : « Je propose à Mme F. un temps plus dynamique où je pourrai observer ses compétences et ses difficultés motrices, ses capacités d'adaptation posturale et son expressivité. Je sens que le toucher imposé par l'examen du tonus n'est pas adapté à ce stade de la relation. Je propose donc un temps de « gym douce » (Jacquemin, dans cet ouvrage). Lorsque les tensions, de façon considérable, augmentent en intensité, c'est la crise, elle va simultanément toucher les deux sujets :

> Toujours dans une idée d'action, j'impose à Mme S. une séance où elle doit rester assise. Je relève la tête du lit afin que son regard puisse être horizontal. Mon objectif est de provoquer un autre mode relationnel. Le regard n'est alors plus porté au loin vers le plafond comme dans la posture allongée. Il peut être orienté vers un objet ou une personne. Cette séance est une lutte. Mme S. est très mécontente de cette posture imposée. Elle demande pourquoi tant de souffrance tout en refusant les antalgiques proposés. Les essais d'investigation du côté des douleurs entraînent une recrudescence d'agressivité associée à une destitution des connaissances en lien avec la profession de soignant. Elle se place comme sachant et méprise toutes les propositions de soins (Tracol, dans cet ouvrage).

Les échanges entre cette psychomotricienne et la patiente tournent à l'aporie, les tensions manifestes cumulent en un pic d'intensité significatif débouchant sur une sidération pétrifiant les deux sujets : « Rien ne sera possible tant que Mme S. s'oppose. Nous ne trouvons aucune congruence ». Cette psychomotricienne, par une démarche réflexive et rétrospective, s'interroge sur la manière dont la relation thérapeutique pourrait être poursuivie :

> Pour soigner j'ai dû changer quelque chose en moi. Changer de point de vue, de paradigme. Il a fallu sortir de l'agir, sortir du soin par l'action, pour aller vers une écoute, sans jugement, et sans attente. Il a fallu prendre conscience que le mouvement n'est pas toujours visible dans le corps et qu'il est toujours lié aux émotions et au psychisme (Tracol, dans cet ouvrage).

Modifier sa conduite thérapeutique, son « geste de soin » si porteur de savoir professionnel, sécurisant et narcissisant, implique de réaménager sa construction identitaire professionnelle. Un choix vient d'être réalisé : un renoncement à la sécurité et au narcissisme procurés par le savoir maîtrisé et sa mise en pratique confiante. Quels sont les leviers qui ont permis à la psychomotricienne d'emprunter une autre voie que celle de son savoir-faire habituel, ce pour quoi elle a été formée et ce par rapport à quoi elle est attendue et se trouve gratifiée ?

Pour tenter de comprendre cette démarche de renoncement, il faut sans doute revenir sur la manière dont la psychomotricienne a, à un moment donné, entendu, senti, perçu, visualisé, représenté, capté tout ou partie du sujet de la patiente. Basquin, ancien chef de service de pédopsychiatrie et ancien directeur d'un institut de psychomotricité, peut nous aider à comprendre comment les yeux d'un psychomotricien écoutent, comment ses oreilles voient, comment sa pensée touche, comment la qualité de sa présence délimite un espace sécure et étayant permettant l'expérimentation : « C'est un diagnostic visuel sur la façon dont le malade projette son corps, offre son corps dans une relation avec nous » (Basquin, 1992). La formation en psychomotricité ne peut être que pluridisciplinaire, car, comme insiste à partir d'un point de vue clinique l'historienne et psychanalyste Cifali (2020) : « Quand on a le désir de comprendre, on ne peut plus être dans un seul champ disciplinaire ». La spécificité psychomotrice, en tant que discipline à part entière, se loge précisément dans ce qui est fait des différents aspects empruntés aux autres disciplines : « [Ils] doivent être perçus par eux, nous dit encore Basquin, intégrés par eux, au niveau de leur propre corps, c'est dire que si cette formation est un carrefour de disciplines elle est avant tout une expérience personnelle corporelle et une expérience suffisamment régulée par la raison, par l'intelligence et par l'intuition » :

> Notre oreille de psychomotricien, ça consiste à essayer d'approcher cette dimension corporelle des troubles ou des déficits ou des déficiences ou des retards dans le développement de la personnalité, d'approcher donc cette partie corporelle avec l'idée que la motricité d'un sujet si elle se modifie, elle est de nature aussi à jouer sur son psychisme ou sur son activité intellectuelle et les psychomotriciens vont s'atteler à cette tâche, à la fois avec leurs techniques mais aussi et surtout avec leur corps qui doit se mettre, c'est une image, à l'écoute du corps des patients. Une écoute où il entend des choses, comprendre parfois des choses, entendre et comprendre, tantôt sur un

mode conscient, tantôt sur un mode inconscient (Basquin, 1992).

Par l'écoute, le regard, la perception, le senti-vécu, l'éprouvé, le psychomotricien peut ressentir les tensions émergeant au cours de l'interaction avec le patient. Ces tensions ne sont jamais en soi négatives, même si elles s'apparentent parfois à de rudes épreuves identitaires. Ces tensions, *in fine* précieuses, révèlent de quoi est faite l'interaction, renseignent sur son soi-même, sa construction identitaire saisie *hic et nunc*. Ces tensions constituent toujours le gage d'un possible élément de progrès pour chacune des deux parties. Quelques brefs éléments théoriques sont susceptibles de nourrir la thématique identitaire à travers les rapports pouvant être établis entre tensions, crises et (re)construction d'une part, et conditions de possibilité de la création et l'acte de création lui-même, d'autre part.

10.4. Des tensions identitaires ouvrantes sur l'action, *Kaïros* et création

La terminologie « tension » renvoie à un aspect dynamique. En consultant un dictionnaire usuel, la tension est définie par la contraction ; également par quelque chose qui semble difficile, raide, critique, voire qui se dégrade ; enfin par la préoccupation, la nervosité. Ce qui frappe dans les différents sens attribués à la notion de tensions est la diminution sensible de marge possible, d'un disponible possible. Ainsi, si l'on cherche à caractériser la notion d'identité d'un sujet à partir des tensions, deux remarques peuvent être faites :

- Une conception non fixiste, non essentialiste de la notion d'identité qui la promeut comme construction permanente entre sentiment d'unité et de continuité vécu, représenté, et de modifications et de changements permanents de ce sentiment.

- Or cette construction permanente peut se retrouver en tension en ne disposant pas ou plus de la même façon des marges nécessaires au processus de transformation. Par exemple, les tensions identitaires vécues par des soignants en proximité avec des malades en fin de vie révèlent le sens que le sujet donne à son existence à travers les valeurs qu'il se reconnaît et dont l'ordonnancement oriente son comportement et son action.

Les travaux de Kaddouri, chercheur en sciences de l'éducation, nous éclairent sur les tensions identitaires. Il les situe au cœur des dynamiques identitaires. L'identité serait considérée comme une totalité composée de différentes dimensions dont la dimension personnelle ou professionnelle qui peut se subdiviser elle-même en d'autres dimensions. Cependant, la mobilisation d'une composante professionnelle n'est pas exclusive des autres. L'identité comme totalité transcendant chacune des composantes : « Celle qui est mobilisée de façon dominante trouve son point d'appui et d'ancrage dans la totalité qui lui donne sens. Autrement dit, le sujet ne peut pas exclure de lui-même les autres dimensions qui s'entrecroisent, s'entrevauchent en se faisant écho l'une avec l'autre » (Kaddouri, 2002 : 42). De cette façon, il y a tension identitaire :

> Quand il y a activation simultanée mais incompatible de deux ou plusieurs dimensions identitaires, par un événement biographique, dans une situation d'interaction intersubjective à enjeu pour la personne concernée. Si celle-ci est mise devant le fait d'avoir à prendre une décision excluante, nécessitant le renoncement de l'une ou l'autre de ces facettes identitaires, alors il y aura probablement tension identitaire (Kaddouri, 2019 : 21).

La justesse de ces analyses permet de mieux comprendre le renoncement d'une facette identitaire : l'identité professionnelle principalement définie par ses techniques ; l'identité sociale du patient principalement définie par le regard sociétal. Des tensions identitaires surgissent, parfois sous la forme de crise, comme le dit Kaddouri, et peuvent amener le sujet à développer des stratégies identitaires. Celles-ci visent à résoudre ou à diminuer les tensions. Le terme « crise », fréquemment utilisé de nos jours, désigne une période de perturbations, de difficultés. Mais d'autres significations existent et nous intéressent particulièrement. Dans l'écriture chinoise, le mot crise est composé de deux caractères, « danger » (*Wëï*) et « opportunité » ou « chance » (*Ji*), c'est-à-dire un moment décisif. Autrement dit, l'accent est mis sur le caractère favorable que peut représenter une crise, comme une chance qui pourrait être prise à un moment charnière.

L'étymologie nous éclaire également en distinguant *Crisis* et *Krisis*. *Crisis* en latin médiéval signifie manifestation violente, brutale d'une maladie, c'est le moment paroxystique d'une maladie. En remontant plus en amont dans l'étymologie, on retrouve le grec *Krisis* qui signifie jugement, décision. Et l'on retrouve ici l'idée précédemment évoquée, celle d'une décision qui pourrait être prise à un moment-clé. Quelles sont les stratégies identitaires adoptées par les psychomotriciens pour faire face aux tensions et aux crises ? À quel moment et comment ces stratégies sont-elles déployées dans l'interaction ?

Comme vu plus haut, des phénomènes de bifurcation sont tout d'abord identifiés, entre ce qui était prévu et ce qui advient, entre ce que j'attendais du patient et ce qu'il donne à voir finalement : « L'alliance forte qui se dessinait d'emblée entre elle et moi me jeta dans un profond malaise. L'objectif de Mme G. était de pouvoir "remarcher sans avoir peur", ce qui me semblait difficile dans un premier temps. De plus la complexité, autant que la chronicité de ses troubles, ne me permettaient de voir aucun moyen clair pour les améliorer. Je quittai sa chambre ce jour-là, en sidération devant la question : "Comment vais-je pouvoir aider cette personne ?" » (Delaroche, dans cet ouvrage.). « Il m'aura fallu du temps, l'acceptation de l'incertitude et du tâtonnement, pour admettre que nous ne nous étions pas trompés de voie » (Fradet, dans cet ouvrage) ; « il n'est pas rare que ce que je propose tombe à côté mais j'ai appris à faire confiance aux patients pour toujours en tirer une conclusion constructive » (Jacquemin, dans cet ouvrage). Le travail sur nos propres attentes s'avère fondamental :

> Mme S. reste sur la défensive ce qui rend la relation peu authentique. Je prends alors la décision d'entrer dans la chambre de Mme S. sans attente. Sans attente de résultats, sans attente d'échanges, sans attente de mouvements. Je m'installe face à elle sur une chaise. Je ne fais rien, je ne dis rien, je reste disponible à toute initiative de Mme S. C'est elle qui initie un échange de regard. Elle est en recherche de contact visuel, tantôt accrocheur, tantôt lointain. Nous jouons un jeu silencieux d'apprivoisement de nos regards et d'aller-retour entre la relation et la solitude. Je ne la touche pas, je ne prends pas d'initiative. Peu à peu Mme S. comprend qu'elle peut abaisser son niveau de vigilance et d'alerte […]. J'écoute, j'accueille. Je ne juge pas, je ne donne pas d'avis je suis présente, attentive mais sans attentes. Mme S. initie alors un contact physique, elle touche ma main. Je la vois se mobiliser pour la première fois (Tracol, dans cet ouvrage).

La diminution des tensions s'est opérée à la faveur d'un effacement délibéré de l'intervention de la psychomotricienne afin que le patient puisse advenir dans et par son propre tempo, dans une forme d'autonomie émergente. Et là, c'est toujours très délicat, car souvent se jouent à la fois une hésitation : se maintenir dans cet effacement relationnel, ou initier à nouveau, à un moment opportun et juste, le *Kaïros* des anciens grecs, un geste, une action. Or, le risque encouru, si cela est trop précoce, est de voir l'autre se refermer :

> Lors de mes séances, je me mets par terre pour aller chercher son regard en particulier lorsque nous nous rencontrons et lorsque nous nous quittons. Puisqu'il me prive de son regard, je lui propose de le dépouiller presque totalement de sa vue dans le jeu théâtral des masques larvaires […]. Un exercice de détournement d'objets invitera M. P. à se décaler de l'ordinaire. Le plumeau peut évoquer les pompons des gardes britanniques, des poils de bête, un sabre d'escrime… ; une fleur devient un micro, une glace… À partir des sensations ressenties dès la découverte d'un objet même très ordinaire, l'imagination surgit. M. P. donne corps à son imagination en faisant vivre ces objets : une pince à pâtes en énorme cigare, une corde en serpent, une raclette de douche/vitre en queue de baleine… ; et même à s'en amuser […]. La médiation clown en psychomotricité offre un cadre possible à cette distanciation. Elle permet un approfondissement de l'identité et de l'affirmation de soi par ce décalage entre la perception de soi et ce que pense l'autre […]. Par exemple dans un contexte où un clown assis ne contrôle pas son genou plégique, tombant sur la jambe de l'autre, il peut s'en agacer ou accepter de s'en amuser en faisant de l'œil à l'autre d'un air amoureux. C'est une drôle d'aubaine (Besmond-Saison, dans cet ouvrage).

Entrer en relation avec le patient signifie, dans cette situation, l'adoption de son référentiel, d'être là avec lui, là où il se trouve, de construire ou de détourner des objets qu'il sera en mesure de mieux s'approprier, de faire sien : métaphorisation et symbolisation représentent de précieux leviers pour se rencontrer. Or se rencontrer, c'est aussi accepter de prendre le temps même de la rencontre qui permet de la produire :

> Il est important de prendre le temps de rencontrer une personne. Qu'est-ce que cela veut dire ? Il s'agit de sentir l'espace que cette personne peut investir et s'approprier, de respecter son rythme, de tenir compte de la manière dont elle exprime les choses, la manière dont elle nous confronte plus ou moins durement, comportement d'apparence brutale parfois mais qui ne le sera pas forcément tout le temps […]. Les techniques sont avant tout à notre disposition, il ne s'agit pas de les mobiliser tout de suite sans justement

> prendre le temps de faire rencontre avec la personne, dans sa globalité et son unicité [...]. La disponibilité souhaitée de la personne accompagnée peut être corrélée à la propre disponibilité du soignant qu'il met en place pour lui-même. Un chemin de rencontre mutuellement reconnu, aussi précaire soit-il, peut alors émerger dans un moment de confiance partagée [...], il existe des techniques qui peuvent être mobilisées tout de suite en servant de prétexte pour aborder une relation (Jacquens, dans cet ouvrage).

Comme le souligne Dutems (dans cet ouvrage), « prendre le temps d'observer la personne dans sa nouvelle condition, écouter son discours, voir ses réactions, nous guident pour faire des propositions les plus proches possibles de ses besoins [...]. Faire que le patient habite son corps c'est aller là où il peut l'investir, c'est l'accompagner dans des incertitudes pour le conduire vers du possible. Aider la personne à investir son corps différemment permet un ajustement entre l'avant et le maintenant ». Dans le cas des maladies évolutives et dégénératives, où il n'y a plus de « retour » en arrière possible, le sentiment d'identité est toujours à préserver, non seulement pour la dignité du patient mais pour celle aussi du psychomotricien. Il en va ainsi du principe même de la codétermination identitaire : si je ne laisse pas l'autre advenir comme sujet c'est que je ne le suis pas moi-même, pour reprendre le célèbre mot du psychanalyste Vasse :

> Bien sûr arrivera le moment où la marche elle-même ne sera plus possible, mais cela n'empêchera pas de poursuivre les rencontres. Le travail se fera assis dans un fauteuil, ou bien allongé dans un lit. Les temps de détente se poursuivront avec toujours le plaisir de contrôler encore un peu son corps [...]. La perception de corps relié dans son entier, le ressenti de solidité corporelle accentue le sentiment d'identité ce qui favorise un sentiment d'existence [...]. Travailler auprès d'adultes en service neurologie a de nouveau fait évoluer mon regard sur les maladies et modifié mon approche. Il faut prendre le temps de s'adapter et de faire un parcours commun avec des

> personnes qui ont un passé, une vie remplie d'événements, un présent où elles font le constat de leur état, mais aussi un avenir. C'est cette question de l'avenir qu'il est intéressant d'aborder en psychomotricité. Accompagner chaque personne en fonction de son propre vécu et pouvoir penser à d'autres possibles (Dutems, dans cet ouvrage).

L'accompagnement passe également par le regard, celui qui entend et qui, enveloppant, participe à l'irrigation vivante d'une identité soutenue en sa singularité :

> Le regard du thérapeute procure ainsi un habillage, dans ce qu'il a d'enveloppant et de protecteur. Une enveloppe suffisamment bonne, en étoffe du Moi. Il est parure, attribut de qualités ou de vertus. Il « pare à », pour aller vers. Le regard posé dès la première rencontre se veut ainsi reconstituant, validant [...]. Si l'expérience du regard peut être particulièrement blessante, entraîner une fragilisation de la personnalité, elle peut également devenir vertueuse et soutenir l'effort de réappropriation de soi, debout, dans un équilibre le plus consolidé possible. L'enveloppe et le sentiment d'enveloppe s'intériorise (Raoul-Gilardin, dans cet ouvrage).

Cette psychomotricienne considère son métier comme rencontre venant confirmer l'autre et développant chez lui un autre type de regard, le « regard intérieur, [qui] encourage un retour sur soi et à soi, en révélateur de potentialités et de ressources intrinsèques. C'est du côté du patient que se situe le moteur du progrès ». Les effets d'une telle rencontre sont identifiés dans d'autres descriptions : « Permet d'étayer la personne et d'ouvrir dans l'espace des séances de psychomotricité un champ des possibles, un lieu où il n'y a rien à réussir et tant à créer, un espace sécurisant si bien perçu par les patients qui nous disent parfois : "Je ne sais pas, avec vous, je me sens bien : on discute, on joue, et pourtant on travaille !" » (Jacquemin, dans cet ouvrage). La rencontre résulte aussi de la manière pour le psychomotricien d'être présent dans relation au patient. Toujours difficile à mettre en mots, la présence peut être verbalisée par les patients eux-mêmes qui se sont sentis concernés par elle :

> C'est par la mise en question de sa personne, par la mise en jeu de son expressivité qu'il développe une disponibilité, une ouverture et une intention : trois forces considérables permettent de travailler sereinement dans n'importe quelle situation de soin. L'état de présence est difficile à décrire. Cet état permet calme, relâchement, réactivité, vivacité, clarté, précision et lisibilité. Autant d'éléments de communications non-verbales qui vont modifier la couleur de la relation. Il y a quelque chose qui est mis au travail dans la relation qui est de l'ordre du semi-conscient : « Je ne sais pas pourquoi, mais votre présence m'apaise, pourtant je suis très anxieuse avec les gens » […]. « Votre sourire, votre regard, votre manière de vous tenir et de bouger, on se sent bien » ; « vous me délassez, c'est votre manière d'être » ; « d'habitude on doit se forcer pour être bien avec les autres, avec vous c'est naturel ». La venue du psychomotricien provoque quelque chose qui est de l'ordre de la rupture (Burgoni, dans cet ouvrage).

La présence serait-elle liée à une rencontre marquée du sceau de la singularité où rien n'est surtout pas joué d'avance, le chemin ne se faisant qu'au rythme des pas le façonnant, ceux du patient comme ceux du psychomotricien ? La présence, reconnue par les deux sujets en interaction, appréhendée comme rencontre peut-elle être considérée, comme le propose Tracol (dans cet ouvrage) :

> Comme une source inépuisable de découvertes. Chercher à susciter la curiosité du patient me paraît être une pièce maîtresse de l'esprit du soin psychomoteur. Ce qui compte n'est pas d'apporter un savoir mais bien de faire émerger un questionnement, une envie, un désir pour soutenir le patient dans un élan de vie. Aller vers l'autre, partir à la conquête de ce qui nous entoure pour finalement mieux apprendre à se connaître, voici le travail psychomoteur. Il concerne tant le patient que le professionnel qui ne cesse d'être émerveillé par les découvertes que cette curiosité engendre.

Être surpris par les réactions ou les réponses du patient comme de ses propres réactions ou de ses propres émerveillements suscités par le patient, voilà une bien jolie ligne d'horizon à courir, à trouver sans chercher, comme le disait le philosophe Bergson à propos de l'intuition. C'est la vibration, la résonance, l'accordage avec cet autre qui fonde notre commune humanité, c'est-à-dire, acceptée et reconnue pour être travaillée, dans sa fragilité, sa vulnérabilité, et sa non toute-puissance.

« Ce que je fais m'apprend ce que je cherche » : conclusion

Ne pas savoir à la place du patient c'est lui laisser l'opportunité de signifier à quelle place il se trouve ou à quelle place on l'a mis. Au sein de la relation avec le patient, trouver sa place de psychomotricien c'est refuser son essentialisation. Trouver sa place, toujours précaire, toujours mouvante, c'est la construire non dans le bruit mais le plus souvent dans le silence. Un silence susceptible de faire émerger authentique disponibilité et étonnante créativité. À mes yeux, l'esprit du soin psychomoteur se loge dans cet esprit. Or, contrairement à ce qui est communément admis, j'ai la profonde conviction que faire silence en soi ne peut se réduire au simple objectif de pouvoir mieux éprouver la présence d'un autre : on ne fait pas silence en soi pour mieux écouter l'autre. On fait silence en soi pour mieux s'écouter soi-même résonner de la présence d'un autre que soi. Ça change tout en termes de dynamique de rapports de place.

Comme l'ont finement décrit les auteurs de cet ouvrage, ce sont bien ces résonances, ces vibrations qui nous renseignent à la fois sur notre manière d'être présent à nous-mêmes et à l'autre. Pour comprendre le soin psychomoteur, il faut par conséquent comprendre ce qui l'anime, son esprit, lequel requiert l'exigence d'un travail d'écoute de sa propre corporéité, de ses affects, de ses pensées en situation d'interaction. Ce travail réflexif et rétrospectif produit les (re)constructions de sens qui permettent de comprendre ce qui s'est passé avec l'autre, ce qui s'est passé avec soi-même, ce qui nous est arrivé. Faire silence pour mieux s'éprouver dans et par l'épreuve de la présence de l'autre : le comprendre à travers soi. Impossible semble-t-il de faire autrement. Cependant, le caractère d'épreuve ressentie subsiste toujours : c'est l'épreuve de l'altérité. Le silence que l'on peut installer en son intériorité peut permettre de faire résonner en soi l'altérité de l'autre. En conséquence, le silence « n'est pas seulement une certaine modalité du son, il est d'abord une certaine modalité du sens » (Le Breton, 1997 : 150). Ce travail autour du sens apparaît comme une nécessité éthique (Pham Quang, 2019) car il n'y a pas de professionnalité vivante sans « en-visager », en termes lévinassiens, la personne du patient dans sa globalité historique et incarnée saisie en une vie singulière. Il n'y a pas de professionnalité sans éthique.

Psychomotricien et patient forment le soin psychomoteur. Ils sont le soin psychomoteur. Ni l'un ni l'autre ne se situent en extériorité. Ils sont les fils mêmes qui tissent l'interaction thérapeutique. Ils font œuvre commune. Néanmoins, psychomotricien et patient demeurent distingués en leurs constructions identitaires respectives. Mais parce que jamais séparés pour autant, psychomotricien et patient peuvent résonner, vibrer, s'accorder l'un avec l'autre, l'autre avec l'un : distinction n'est pas séparation, une épistémologie de la rencontre peut être pensée dans ce sens. Cela me fait penser à la formule attribuée au peintre Paul Klee (cité par Cox, 2018) : « Ce que je fais m'apprend ce que je cherche ». C'est le matériau qui dicte la forme. Le travail ne consiste pas à exécuter une idée préexistante ou préconçue, mais à construire de l'intérieur. Le même artiste nous invite à considérer que l'œuvre est la voie : « *Werk ist Weg*[57] » (cité par Maldiney, 1973). Une œuvre est le chemin d'elle-même. Elle n'existe qu'à frayer le

[57] On peut traduire par « Le travail est en chemin ».

chemin de sa propre formation. En ce sens, la séance psychomotrice est œuvre.

La création psychomotrice permet de se laisser emporter sans jamais se perdre. Être psychomotricien c'est faire preuve de créativité, on ne peut être soignant si l'on n'est pas créateur. Postuler la création comme processus revient à accepter de travailler avec ce qui advient. Si l'on peut légitiment s'interroger sur tel ou tel aspect de la thérapeutique mise en place, nous ne sommes, au fond, jamais perdus, car nous avons renoncé à savoir avant le patient. Il nous faut donc créer puisque nos savoirs viennent après lui. Ces outils et médiations, qu'il nous faut par ailleurs maîtriser, sont mis à son service, au service de sa vie. Les outils peuvent ainsi être appropriés par le patient qui les recrée en quelque sorte. Une épistémologie de la rencontre peut être caractérisée par la création. Créer, c'est pouvoir (re)construire dans l'émergence de la relation avec autrui des espaces, des outils, des médiations. Lesquels permettent aux patients de cheminer selon leurs propres constructions de sens. Ils façonnent un chemin qui est le leur, qu'ils se reconnaissent, pas après pas, au tempo qu'ils ont choisi d'adopter. Un chemin qu'ils empruntent, au fur et à mesure, dans l'accompagnement du psychomotricien. Un chemin qui les construit autant qu'ils le construisent : le chemin de leur (re)construction identitaire. Et ce faisant, celle du psychomotricien.

Glossaire[58], sigles, acronymes

Agnosie : incapacité de reconnaître un objet ou un élément du réel alors que leurs qualités sensibles sont perçues par les fonctions sensorielles restées intactes.

Algique : douloureux.

Anosodiaphorie : indifférence à l'existence du handicap.

Angoisse vespérale : ou angoisse du soir, cet état de panique intérieur se manifeste principalement à la nuit tombée. Des *symptômes* physiques sont souvent associés (palpitations cardiaques, difficultés respiratoires).

A.V.C. (Accident Vasculaire Cérébral) : interruption de la circulation sanguine au niveau du cerveau par obstruction d'un vaisseau par un caillot sanguin (AVC ischémique, dans 80% des cas) ou par rupture d'un vaisseau (AVC hémorragique, dans 20% des cas). Cette interruption de la circulation sanguine provoque des troubles moteurs, sensitifs et / ou cognitifs dépendants du territoire cérébral touché.

Capsulite (rétractile) : affection de l'épaule due à un épaississement de la capsule articulaire (membrane entourant l'articulation), provoquant une réduction du volume intra-articulaire. Elle engendre progressivement des douleurs souvent importantes et une limitation de mouvements dans toutes les directions. L'évolution est longue et en général favorable après traitement antalgique et rééducation.

Congruence : fait d'être adapté, de coïncider.

Décompensation : rupture importante de l'équilibre psychique survenant souvent suite à un événement débordant les capacités d'élaboration du sujet et amenant la personne à perdre pied avec la réalité.

---

[58] Nos remerciements vont à Émilie Jacquemin pour son aide dans la constitution de ces sources :

- Les différents tomes du *Manuel d'enseignement de la Psychomotricité*, Scialom, P., Giromini, F., Albaret, J.-M. (Louvain-la-Neuve : De Boeck Supérieur).
- Cours en ligne de psychomotricité (cf. *Références bibliographiques et sitographiques)*.
- Dictionnaire de l'Académie française (en ligne).

Collège des enseignants de Neurologie (en ligne).

Démence (trouble neurocognitif majeur selon le DSM-5) : dégradation pathologique des capacités cognitives d'un individu (mémoire, raisonnement, langage, attention, etc.) entraînant une perte des capacités à réaliser des actes de la vie quotidienne, en dehors d'un trouble mental tel que la schizophrénie ou le trouble anxio-dépressif majeur par exemple. La démence la plus fréquente est la maladie d'Alzheimer. Nous entendons ici sous ce terme toutes les affections neuro-dégénératives (maladie d'Alzheimer et démences apparentées).

Dysexécutif (syndrome) : trouble neurodéveloppemental affectant les fonctions exécutives, c'est-à-dire les capacités d'inhibition, de planification / organisation et de flexibilité mentale. Ces fonctions spécifiques sont étroitement associées aux fonctions d'attention et de mémoire de travail.

Dystonie : contraction musculaire anormale et inadaptée qui apparaît au cours d'un mouvement (crampe professionnelle) ou dans le maintien d'une attitude (torticolis) et qui peut s'accompagner de spasmes engendrés par une série de contractures.

Étayer : soutenir. L'étayage psychomoteur désigne à la fois le soutien du psychomotricien sur le plan physique, émotionnel et cognitif.

Fascia : membrane de tissu conjonctif fibro-élastique enveloppant toutes les structures anatomiques de l'ensemble du corps.

Feldenkrais (méthode) : méthode créée par Moshe Feldenkrais au début du Xe siècle visant à prendre conscience de son corps par des mouvements lents et inhabituels. L'attention est portée sur les sensations kinesthésiques provoquées et l'individu est amené à trouver le chemin le plus adapté pour lui, afin d'enrichir sa gestuelle et modifier sa posture.

Guillain-Barré (syndrome de) : ce syndrome (appelé également polyradiculonévrite inflammatoire aiguë) est une maladie auto-immune touchant les nerfs périphériques et caractérisée par des troubles sensitifs et une faiblesse voire une paralysie d'installation progressive, débutant souvent par les jambes puis s'étendant dans le reste du corps (bras, tronc, etc.). Grâce aux traitements et à la rééducation, les personnes récupèrent en général en six à douze mois avec plus ou moins de séquelles.

Hématome médullaire : accumulation de sang dans l'espace entourant la moelle épinière pouvant entraîner sa compression et donc des troubles moteurs et sensitifs plus ou moins importants.

H.L.H. : (hémi-anopsie latérale homonyme) : déficit du champ visuel dans lequel la vision est abolie dans la moitié du champ visuel controlatéral à une lésion cérébrale dans la région occipitale (à l'arrière de la tête), sans altération oculaire. Ainsi, l'atteinte affecte les deux hémichamps droits ou gauches : dans l'H.L.H. droite par exemple, sont atteints l'hémichamp temporal de l'œil droit et l'hémichamp nasal de l'œil gauche, et inversement pour l'H.L.H. gauche.

Hémiasomatognosie : trouble dans lequel la personne ne reconnaît plus la partie droite ou gauche de son corps comme sienne.

Hémiparésie : déficit partiel de la motricité affectant la moitié droite ou gauche du corps. L'hémiparésie peut concerner le membre inférieur, le membre supérieur, le visage. Elle met à mal la sensation d'axe corporel.

Hypertonie de fond : le tonus de fond est l'état de légère tension isométrique, permanente et involontaire des muscles au repos. L'hypertonie de fond est donc une tension excessive.

Hypoesthésie : diminution de la sensibilité.

Hypotonie : diminution du tonus musculaire.

Logorrhée : flux de paroles parfois incohérentes, rapide et continu.

Mécanisme de défense : processus mental automatique et inconscient permettant de faire face à un conflit ou une menace perçue.

Midazolam : est un hypnotique et un sédatif à action rapide.

Mindfulness : état de pleine conscience. Il s'agit de prêter délibérément attention à l'instant présent, sans jugement. La méditation de pleine conscience a été développée par Jon Kabat-Zin dans un cadre thérapeutique et laïque afin de limiter les effets du stress et d'éviter les rechutes dépressives.

Myoclonie : contractions brèves, rythmées et involontaires d'un ou plusieurs muscles.

Neurones miroirs : découverte dans les années 1990 par Rizzolatti chez le macaque rhésus, cette catégorie de neurones cérébraux est activée aussi bien lorsque la personne exécute une action que lorsqu'elle voit quelqu'un d'autre faire cette même action. Ils seraient impliqués dans l'apprentissage par imitation, la compréhension de l'intention et le phénomène d'empathie.

Orlic (méthode) : méthode de relaxation dynamique mise au point par Marie-Louise Orlic dans les années 1970 qui consiste à exécuter des mouvements simples des membres et de la tête synchrones avec la respiration. Ces mouvements peuvent être réalisés assis ou debout. Une fois ces mouvements maitrisés, la méthode propose des mouvements plus expressifs, des attitudes inspirées de différents rituels ou pratiques spirituelles et culturelles. Ceci permet d'améliorer la régulation tonique, la conscience corporelle et les capacités d'expressivité.

Paradigme : ensemble des formes que peut prendre un élément. En épistémologie, conception théorique dominante ayant cours à une certaine époque dans une communauté scientifique donnée, qui fonde les types d'explication envisageables et les types de faits à découvrir dans une science donnée.

Paraparésie : déficit partiel de la motricité affectant les deux membres inférieurs.

Paratonie : anomalie du tonus de fond trouble se traduisant par l'impossibilité de réaliser la résolution musculaire sur commande. Au lieu de se relâcher, le muscle se contracte ce qui a pour effet de maintenir le segment de membre intéressé dans une position, et ce d'autant plus que le sujet fera d'efforts pour se relâcher.

Paresthésies : trouble de la sensibilité qui consiste en la perception de sensations anormales, telles que picotements, fourmillements, brûlures, etc., en l'absence de toute stimulation extérieure.

Plan de Bobath : table large à hauteur variable utilisée en rééducation, permettant notamment de faire travailler le patient selon le concept Bobath. Ce concept utilisé notamment en neurologie, nécessite d'aider le patient à réaliser les postures menant de la position allongée à la station debout.

Praxie : fonction qui régule l'exécution d'un geste.

Proprioceptif : appartenant à la proprioception. La proprioception est la sensibilité profonde, renseignant sur la posture et le mouvement, à partir des informations en provenance des muscles et des articulations.

Réactance : opposition directe du patient au thérapeute, clairement exprimée (« Je ne pense pas », « c'est impossible pour moi », etc.). Cette réactance est engendrée par le discours et l'attitude du thérapeute qui sont perçus pour le patient comme une atteinte à sa liberté.

Réactions de prestance : elles désignent un ensemble d'attitudes guindées, en présence d'autrui, traduisant l'inadéquation de l'adaptation relationnelle dans ses éléments tonico-moteur, postural, gestuel ou mimique.

Recurvatum : en hyperextension.

Relaxation coréenne : méthode traditionnelle utilisée en Asie en famille. Elle induit une détente profonde à l'aide de pressions, de mobilisations rythmées, de vibrations et permet de redonner une sensation d'une unité corporelle.

Représentations corporelles : elles regroupent au moins deux notions fondamentales en psychomotricité, le schéma corporel et l'image du corps.

- Le schéma corporel est la représentation que l'individu a de son corps dans l'espace (position des segments les uns par rapport aux autres, taille, etc.). Il est « édifié sur les impressions tactiles, kinesthésiques, labyrinthiques et visuelles » (Ajuriaguerra, 1971). Il se construit dans les premières années de la vie mais est sans cesse réactualisé. Globalement le même pour tous les individus humains, cette sorte de cartographie est en général consciente et permet à l'individu d'agir sur son environnement et de se déplacer.

- L'image du corps est la représentation que se fait l'individu de lui-même. Elle se construit tout au long de la vie, dans la relation à l'autre, en fonction du caractère agréable ou non des expériences vécues. Elle est donc propre à chacun et reste souvent inconsciente. Ajuriaguerra, J. De (1971). *Manuel de psychiatrie de l'enfant*. Paris : Masson.

Shunt : dérivation de la circulation sanguine, pathologique ou artificielle, qui met en communication deux parties normalement non reliées. En chirurgie, on utilise une sorte de petit tuyau qu'on appelle aussi « *shunt* ». On parle parfois de « pontage ».

Somatophobie : peur excessive de ce qui se rapporte au corps.

Spasticité : exagération du réflexe myotatique (contraction d'un muscle en réponse à son étirement), qui engendre une raideur, des spasmes ou des contractures involontaires. La spasticité est un symptôme fréquemment rencontré dans le cadre d'une lésion cérébrale ou d'une atteinte de la moelle épinière.

Stimulations hépatiques : stimulation tactile par des mouvements actifs d'exploration. C'est le cas lorsqu'on cherche ainsi à explorer une texture ou la dureté d'un objet.

Syncinésies : contractions ou mouvements involontaires qui s'effectuent dans une partie du corps tandis que des mouvements volontaires, automatiques ou réflexes sont exécutés dans une autre partie du corps.

Syndrome post-chute (ou syndrome de désadaptation psychomotrice d'apparition brutale) : apparition dans les jours suivant une chute chez une personne âgée d'une diminution des activités et de l'autonomie alors que les examens ne décèlent pas de causes médicales expliquant le tableau clinique. Le syndrome post-chute comporte une composante motrice (tendance à la rétropulsion c'est-à-dire le rejet du corps en arrière, trouble de l'équilibre et de la marche), des troubles neurologiques (altération des réflexes posturaux, hypertonie) et une composante psychologique (anxiété majeure avec peur de tomber, dévalorisation, etc.). Ceci peut conduire la personne à une recherche de dépendance, compliquant le retour à l'état initial. Il s'agit d'une urgence gériatrique.

Tremblement essentiel : maladie neurologique caractérisée par des tremblements incontrôlables affectant principalement les mains, les bras, le cou, survenant lors d'un mouvement volontaire ou lors du maintien d'une posture. Il traduit une anomalie de communication entre certaines régions du cerveau (cervelet, thalamus, tronc cérébral).

Thrombolyse : injection d'un produit capable de détruire le caillot obstruant un vaisseau sanguin, permettant le rétablissement de la circulation sanguine et limitant les séquelles.

Thrombectomie : évacuation mécanique par cathéter d'un caillot de sang dans le cerveau.

Trouble proprioceptif : trouble de la proprioception ne permettant plus à la personne de savoir situer une ou plusieurs parties de son corps dans l'espace.

Tonus de fond : l'état de légère tension isométrique, permanente et involontaire des muscles au repos.

Tyramine : composé chimique organique que l'on retrouve dans certains aliments, et qui mime les effets de l'adrénaline et participe à l'hypertension artérielle.

Soi corporel : connaissance et assurance en son corps.

Acronymes, sigles

APA : activités physiques adaptées.

SSR : soin de suite et réadaptation.

EHPAD : établissement d'hébergement pour personnes âgées dépendantes.

IRM : image par résonance magnétique.

FAM : foyer d'accueil médicalisé.

USINV : unité de soin intensif neuro-vasculaire.

NEM : niveau d'évolution motrice.

COVID : co pour *corona*, vi pour virus, D pour *disease* (maladie en anglais), 19 pour l'année de son apparition (2019).

UHR : unité d'hébergement renforcé.

Les auteurs

Christophe BURGONI

A exercé en tant que psychomotricien diplômé d'État (2014) en secteur gériatrique, Unité de gériatrie aiguë (UGA), Service de soins et de réadaptation (SSR), Service de soins et de réadaptation orthogériatrique, Unité de soins de longue durée (USLD) et en Unité de soins palliatifs (USP). Il exerce actuellement comme psychomotricien au sein de plusieurs crèches hospitalières et accompagne les équipes dans leur quotidien et projet. Il a également une activité de formateur auprès de professionnels de santé (aides-soignants, assistants de soins en gérontologie, psychomotriciens, infirmiers, kinésithérapeutes, etc.) et de professionnels de la petite enfance sur différentes thématiques, notamment : la prise en charge non médicamenteuse de la douleur ; l'accompagnement des troubles du comportement lors des soins d'hygiène en gériatrie ; le travail post-chute en gériatrie. Maître de stage (à partir de 2017)/direction de mémoire (à partir de 2016). Les médiations qu'il utilise sont les arts martiaux, la relaxation psychosomatique, le qi gong, la méditation et la danse. Il a obtenu un diplôme d'Université (Faculté de médecine Sorbonne université) en Neuropsychologie (2017), en Réhabilitation Neuropsychologique (2017) et en Pratiques corps-esprit en médecine traditionnelle chinoise (2018). Il est coauteur d'un article professionnel.

Romain DELAROCHE

Formé initialement en Arts et Histoire de l'Art, il exerce actuellement en tant que psychomotricien diplômé d'État (2018) en secteur de neuro-rééducation auprès d'adultes en hôpital de jour et en service Soins de suite et de réadaptation (SSR). Parmi ses médiations privilégiées figurent le tango argentin, qu'il pratique et enseigne depuis près de 10 ans, la méthode Feldenkrais et la relaxation coréenne. Il intervient régulièrement (colloque France-Parkinson, journée mondiale Parkinson, groupe d'analyse de pratiques professionnelles de psychomotriciens) afin de parler du travail qu'il réalise auprès des patients atteints de la maladie de Parkinson, notamment avec le tango argentin comme médiation.

Bénédicte BESMOND-SAISON
A exercé en tant que psychomotricienne diplômée d'État (2007) auprès de populations adultes, d'abord en psychiatrie puis en rééducation neurologique et orthopédique auprès de patients cérébrolésés ou accidentés victimes d'accident vasculaire cérébral, de syndrome de Guillain-Barré, de sclérose en plaques ou ayant longuement séjourné en réanimation en raison de la Covid-19. Elle utilise des médiations originales comme la relaxation coréenne, la sonothérapie vibratoire (bols tibétains notamment) et le clown de théâtre. Sa formation musicale (conservatoire) et théâtrale (Théothéâtre à Paris) y ont contribué. Depuis 2013, elle intervient également dans les deux Instituts parisiens de psychomotricité, et a encadré une quarantaine de stagiaires et une dizaine de mémoires de fin d'études. Titulaire d'un diplôme Interuniversitaire de psychopathologie des affections neurologiques (Paris 8e), elle y intervient ensuite auprès de médecins, psychologues et paramédicaux. Elle est également responsable d'un dispositif de Développement professionnel continue (DPC) « Rééducation post-accident vasculaire cérébral (AVC) : redécouvrir son corps » à destination des professionnels de santé où elle présente son travail depuis 2015. Elle vit désormais à Rome et concentre ses activités sur une recherche portant sur l'élaboration d'outils d'évaluation psychomotrice des adultes cérébrolésés, en lien avec le groupe de travail des psychomotriciens d'Ile-de France au Centre de ressources francilien du traumatisme crânien. Elle est l'auteur de plusieurs articles professionnels et scientifiques.

Chantal DUTEMS
A exercé en tant que psychomotricienne diplômée d'État (1975) pendant 12 années en Afrique. De retour en France, elle a travaillé en secteur enfants (crèche, Institut médico-éducatif, Relais assistants maternels). Elle pratique en secteur de neurologie auprès d'adultes (accident vasculaire cérébral, maladie de Huntington, maladie de Parkinson, sclérose en plaques). Elle a également une activité de

formatrice auprès d'étudiants éducateurs de jeunes enfants ainsi que dans le domaine de la formation continue pour les personnels relevant des secteurs socio-éducatif, de soin et de rééducation, sur différentes thématiques (développement psychomoteur et sensoriel précoce, inclusion de l'enfant porteur de handicap en structure d'accueil collective, proposer des activités et des aménagements d'espaces adaptés, reconnaitre les signes de maltraitance du jeune enfant). Maître de stage/direction de mémoire depuis 14 ans. Les médiations qu'elle utilise sont toucher thérapeutique, relaxation, méthode d'éducation gestuelle Orlic. Elle est l'auteur de plusieurs articles professionnels et scientifiques.

Mathilde FRADET

A exercé en tant que psychomotricienne diplômée d'État (2003) pendant 10 ans en secteur de neurologie générale aiguë au sein d'un hôpital militaire (sclérose en plaques, accident vasculaire cérébral, maladies dégénératives). Elle a participé à la construction d'une consultation Douleur chronique avec une équipe constituée d'un neurologue, d'une infirmière spécialisée dans la douleur, d'une psychologue et d'un médecin hypnothérapeute, qui, ensemble, ont accompagné des patients souffrant de douleurs chroniques (céphalées chroniques, lombalgies, fibromyalgies, etc.) par des thérapies médicamenteuses et non médicamenteuses. Elle exerce actuellement dans un service de rééducation pédiatrique. Elle a également une activité de formatrice auprès d'étudiants psychomotriciens et infirmiers sur différentes thématiques (accompagnement en psychomotricité des patients touchés par des pathologies neurologiques, communication non verbale et relation de soin). Maître de stage/direction de mémoire depuis 12 ans. Les médiations qu'elle utilise sont l'hypnose, la relaxation et la conscience corporelle. A obtenu un diplôme Interuniversitaire en hypnose médicale (2017). Elle est l'auteur de plusieurs articles professionnels et scientifiques.

Gaël Anne RAOUL-GILARDIN

Exerce actuellement en tant que psychomotricienne diplômée d'État (2016) en secteur de neurologie générale auprès d'adultes, en Soins de suite et de réadaptation (SSR) et en Unité de soins prolongés complexes (USPC). Elle a également une activité d'enseignante vacataire auprès de l'Institut de formation en psychomotricité (IFP) depuis 2017 où elle intervient en neuropsychomotricité, maître de stage/direction de mémoire. Elle intervient régulièrement dans différents colloques : France-Parkinson, AP-HP Parkinson et psychomotricité, groupe éthique hospitalier local. Les médiations qu'elle utilise sont : technique Feldenkrais, relaxation coréenne, hypnoanalgésie, Mindfulness, aïkido, tai chi… A développé une expertise dans la remise en route de la pensée après l'effraction d'un traumatisme (service psychiatrique d'un hôpital militaire, service de neurologie d'un hôpital public).

Émilie JACQUEMIN
A exercé en tant que professeure agrégée en biochimie en lycée technique avant de se reconvertir. Exerce actuellement en tant que psychomotricienne diplômée d'État (2013) en service de rééducation auprès d'adultes (neurologie, orthopédie et Unité de soins prolongés complexes). Elle est titulaire du diplôme Universitaire « Technique Cognitive et Comportementale de la Douleur Chronique » (Faculté de médecine Sorbonne université - Hôpital Saint-Antoine, 2018). Elle utilise différentes techniques auxquelles elle a été sensibilisée (Feldenkrais, méditation de pleine conscience, hypnose) pour aider les patients souffrant de douleur aiguë et chronique. Elle est l'auteur d'articles professionnels.

Willy JACQUENS
A exercé en tant que psychomotricien diplômé d'État (2002) en pédopsychiatrie au Sénégal, et depuis une quinzaine d'années, dans le secteur gériatrique auprès de personnes présentant des affections neuropsychiatriques. Il exerce depuis 2015 dans une double fonction, en tant que psychomotricien clinicien dans une Unité d'hébergement renforcé (UHR), et coordinateur des activités dans une Unité pour personnes psychotiques vieillissantes (UPPV). Les principales médiations qu'il utilise sont la balnéothérapie, la relaxation psychomotrice et le repas thérapeutique. Il a également une activité de formateur auprès de professionnels relevant des secteurs sanitaire et médico-social autour de plusieurs thématiques : « Gestion du stress »,

approches corporelles dans le soin, l'éthique du soin, et troubles du comportement chez la personne « démente ». A obtenu un certificat en sophrologie clinique (2007), il est aussi titulaire d'un master 2 « Analyse du travail et développement des compétences » (2017).

Long PHAM QUANG
A exercé en tant que psychomotricien diplômé d'État (1984) pendant 15 ans au sein de différentes structures (psychiatrie des adultes, des enfants, gériatrie, psycho-gériatrie, neurologie, institut médico-éducatif, service des grands-brûlés, centre pour aveugles tardifs), a également investi des fonctions de maître de stage et de directeur de mémoire. Il exerce actuellement dans le champ de la formation continue (personnels médical, paramédical, psychologue et socioéducatif) dans les fonctions de responsable pédagogique-formateur (1998) et de cadre supérieur de santé (2004). Il est chargé par la direction générale de conduire plusieurs dossiers thématiques, la fin de vie et les soins palliatifs, la santé mentale et les soins psychiatriques, la laïcité à l'hôpital et la démarche interculturelle dans les soins, le décès à l'hôpital et la professionnalisation des agents de chambre mortuaire. Il a créé les premières formations continues pour les psychomotriciens à l'Assistance Publique-Hôpitaux de Paris (1999) dont la mise en place de groupes d'analyse de la pratique professionnelle, les premières formations spécifiquement adressées aux soignants exerçant en secteur psychiatrique (2007), ainsi que la création de la formation d'adaptation à l'emploi (FAE) des agents de chambres mortuaires dont il a participé à l'écriture de l'arrêté ministériel (2009). Diplômé en éthique médicale, hospitalière et en philosophie pratique (2003), il est également titulaire d'un doctorat en sciences de l'éducation et de la formation (2015). Il poursuit ses recherches en tant que membre associé au sein de plusieurs laboratoires de recherche. Il est l'auteur de plusieurs articles professionnels, scientifiques et ouvrages.

Lucie TRACOL
Après avoir travaillé en tant que psychomotricienne diplômée d'État (2008) dans des lieux d'hébergement de personnes âgées et d'adultes déficients intellectuels, elle exerce actuellement en service de Soin de

suite et réadaptation gériatrique (SSR). Maître de stage, elle accompagne vers la professionnalisation les étudiants en psychomotricité. Elle exerce également une activité de formatrice sur le thème du refus de soin auprès de membres d'équipe de Service de soins infirmiers à domicile (SSIAD) et d'Établissement d'hébergement pour personnes âgées dépendantes (EHPAP) : aides-soignants, infirmiers, aides médico-psychologiques). Elle est attachée à soutenir l'identité des personnes qu'elle accompagne quelles que soient les épreuves de santé traversées. Les médiations qu'elle utilise sont donc variées et ajustées à l'expérience et l'histoire de vie des personnes qu'elle rencontre : la relaxation, le mouvement en conscience, les bains thérapeutiques, le chant, la danse, le jardinage, les sorties en plein air, l'écriture biographique, le jeu, la couture, le tricot, la cuisine... Elle a obtenu un diplôme d'Université en « Méditation, Gestion du stress et Relation de soin » (2020).

Références bibliographiques, sitographiques

Ajuriaguerra de J., Bonvalot-Soubiran G. (1959). Indications et techniques de rééducation psychomotrice en psychiatrie infantile, *in* F. Joly et G. Labès, *Julian de Ajuriaguerra et la naissance de la psychomotricité* (vol. 1, p. 55-116). Noisiel : Papyrus.

Allain, (1956). Propos 1, *in* P. Kamina, *Regards sur le corps humain. Mémoires d'un anatomiste* (p. 95). Paris : Éditions Maloine.

American Psychiatric Association (2015). *DSM-5 - Manuel diagnostique et statistique des troubles mentaux.* Paris : Elsevier Masson. André, J. (2009). *Dans le miroir de Psyché, Les 100 mots de la psychanalyse.* Paris : Presses Universitaires de France [1re éd. 2016].

Anzieu, D. (1995). *Le Moi-Peau.* Paris : Dunod.

Barbier, J.-M., Galatanu, O. (dir.). (2004). *Les savoirs d'action. Une mise en mot des compétences ?* Paris : l'Harmattan, coll. Savoir & action.

Basquin, M. (1992). Interview, *in* M. Saladin & A. Casanova, *Le métier de psychomotricien.* Paris : Starfilm international.

Bateson, G. (1980). *Vers une écologie de l'esprit*, t. 2, Paris : Seuil.

Bauchau, H. (2009). *Le Boulevard périphérique.* Lonrai : Actes Sud.

Baudelaire, C. « De l'essence du rire et généralement du comique dans les arts plastiques », *in* C. Kihm, *Œuvres complètes* (p. 694) dans *L'épreuve de l'image. Technique et compréhension des corps* (p. 141). Paris : Bayard.

Bergson, H. (1900-1939). Textes fondateurs : *Instinct, Intelligence et Intuition.* Source : http://www.philo5.com/Les%20philosophes%20Textes/Bergson_InstinctIntelligenceEtIntuition.htm

Bergson, H. (2012). *L'énergie spirituelle.* Paris : Payot.

Bernard, M. (1995). *Le corps.* Paris : Éditions du Seuil.

Billeter J.-F. (2004) *Études sur Tchouang-Tseu.* Paris : Allia.

Bolens, G. (2016). *L'humour et le savoir des corps. Don Quichotte, Tristram Shandy et le rire du lecteur.* Rennes : Presses Universitaires de Rennes.

Bolte Taylor, J. (2006). *My stroke of insight, A Brain Scientist's Personal Journey,* traduction française (2009) : *Voyage au-delà de mon cerveau.* Paris : J'ai Lu.

Bowlby, J. (1978). *Attachement et perte.* Paris : Presses Universitaires de France.

Breton, S. (2020). La présence en hypnothérapie à la lumière de François Roustang. *Le journal des psychologues*, n° 374, p. 62-67.
Bruguière, P. (2016). Postface, *in* D. Faure, *Salto A.V.C... Comment rebondir*. (p. 171-175). Paris : Éditions du Palio.
Buchanan, T.-W., Bagley, S.-L., Stansfield, R.-B., Preston, S.-D. (2012). The empathic, physiological resonance of stress. *Social Neuroscience*, *7*(2), p. 191-201. https://doi.org/10.1080/17470919.2011.588723
Bugental, J. F. T. (1978). *Psychotherapy and Process*. Menlo Park, CA: AddisonWesley.
Bugental, J. F. T. (1983). The one absolute necessity in psychotherapy. *The Script*, n° 13.
Bugental, J. F. T. (1987). *The Art of the Psychotherapist*. New York: Norton.
Bugental, J. F. T. (1989). *The Search for Existential ldentity*. San Francisco: JosseyBass.
Bullinger, A. (2005). *Le développement sensori-moteur de l'enfant et ses avatars. Un parcours de recherche.* Ramonville-Saint-Agne : Éditions Érès [1re éd. 2004].
Busschaert, B., Meurin, B., Vandewalle B. (2007). Écrits de psychomotriciens. *D'une clinique à un écrit, des esprits animaux aux neurotransmetteurs, qui sait ce que peut le corps*, n° 3, p. 1-6.
Caleca, C. (2006). Cri, langage, affect : modalités dans le grand âge. *L'Information Psychiatrique*, n° 82, p. 389-396.
Cambier, J., Masson, M., Dehen, H., Masson, C. (2008). *Abrégés Neurologie.* Lonrai : Elsevier-Masson [1re éd. 1972].
Cassan Toesca, É. (2014). Psychanalyse. *Le squiggle, une invention de Winnicott revisitée avec Lacan*, vol. 31, n° 3, p. 53-61.
Cézard, D. (2014). *Les « Nouveaux » clowns. Approche sociologique de l'identité de la profession et de l'art du clown aujourd'hui.* Paris : l'Harmattan, coll. Logiques Sociales.
Ciccone, A. (2001). Cahiers de psychologie clinique. *Enveloppe psychique et fonction contenante : modèles et pratiques*, 2001/2, vol. 17, n° 2, p. 81-102.
Ciccone, A. et Lhopital M. (2019). *Naissance à la vie psychique.* Paris : Dunod.
Cifali, M. (2020). Prendre soin des relations, Journal *La Croix*, n° 41829.
Cifali, M. (2019). *Préserver un lien. Éthique des métiers de la relation*. Paris : Presses Universitaires de France.
Cifali, M., Giust-Desprairies, F. (2008). *Formation clinique et travail de la pensée*. Louvain-la-Neuve, Belgique : De Boeck Supérieur.
Cohen, A. (2001). *La dure-mère.* Paris : Gallimard.

Conan, M. (1976). *Prendre la ville. Esquisse d'une histoire de l'urbanisme d'État. Actes du Colloque de Saint-Étienne-en-Dévoluy de février 1976 sur la planification urbaine*, 51.

Coste, J.-C. (1994). *La psychomotricité*. Paris : Presses Universitaires de France.

Damasio A. (1995). *L'erreur de Descartes*. Paris : Odile Jacob.

Damasio, A. (2005). *Spinoza avait raison, Joie et tristesse, le cerveau des émotions*. Paris : Odile Jacob [1re éd. 2003].

Daval, R. (2008). Les fondements philosophiques de la pensée de Carl Rogers. *Approche Centrée sur la Personne. Pratique et recherche*, 2008/2, n° 8, p. 5-20.

De Hennezel, M. (1995). *La mort intime*. Paris : Robert Laffont [1re éd. 2017].

Delerme, P. (2002). On pourrait presque manger dehors, *in* P. Delerme, *La première gorgée de bière et autres plaisirs minuscules* (p. 27-28). Mayenne : L'arpenteur [1re éd. 1997].

Desobeau, F., Gatecel, A., Vigne, D. (2002). L'adulte : corps, affect et représentation, *in* A. Calza et M. Contant (dir.), *Psychomotricité.* (p. 159-177). Paris : Masson [1re éd. 1993].

Dimitroff, S.J., Kardan, O., Necka, E.A., Decety, J., Berman, M.G., Norman, G.J. (2017). Physiological dynamics of stress contagion. *Scientific Reports*, *7*(1), p. 6168. https://doi.org/10.1038/s41598-017-05811-1

Dozoul, A.-M., Pham Quang, L. (2018). Pour un hôpital du vivant. Altérité, enjeux formatifs. Paris : l'Harmattan, coll. Santé, éthique et formation.

Dumesnil, J. (2011). *Art médical et normalisation du soin.* Paris : Presses Universitaires de France.

Emaz, A. (2020). *Personne.* Nice : Éditions Unes.

Engasser, O. (2013). *Quand l'écrit fait taire les cris. Pour une clinique particulière de l'oralité dans la démence*. Paris : Érès.

Fabi, S., Weber, L.A., Leuthold, H. (2019). Empathic concern and personal distress depend on situational but not dispositional factors. *PLOS ONE*, *14*(11), e0225102. https://doi.org/10.1371/journal.pone.0225102

Fanon, F. (1952). *Peau noire, masques blancs.* Paris : Éditions du Seuil.

Feldenkrais, M. (2009). *Énergie et bien-être par le mouvement*. Paris : Dangles.

Ferragut, É (1997). La dimension de l'humain et la souffrance, *in* É. Ferragut, P. Colson (dir.) *La dimension de la souffrance en chirurgie et réanimation* (p. 33-75). Paris : Masson.

Fiat, É. (2012). L'accompagnement, comme devoir de civilisation, *in* E. Hirsch (dir.), *Fins de vie, éthique et société* (p. 30-34). Toulouse : Érès.

Fischer, G.-N., Tarquinio, C. (2006) *Les concepts fondamentaux de la psychologie de la santé.* Paris : Dunod.

Gaetner, R. (2000). *De l'imitation à la création.* Paris : Presses Universitaires de France.

Ganoczy, A. (2008). Recherches de Science Religieuse. *Le problème de la conscience en neurobiologie et en anthropologie théologique*, 2008/1, t. 96, n° 1, p. 13-39.

Gauchet, A. (2016). *Donner du corps au corps : maladie de Huntington et flamenco, une histoire de psychomotricité.* Médecine humaine et pathologie. 2016. ffdumas-01359379.

Giromini, F. (2012). La médiation en psychomotricité, *in* B. Lesage (dir.), *Jalons pour une pratique psychocorporelle. Structures, étayage, mouvement et relation* (p. 253-264). Toulouse : Erès.

Giromini, F. (2013). Quand le corps parle de soi-même… et à l'autre. *Thérapie psychomotrice*, n° 174, p. 114-126.

Golse, B. (2015). Préface, *in* C. Potel, *Du contre-transfert corporel, Une clinique psychothérapique du corps*. Toulouse : Érès.

Griffon, P. (1995). *Déficiences visuelles : pour une meilleure intégration*. Paris : CTNERHI.

Grim, O. (2000). *Du monstre à l'enfant. Anthropologie et psychanalyse de l'infirmité.* Paris : CTNERHI, coll. Essais.

Gros, F. (2009). *Marcher, une philosophie.* Paris : Flammarion.

Guiose, M. (2007). *Relaxations thérapeutiques.* Paris : hdf [1re éd. 2014].

Guiose, M. (2017). Méthodes de relaxation et de gestion du stress. Présentation, *in* F. Giromini, J.-M. Albaret, P. Scialom (dir.), *Manuel d'enseignement de psychomotricité. 2. Méthodes et techniques.* (p. 239-249). Paris : De Boeck Supérieur [1re éd. 2015].

Hermant, É., Pihet, V. (2015). *Composer avec Huntington. La maladie de Huntington au soin de ses usagers. Une recherche exploratoire.* Rapport qualitatif. Association Ding Ding Dong, Institut de coproduction de savoir sur la maladie de Huntington,

http://www.chups.jussieu.fr/polysPSM/psychomot/danseth/POLY.Chp.1.html

http://www.chups.jussieu.fr/polysPSM/psychomot/semioPSMenf/POLY.Chp.2.5.html

https://tcc.apprendre-la-psychologie.fr/la-methode-des-4r.html

https://www.cen-neurologie.fr/files/videos/marche-proprioceptive

https://www.chu-lyon.fr/fr/trouble-neurologique-fonctionnel-tnf
https://www.cnrtl.fr/definition/reeducation

Hugo, V. (1890). *Les misérables*, t. 2. Bruxelles : Testard [1re éd. 1862].

Husserl, E. (2007). *De la réduction phénoménologique, Textes posthumes (1926-1935)*. Grenoble : Million.

Jacquard, A. (1997). *Petite philosophie à l'usage des non philosophes*. Paris : Calmann-Lévy.

Jaquet, C. (2001). *Le corps*. Paris : Presses Universitaires de France, coll. Philosopher.

Joly, F. (2017). Entre neurosciences, psychopathologie du développement et psychanalyse : le carrefour psychomoteur. Ajuriaguerra et son héritage dans l'identité des psychomotriciens, *In* N. Girardier (dir.), *La psychomotricité entre psychanalyse et neurosciences. Histoire, actualités et perspectives : pour une pensée en mouvement* (p. 39-78). Paris : In Press.

Joly, F., Boutinaud, J., Moyano, O., Rodriguez, M. (2014). *Où en est la psychomotricité ? État des lieux et perspectives. Pour une approche psychodynamique.* Paris : In Press.

Jouvent, R. (2009). *Le cerveau magicien.* Paris : Odile Jacob.

Jung, J. (2014). Psychothérapies. *Auto-analyse et « relation en double » : à propos de la correspondance entre S. Freud et W. Fliess*, 2014/1, vol. 34, p. 3-7.

Jung, J. (2015). Le narcissisme primaire, le double et l'altérité. *Recherches en psychanalyse*, 2015/1, n° 19, p. 77-86.

Jung, J., Roussillon, R. (2013). L'identité et le « double transitionnel ». *Revue française de psychanalyse*, 2013/4, vol. 77, p. 1042-1054.

Kaddouri, M. (2002), Les dynamiques identitaires, considérations épistémologiques, méthodologiques et professionnelles, *Recherche et Formation*, INRP, n° 41.

Kaddouri, M. (2019). Les dynamiques identitaires : une catégorie d'analyse en construction dans le champ de la formation des adultes. *Savoirs* (pp. 13-48), n° 49.

Kamina, P. (2018). *Regards sur le corps humain. Mémoires d'un anatomiste.* Paris : Éditions Maloine.

Kihm, C. (2013). *L'épreuve de l'image. Technique et compétences des corps.* Paris : Bayard.

Klee, P. (cité par Henri Maldiney, 1973). *Regard Parole Espace.* Éditions L'âge de l'homme, coll. « Amers ».

Klee, P. (cité par Paul Cox, 2018). *Jeu de construction.* Paris : Éditions B42, Éditions du Centre Pompidou.

Korff-Sausse, S. (1996). *Le miroir brisé, L'enfant handicapé, sa famille et le psychanalyste*. Paris : Pluriel [1re éd. 2011].

Le Breton, D. (1997). *Du silence*. Paris : Métailé.

Le Breton, D. (2006). *Anthropologie de la douleur*. Paris : Métailié [1re éd. 1995].

Le Breton, D. (2008). Plaider pour le respect des singularités. Conférence donnée dans le cadre de *Les pratiques de soin en situation interculturelle, l'Espace éthique de l'AP-HP, Hôpital Saint-Louis*, juillet 2008.

Le Poulichet, S. (1987). *Toxicomanies et psychanalyse, les narcoses du désir*. Paris : Payot.

Lebovici, S. (1995). Empathie et enactment dans le travail de contre-transfert. *Revue française de psychanalyse*, LVIII, numéro spécial, p. 1553-1563.

Lecoq, J. (2016). *Le corps poétique*. Paris : Actes Sud [1re éd. 1997].

Lesage, B. (2000). Polyhandicap, des barrières à l'entendement, Abords des personnes polyhandicapées. *Les Cahiers de l'actif*, n° 286-287, p. 93-104.

Lesage, B. (2017). Approches corporelles transversales et intégratives, *in* F. Giromini, J.-M. Albaret, P. Scialom (dir.), *Manuel d'enseignement de psychomotricité. 2. Méthodes et techniques*. (p. 22-59). Paris : De Boeck Supérieur [1re éd. 2015].

Marcelli, D. (2000). *La surprise, chatouille de l'âme*. Paris : Albin Michel [cf. aussi éd. 2006].

Marzano, M. (2007). *Dictionnaire du corps*. Paris : Presses Universitaires de France.

Marzano, M., Parisoli, M. (2002). *Penser le corps*. Paris : Presses Universitaires de France.

McPherson, S., Hiskey, S., Alderson, Z. (2016). Distress in working on dementia wards - A threat to compassionate care: A grounded theory study. *International Journal of Nursing Studies*, *53*, p. 95-104. https://doi.org/10.1016/j.ijnurstu.2015.08.013

Mehl R. (1958). Structure philosophique de la notion de Présence, *in Revue d'histoire et de philosophie religieuses*, n° 2. Doi : https://doi.org/10.3406/rhpr.1958.3539

Menger, P.-M. (2009). Travail créateur : s'accomplir dans l'incertain. Paris Gallimard-Seuil édition de l'EHESS, coll. « Hautes études », (p. 667), *in* D. Cézard, *Les « Nouveaux » clowns*. Paris : l'Harmattan, coll. Logiques Sociales.

Mercadier, C. (2015). *Le travail émotionnel des soignants à l'hôpital. Le corps au cœur de l'interaction soignant-soigné*. Paris : Seli Arslan.

Mikulincer, M., Shaver, P.-R., Gillath, O., Nitzberg, R.-A. (2005). Attachment, Caregiving, and Altruism: Boosting Attachment Security Increases Compassion and Helping. *Journal of Personality and Social Psychology*, *89*(5), p. 817-839. https://doi.org/10.1037/0022-3514.89.5.817

Monfort, J.-C. (2015). *Vieillir risques et chances : petit traité de psycho-gérontologie*, Paris : Lavoisier.

Morin, C. (2013). *Schéma corporel, image du corps, image spéculaire.* Toulouse : Érès.

Morin, E. (1990). *Science avec conscience.* Paris : Seuil.

Nysenholc, A. (2002). C. Chaplin, L'âge d'or du comique, *in* D. Cézard, *Les « Nouveaux » clowns.* Paris : l'Harmattan, coll. Logiques Sociales.

Orlic, M.-L. (1978). *Méthode de rééducation psychomotrice : l'éducation gestuelle.* Paris : ESF.

Pennac, D. (2012). *Journal d'un corps.* Paris : Gallimard, coll. Blanche.

Pham Quang, L. (2019). *Éthique des pratiques psychomotrices. Éléments d'une philosophie du corps.* Paris : l'Harmattan, coll. Santé, éthique et formation.

Pireyre, É. (2015). *Clinique de l'image du corps. Du vécu au concept.* Paris : Dunod [1re éd. 2011].

Pollard, J. (2013). *Dépêche-toi... et attends ! Faire face aux troubles cognitifs de la maladie de Huntington dans les stades intermédiaires et avancés.* Manuel pour les aidants proches et aux soignants professionnels, imprimé en 2014 par la Ligue Huntington Francophone Belge. En version originale (USA) : *Hurry up and Wait* (2008) accessible sur le site d'édition en ligne lulu.com. En français : accessible en ligne sur le site Dingdingdong.org

Potel, C. (2010). *Être psychomotricien. Un métier du présent, un métier d'avenir.* Toulouse : Érès.

Poutiers, J.-C. (2004). L'identité de la personne en handicap évolutif : d'un passé éclaté à un présent en devenir, *in* M. Mercier (dir.), *L'identité handicapée* (p. 137-139). Namur : Presses Universitaires de Namur.

Quaderi, A. (2009). Mémoire et souvenir dans la clinique du dément. *Cliniques méditerranéennes*, n° 79, p. 79-90.

Ricœur, P. (1990). *Soi-même comme un autre.* Paris : Seuil.

Rishi, J.-B. (2006). Citation p. 234, *in* J.-L. Abrassart, M. Borrel, (2006). *Massage coréen. La détente absolue.* Paris : Guy Trédaniel Éditeur.

Robert-Ouvray, S. (2011). Les abîmes de la maltraitance. *Thérapie psychomotrice et recherches*, n° 166, p. 88-97.
Robert-Ouvray, S.-B. (2004). *Intégration motrice et développement psychique. Une théorie de la psychomotricité*. Paris : Desclée de Brouwer [1re éd. 2002].
Roussillon, R. (2004). La dépendance primitive et l'homosexualité primaire « en double ». *Revue française de psychanalyse*, 2004/2, vol. 68, p. 421-439.
Roustang, F. (2004). *Il suffit d'un geste*. Paris : Odile Jacob.
Roustang, F. (2013). *Qu'est-ce que l'hypnose*. Paris : Éditions de Minuit.
Roustang, F. (2016). Il suffit d'un geste, *in* F. Roustang (dir.). *Jamais contre, d'abord. La présence d'un corps* (p. 327-537). Paris : Odile Jacob.
Sacks, O. (1987) *Sur une jambe.* Paris : Éditions du Seuil. [Titre original: *A leg to Stand On*. 1984. London: G. Duckworth & Co et New-York: Summit Books].
Sacks, O. (2018). *Le fleuve de la conscience*. Paris : Le Seuil.
Schurmans, M.-N. (2014). *Les solitudes*. Paris : Presses Universitaires de France.
Scialom, P., *et al.* (2015) Le corps et ses représentations. *Manuel d'enseignement de psychomotricité - Tome 1, Concepts Fondamentaux*, chapitre 6 (p. 179-218). Paris : De Boeck-Solal.
Sève-Ferrieu, N. (2005). *Neuropsychologie corporelle, visuelle et gestuelle. Du trouble à la rééducation.* Paris : Masson. [1re éd. 1995].
Seznec, J.-C., Ouvrier-Buffet, É. (2014). *Pratiquer l'ACT par le clown. La thérapie d'acceptation et d'engagement.* Paris : Dunod.
Tisseron, S. (2012). De la honte du handicap à la honte face au handicapé. Ou « Je ne voudrais pas être à sa place », *in* S. Missonnier, *Honte et culpabilité du handicap*, (p. 37-48). Toulouse : Érès.
Vacher-Neill, N. (2001). Lectures croisées. *Enfances & Psy*, 2001/3, n° 15, p. 152-155.
Valery, P. (1931). *Œuvres, Stéphane Mallarmé, tome 1.* Paris : Gallimard, La pléiade, nrf [1re éd. 1960].
Verspieren, P. (1984). *Face à celui qui meurt*. Paris : Desclée et Brouwer.
Winnicott, D. W. (1975). *Jeu et réalité*. Paris : Gallimard [cf. aussi éd. 2000].
Winnicott, D. W. (2008). *La mère suffisamment bonne.* Paris : Petite Bibliothèque Payot.

Structures éditoriales du groupe L'Harmattan

L'Harmattan Italie
Via degli Artisti, 15
10124 Torino
harmattan.italia@gmail.com

L'Harmattan Hongrie
Kossuth l. u. 14-16.
1053 Budapest
harmattan@harmattan.hu

L'Harmattan Sénégal
10 VDN en face Mermoz
BP 45034 Dakar-Fann
senharmattan@gmail.com

L'Harmattan Cameroun
TSINGA/FECAFOOT
BP 11486 Yaoundé
inkoukam@gmail.com

L'Harmattan Burkina Faso
Achille Somé – tengnule@hotmail.fr

L'Harmattan Guinée
Almamya, rue KA 028 OKB Agency
BP 3470 Conakry
harmattanguinee@yahoo.fr

L'Harmattan RDC
185, avenue Nyangwe
Commune de Lingwala – Kinshasa
matangilamusadila@yahoo.fr

L'Harmattan Congo
67, boulevard Denis-Sassou-N'Guesso
BP 2874 Brazzaville
harmattan.congo@yahoo.fr

L'Harmattan Mali
ACI 2000 - Immeuble Mgr Jean Marie Cisse
Bureau 10
BP 145 Bamako-Mali
mali@harmattan.fr

L'Harmattan Togo
Djidjole – Lomé
Maison Amela
face EPP BATOME
ddamela@aol.com

L'Harmattan Côte d'Ivoire
Résidence Karl – Cité des Arts
Abidjan-Cocody
03 BP 1588 Abidjan
espace_harmattan.ci@hotmail.fr

Nos librairies en France

Librairie internationale
16, rue des Écoles
75005 Paris
librairie.internationale@harmattan.fr
01 40 46 79 11
www.librairieharmattan.com

Librairie des savoirs
21, rue des Écoles
75005 Paris
librairie.sh@harmattan.fr
01 46 34 13 71
www.librairieharmattansh.com

Librairie Le Lucernaire
53, rue Notre-Dame-des-Champs
75006 Paris
librairie@lucernaire.fr
01 42 22 67 13

www.ingramcontent.com/pod-product-compliance
Lightning Source LLC
LaVergne TN
LVHW011445061026
849535LV00004BA/958